U0887085

面 向 人 民 健 康
提 升 健 康 素 养

相约健康百科丛书

面向人民健康
提升健康素养

相约健康百科丛书

口腔健康系列

老年口腔保健

主编　邓旭亮

人民卫生出版社
·北京·

丛书专家指导委员会

主任委员　陈　竺

副主任委员　李　斌　于学军　王陇德　白书忠

委　　员　（院士名单按姓氏笔画排序）

于金明　马　丁　王　辰　王　俊　王松灵
王建安　田金洲　付小兵　乔　杰　邬堂春
庄　辉　李校堃　杨宝峰　邱贵兴　沈洪兵
张　强　张伯礼　陆　林　陈可冀　陈孝平
陈君石　陈赛娟　尚　红　周宏灏　郎景和
贺福初　贾伟平　夏照帆　顾东风　徐建国
郭应禄　黄荷凤　葛均波　董尔丹　董家鸿
韩济生　韩雅玲　詹启敏

丛书工作委员会

主任委员　李新华

副主任委员　徐卸古　何　翔　杨　峰　孙　伟
孙　巍　裴亚军　武留信　王　挺

委　　员　（按姓氏笔画排序）

王凤丽　王丽娟　皮雪花　朱　玲　刘　彬
刘召芬　杜振雷　李　祯　庞　静　强东昌
鲍鸿志　谭　嘉

本书编委会

主　编　邓旭亮

副主编　周崇阳　李晓军　袁　泉

编　者　（按姓氏笔画排序）

王左敏	首都医科大学附属北京朝阳医院
王倩倩	北京大学口腔医院
邓旭亮	北京大学口腔医院
吕　岩	首都医科大学附属北京口腔医院
刘晓秋	吉林大学口腔医院
闫志敏	北京大学口腔医院
孙时雨	北京大学口腔医院
苏家增	北京大学口腔医院
李　芳	空军军医大学第三附属医院
李　谨	南京医科大学附属口腔医院
李晓军	浙江大学医学院附属口腔医院
肖作慧	上海交通大学医学院附属第九人民医院
张士文	四川大学华西口腔医院
张珊珊	北京大学口腔医院
范　兵	武汉大学口腔医院
茅飞飞	浙江大学医学院附属口腔医院
周崇阳	北京大学口腔医院
郑雨燕	深圳市人民医院口腔医学中心
胡菁颖	北京大学口腔医院
袁　泉	四川大学华西口腔医学院
徐明明	北京大学口腔医院
高　敏	北京大学口腔医院
席清平	浙江大学医学院附属口腔医院
黄　颖	北京大学口腔医院
阎　旭	中国医科大学附属口腔医院
裴丹丹	西安交通大学口腔医院

学术秘书

黄　颖	北京大学口腔医院
张珊珊	北京大学口腔医院

陈竺院士
说健康

相约健康百科丛书

总　序

人民健康是现代化最重要的指标之一，也是人民幸福生活的基础。党的二十大报告明确到 2035 年建成健康中国。社会各界，尤其是全国医疗卫生工作者，要坚持以人民为中心的发展思想，把保障人民健康放在优先发展的战略位置，加快推进健康中国建设，全方位全周期保障人民健康，为实现“两个一百年”奋斗目标、实现中华民族伟大复兴的中国梦打下坚实的健康基础，为共建人类卫生健康共同体作出应有的贡献。

为助力健康中国建设，提升人民健康素养，人民卫生出版社（以下简称“人卫社”）联合相关学（协）会、平台、媒体共同策划，整合各方优势、创新传播途径，打造高质量的纸数融合立体化传播健康知识普及出版物《相约健康百科丛书》（以下简称“丛书”）。丛书通过图书、新媒体、互联网平台等全媒体，努力为人民群众提供全生命周期的健康知识服务。在深入了解丛书的策划方案、组织管理和工作安排后，我欣然接受了邀请，担任丛书专家指导委员会主任委员，主要基于以下考虑。

建设健康中国，人人享有健康。党的十八大以来，以习近平同志为核心的党中央一直高度重视、持续推动健康中国建设。2016 年党中央、国务院印发的《“健康中国 2030”规划纲要》指出，推进健康中国建设，是全面建成小康社会、基本实现社会主义现代化的重要基础，是全面提升中华民族健康素质、实现人民健康与经济社会协调发展的国家战略。健康中国的主题是“共建共享、全民健康”，共建共享是基本路径，全民健康是根本目的。人人参与、人人尽力、人人享有，实现全民健康，需要全社会共同努力。党的二十大对新时代新征程上推进健康中国建设作出新的战略部署，赋予了新的任务使命，提出“把保障人民健康放在优先发展的战略位置，完善人民健康促进政策”。丛书建设抓住了健康中国建设的核心要义。

提升健康素养，需要终身学习。健康素养是人的一种能力：它能够帮助个人获取和理解基本的健康信息和服务，并能运用其作出正确的判断和决定，以维持并促进自己的健康。2008 年 1 月，卫生部发布《中国公民健康素养——基本知识与技能（试行）》，首次以政府文件的形式界定了居民健康素养，我很高兴签发了这份文件。此后，我持续关注该工作的进展和成效。经过多年的不懈努力，我国健康素养促进工作蓬勃发展，居民健康素养水平从 2009 年的 6.48% 上升至 2021 年的 25.4%，人民健康状况和基本医疗卫生服务的公平性、可及性持续改善，主要健康指标居于中高收入国家前列，为以中国式现代化全面推进中华民族伟大复兴奠定了坚实的健康基础。健康素养需要持续地学习和养成，丛书正是致力于此。

健康第一责任人，是我们自己。2019 年 12 月，十三届全国人大常委会第十五次会议通过了《中华人民共和国基本医疗卫生与健康促进法》，该法第六十九条提出“公民是自己健康的第一责任人，树立和践行对自己健康负责的健康管理理念，主动学习健康知识，提高健康素养，加强健康管理。倡导家庭成员相互关爱，形成符合自身和家庭特点的健康生活方式。”从国家法律到健康中国战略，都强调每个人是自己健康的第一责任人。只有人人都具备了良好的健康素养，成为自己健康的第一责任人，健康中国才有了最坚实的基础。丛书始终秉持了这一理念，能够切实帮助读者承担起自己的健康责任。

接受丛书编著邀请后，我多次听取了丛书工作委员会和人卫社的汇报，提出了一些建议，并录制了“院士说健康”视频。我很高兴能以此项工作为依托，为人民健康多做些有意义的工作。丛书工作委员会和人卫社的同仁们一致认为，这件事做好了，对提高国民特别是青少年健康素养意义重大！

2022 年 11 月，在丛书启动会议上，我提出丛书建设要做到心系于民、科学严谨、质量第一、无私奉献四点希望。2023 年 9 月，丛书“健康一生系列”正式出版！丛书建设者们高度负责、团结协作，严谨、创新、务实地推进丛书建设，让我对丛书即将发挥的作用充满了信心，也对健康科普工作有了更多的思考。

一是健康科普工作需把社会责任放在首位。丛书为做好顶层设计，邀请一批院士担任专家指导委员会的成员。院士们的本职工作非常繁忙，但他们仍以极高的热情投入丛书建设中，指导把关、录制视频，担任健康代言人，身体力行地参与健康科普工作。全国广大医务工作者也要积极行动起来，把社会责任放在首位，践行习近平总书记提出的“科技创新、科学普及是实现创新发展的两翼”之工作要求，把健康科学普及放在与医药科技创新同等重要的位置，防治并重，守护人民健康。

二是健康科普工作应始终心系于民。健康科普需要找准人民群众普遍关心的健康问题，有针对性地开展工作，方能事半功倍。丛书每一个系列都将开展健康问题征集活动，“健康一生系列”收集了两万余个来自大众的健康问题，说明人民群众的健康需求是旺盛的，对专家解答是企盼的。丛书组织专家对这些问题进行了认真的整理、分析和解答，并在正式出版前后组织群众试读活动，以不断改进工作，提升质量，满足人民健康需求，这些都是服务于民的重要体现。丛书更是积极尝试应用新技术新方法，为科普传播模式创新赋能，强化场景化应用，努力探索克服健康科普“知易行难”这个最大的难题。

三是健康科普工作须坚持高质量原则。高质量发展是中国式现代化的本质要求之一。健康科普工作事关人民健康，须遵从“人民至上、生命至上”的理念，把质量放在最重要的位置，以人民群众喜闻乐见的方式，传递科学的、权威的、通俗易懂的健康知识，要在健康科普工作中塑造尊重科学、学习科学、践行科学之风，让“伪科学”“健康谣言”“假专家”无处遁形。丛书工作委员会、各编委会坚持了这一原则，将质量要求落实到每一个环节。

四是健康科普工作要注重创新。不同的时代，健康需求发生着变化，健康科普方式也应与时俱进，才能做到精准、有效。丛书建设模式创新也是耳目一新，比如立足不同的应用场景，面向未来健康需求的无限可能，设计了“1+N”的丛书系列开放体系，成熟一个系列就开发一个；充分发挥专业学（协）会和权威专家作用，对每个系列的分册构建进行充分研讨，提出要从健康科普“读者视角”着眼，构建具有中国特色的国民健康知识体系；精心设计各分册内容结构和具有中华民族特色的系列 IP 形象；针对人民接受健康知识的主要渠道从纸媒向互联网转移的特点，设计纸数融合图书与在线健康知识问答库结合，文字、图片、视频、动画等联动的全媒体传播模式，全方位、全媒体、全生命周期服务人民健康等。

五是健康科普工作需要高水平人才队伍。人才是所有事业的第一资源。丛书除自身的出版传播外，着眼于健康中国建设大局，建立编写团队组建、遴选与培养的系列流程，开展了编写过程和团队建设研究，组建来自全国，老、中、青结合的高水平编者团队，且每个分册都通过编写过程的管理努力提升作者的健康科普能力。这项工作非常有意义。希望未来，越来越多的卫生健康工作者能以高度的社会责任感、职业使命感，以无私奉献的精神参与到健康科普工作中，以更多更好的健康科普精品，服务人民健康。

衷心希望，通过驰而不息的建设，丛书能让健康中国、健康素养、健康第一责任人的理念深入人心，并转化为建设健康中国的重要动力，成为国民追求和促进健康的重要支撑。

衷心希望，能以大型健康科普精品丛书为依托，培养一支高水平的健康科普作者队伍，增强文化自信的建设力量，从而更好地为中华民族现代文明贡献健康力量。

衷心希望，读者朋友们积极行动起来，认真汲取《相约健康百科丛书》中的健康知识，把它们运用到自己的生活里，让自己更健康，也为健康中国建设作出每个公民的贡献！

中国红十字会会长

中国科学院院士

丛书专家指导委员会主任委员

2023 年 7 月

相约健康百科丛书

出版说明

健康是幸福生活最重要的指标，健康是 1，其他是后面的 0，没有 1，再多的 0 也没有意义。提升健康素养，是提高全民健康水平最根本、最经济、最有效的措施之一。党的二十大报告要求，加强国家科普能力建设，深化全民阅读活动。习近平总书记指出，科技创新、科学普及是实现创新发展的两翼，要把科学普及放在与科技创新同等重要的位置。在这一重要指示精神的指引下，人民卫生出版社（以下简称“人卫社”）努力探索让科学普及这“一翼”变得与科技创新同样强大，进而助力创新型国家建设。经过深入调研，团结广大医学科学家、健康传播专家、学（协）会、媒体、平台，共同策划出版《相约健康百科丛书》（以下简称“丛书”）。

为了帮助读者更好地了解和使用丛书，特将出版相关情况说明如下。

一、丛书建设目标

丛书努力实现五个建设目标，即：高质量出版健康科普精品，培养优秀的健康科普团队，创新数字赋能传播模式，打造知识共建共享平台，最终提升国民健康素养，服务健康中国行动落实和中华民族现代文明建设。

二、丛书体系构建

1. 丛书各系列分册设计遵从人民至上的理念，突出读者健康需求和视角。各系列的分册设计经过多轮专家论证、读者健康需求调研，形成从读者需求入手进行分册设计的共识，更好地与读者形成共鸣，让读者愿意读、喜欢读，并能转化为自身健康生活方式和行为。

比如，丛书第一个系列“健康一生系列”，既不按医学学科分类，也不按人体系统分类，更不按病种分类，而是围绕每个人在日常生活中会遇到的健康相关问题和挑战分类。这个系列分别针对健康理念养成，到人生面临的生、老、病问题，再到每天一睁眼要面对的食、动、睡问题，最后到更高层次的养、乐、美问题，共设立 10 个分册，分别是《健康每一天》《健康始于孕育》《守护老年健康》《对疾病说不》《饮食的健康密码》《运动的健康密码》《睡眠的健康密码》《中医养生智慧》《快乐的健康密码》和《美丽的健康密码》。

2. 丛书努力构建从健康知识普及到健康行为指导的全生命周期全媒体的健康知识服务体系。依靠权威学（协）会和专家的反复多次研究论证，从读者的健康需求出发，丛书构建了“1+N”系列开放体系，即以“健康一生系列”为“1”；以不同人群、不同场景的不同健康需求或面临的挑战为“N”，成熟一个系列就开发一个系列。“主动健康系列”“应急急救系列”“就医问药系列”“康养康复系列”“肿瘤防治系列”“心理健康系列”“口腔健康系列”“健康体检系列”在“十四五”期间陆续启动和出版。

3. 丛书建设有力贯彻落实“两翼论”精神，推动健康科普高质量创新发展。丛书除自身的出版传播外，还建立编写团队组建、遴选与培养的系列流程，开展了编写过程和团队建设研究，组建来自全国，老、中、青结合的高水平编者团队，并通过编写过程的管理努力提升作者的健康科普能力。丛书建设部分相关内容还努力申报了国家“十四五”主动健康和人口老龄化科技应对重点专项；以“《相约健康百科丛书》策划出版为基础探索全方位、立体化大众科普类图书出版新模式”为题，成功获得人卫研究院创新发展研究项目支持。

三、丛书创新特色

1. 体现科学性、权威性、严谨性。为做好丛书的顶层设计、项目实施和编写出版工作，保障科学性，成立丛书专家指导委员会、工作委员会和各分册编委会。

第十二届、十三届全国人大常委会副委员长，中国红十字会会长陈竺院士担任丛书专家指导委员会主任委员，国家卫生健康委员会副主任李斌、中国计划生育协会常务副会长于学军、中华预防医学会名誉会长王陇德院士、中国健康促进基金会创会理事长白书忠等担任副主任委员，三十余位院士应邀担任委员。专家们积极做好丛书顶层设计、指导把关工作，录制“院士说健康”视频，审阅书稿，甚至承担具体编写工作……他们率先垂范，以极高的社会责任感投入健康科普工作，为全国医务工作者参与健康科普工作树立了榜样。

人民卫生出版社、中国健康促进基金会、中国计划生育协会、中华预防医学会、中国科普研究所、全国科学技术名词审定委员会、健康报社、新华网客户端《新华大健康》等机构负责健康科普工作的领导和专家组成了丛书工作委员会，并成立了丛书工作组，形成每周例会、专题会、组建专班等工作机制，确保丛书建设的严谨性和高质量推进。

各系列各分册编委会均由相关学（协）会、医学院校、研究机构等领域具有卓越影响力的专家组成。专家们面对公众健康需求迫切，但优秀科普作品供给不足、科普内容良莠不齐的局面，均以极大的热忱投入丛书建设与编写工作中，召开编写会、审稿会、定稿会等各类会议，对架构反复研究，对内容精益求精，对表达字斟句酌，为丛书的科学性、权威性和严谨性提供了可靠保证。

2. 彰显时代性、人民性、创新性。习近平总书记在文化传承发展座谈会上发表重要讲话，强调“在新的起点上继续推动文化繁荣、建设文化强国、建设中华民族现代文明，是我们在新时代新的文化使命”。丛书以“同中国具体实际相结合、同中华优秀传统文化相结合”理念为指导，彰显时代性、人民性、创新性。

丛书高度重视调查研究工作，各个系列都会开展面向全社会的问题征集活动，并将征集到的问题融入各个分册。此外，在正式出版前后都专门开展试读工作，以了解读者的真实感受，不断调整、优化工作思路和方法，实现内容“来自人民，根植人民，服务人民”。

在丛书整体设计和 IP 形象设计中，力求用中国元素讲好中国健康科普故事。丛书在全程管理方面始终坚持创新，在书稿撰写阶段，即采用人卫投审稿平台数字化编写方式，从源头实现“纸数融合”。在图书编写过程中，同步建设在线知识问答库。在图书出版后，实现纸媒、电子书、音频、视频同步传播，为不同人群的不同健康需求提供全媒体健康知识服务。

3. 突显全媒性、场景性、互动性。丛书采取纸电同步方式出版，读者可通过数字终端设备，如电脑、手机等进行阅读或“听书”；同时推出配套数字平台服务，读者可通过图书配套数字平台搜索健康知识，平台将通过文字、语音、直播等形式与读者互动。此外，丛书通过对内容的数字化、结构化、标引化，建立与健康场景化语词的映射关系，构建场景化知识图谱，利用人们接触的各类健康数字产品，精准地将健康知识推送至需求者的即时应用现场，努力探索克服健康科普“知易行难”这个最大的难题。

四、丛书的读者对象、内容设计和使用方法

参照《中国公民健康素养66条》锁定的目标人群，丛书读者对象定为接受九年义务教育及具备以上文化水平的人群，采用问答形式编写，重点选择大众日常生活中“应知道”“想知道”“不知道”和“怎么办”的问题。丛书重在解决“怎么办”，突出可操作性，架起大众对“预防为主”和“一般健康问题”从“为什么”到“怎么办”的桥梁，助力从“以治病为中心”向“以健康为中心”转变。

丛书是一套适合普通家庭阅读、查阅和收藏的健康科普书，覆盖日常生活中会遇到的常见健康问题。日常阅读，可以有效提升健康素养；遇到健康问题时查阅对应内容，可以达到答疑解惑、排忧解难的目的。此外，丛书还配有丰富的富媒体资源，扫码观看视频即可接收来自专家针对具体健康问题的进一步讲解。

《庄子·内篇·养生主》提醒我们：“吾生也有涯，而知也无涯，以有涯随无涯，殆已！”如何有效地让无穷的医学知识转化为有限的健康素养，远远不止“授人以渔”这么简单，这需要以大型健康科普精品出版物为依托，培养一支高水平的健康科普作者队伍；需要积极推进相关领域教育、科技、人才三位一体发展，大力弘扬科学精神和科学家精神；还需要社会各界积极融健康入万策，并在此基础上努力建设健康科学文化，增强文化自信的建设力量，从而更好地为中华民族现代文明建设贡献健康力量。

衷心感谢丛书建设者们和读者们的大力支持，让我们共同努力，为健康中国建设和中华民族现代文明建设作出力所能及的贡献。

丛书工作委员会

2023年7月

前　言

人口老龄化是当今中国社会发展的重要特征。截至 2024 年，我国 60 岁及以上人口已达 3.1 亿，占总人口的 22%；其中 65 岁及以上人口超过 2.2 亿，占总人口的 15.6%。这些数字不仅标志着我国已进入中度老龄化社会，更提醒我们：关爱老年人健康，已成为全社会共同的责任。在老年人的诸多健康问题中，口腔健康问题容易被忽视，但该问题对老年人的生活质量有着深远影响。令人担忧的是，当前我国老年人口腔健康状况不容乐观：老年人的龋病患病率为 98%，牙周炎患病率为 91%，牙列不完整率为 80%，与世界卫生组织“80 岁老年人至少应有 20 颗功能牙”的牙齿健康标准相距甚远。更让人揪心的是，许多老年人还固守着“老掉牙是自然现象”“洗牙会损伤牙齿”等错误观念，口腔疾病治疗率和预防意识都处于较低水平。因此，提升老年人的口腔健康素养，助力健康老龄化，已成为当务之急。

作为口腔医务工作者，我们深知口腔健康与全身健康密切相关。当看到老年患者因口腔问题影响进食、加重慢性病，甚至降低生活质量时，我们既感心痛，更觉责任重大。一个社会对老年人的态度，在一定程度上体现了这个社会的文明程度。正因如此，在参与人民卫生出版社发起的《相约健康百科丛书》“口腔健康系列”图书策划时，我特别建议“老年口腔保健”部分内容单独成册。这个建议也得到了王松灵院士、周学东学部委员以及人民卫生出版社各级领导的大力支持，在此一并表示感谢。

王松灵院士
说健康

本书共分为六章，从老年人口腔组织器官的增龄性变化讲起，系统介绍了老年人常见口腔疾病的特点和类型、老年人常见口腔疾病的防治要点、老年人作为“自我健康第一责任人”的日常口腔健康自我保健要点、口腔健康与全身健康的重要关系，以及以失能老年人为代表的特殊老年群体的护理建议等方面内容。我们力求用通俗易懂的语言，将专业的口腔医学知识转化为老年人看得懂、用得上的实用指南。

在本书编写过程中，每位参与编写的专家都倾注了大量心血。我们反复推敲每一个观点，斟酌每一处表述，希望能为老年朋友提供真正有用的口腔健康信息。虽然编者水平有限，书中难免存在疏漏，但我们始终怀着最真诚的愿望：通过这本书，能让更多老年人重视口腔健康，掌握科学的口腔保健方法，拥有高品质的生活。

健康中国建设离不开每个人的参与。我相信，随着社会各界的共同努力，老年口腔健康事业必将得到更好的发展。愿这本书能成为一缕温暖的阳光，照亮更多老年人的健康之路，让他们在晚年绽放出更加灿烂的笑容。

邓旭亮

2025 年春于北京

口腔健康系列

目录

第一章 老年人口腔组织器官的增龄性改变

第二章 老年人常见的口腔健康问题

第三章 老年人常见口腔健康问题的治疗

三 口腔外科治疗 130

四 口腔修复治疗 149

第四章 老年人口腔健康的自我保健

第五章 口腔疾病与老年常见慢性病紧密相连

第六章 特殊老年人的口腔健康保健

第一章

老年人口腔组织器官的增龄性改变

一

与牙齿相关的增龄性改变

1. 为什么年龄大了，牙齿**变薄变脆**了

关键词

增龄性改变　牙齿磨损

随着年龄的增大，有些老年人觉得自己的牙齿变得和年轻时不太一样，有些老年人开玩笑说：“岁月磨平了性格的棱角，也磨平了牙齿的棱角”，这到底是怎么回事呢？

专家说

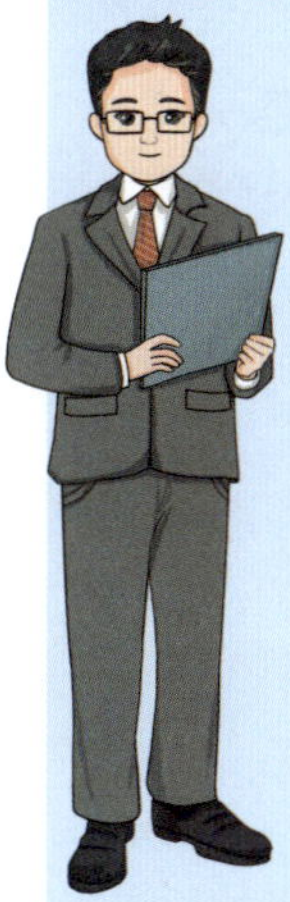

牙釉质的增龄性变化及影响：牙齿的“外衣”被磨薄了

牙齿的“外衣”——这层叫作“牙釉质”的保护壳，是人体最坚硬的部分。但再坚固的“外衣”也经不起几十年的“风吹日晒”：我们每天要用牙齿咀嚼上千次，就像用砂纸不断打磨；爱吃酸的人更要注意，酸性食物就像“隐形腐蚀剂”，会悄悄溶解牙釉质；有些人晚上睡觉还爱磨牙，这相当于给牙齿加了“夜班”，磨损得更快。科学家测量发现，60 岁老年人的牙釉质比年轻时平均薄了 0.3~0.5 毫米，差不多是三张纸的厚度。别看这个数字小，却会让牙齿的“棱角”被磨圆。年轻时牙齿边缘像锋利的剪刀，老了就变成圆钝的指甲锉，嚼东西自然就没那么利索了。最麻烦的是，这层“外衣”一旦磨掉就不会再长出来。所以年轻时就要注意保护，别等到牙齿“衣衫褴褛”才后悔。

牙本质的增龄性变化及影响：牙齿内部变“脆”了

人老了之后，牙齿会变得越来越脆，很容易裂开或者崩掉，这主要是因为牙齿内部的“牙本质”发生了变化。我们可以把牙齿想象成一棵树，年轻的时候树干很有韧性，遇到大风会弯曲但不容易断，但随着树龄增长，树干内部会慢慢变得又硬又脆。牙齿里的牙本质也是这样，里面有很多细小的管道，年轻时这些管道里有营养液流动，让牙齿保持一定的弹性，但随着年龄增长，这些管道会慢慢被矿物质堵住，就像水管生锈堵塞一样。更麻烦的是，牙齿内部负责修复的“维修工人”（成牙本质细胞）也会随着年龄增长而退休，新来的“工人”越来越少。虽然牙齿还在不断沉积修复性组织来保护内部的牙神经，但这些组织排列紧密，反而让牙齿变得更脆。科学家发现，40 岁以后，牙齿的抗折断能力每年都会下降一点。这就是为什么很多老年人明明没咬很硬的东西，牙齿却会折断裂开。

所以老年人更要注意保护牙齿，避免咬太硬的东西，定期检查，这样才能让牙齿用得更久一些。

（邓旭亮）

2. 为什么年龄大了，牙齿变黄了

关键词

增龄性改变　内源性变色　外源性染色

在日常生活中，我们常常会发现老年人的牙齿颜色开始变黄变深，怎么刷都刷不白，这到底是怎么回事呢？

专家说

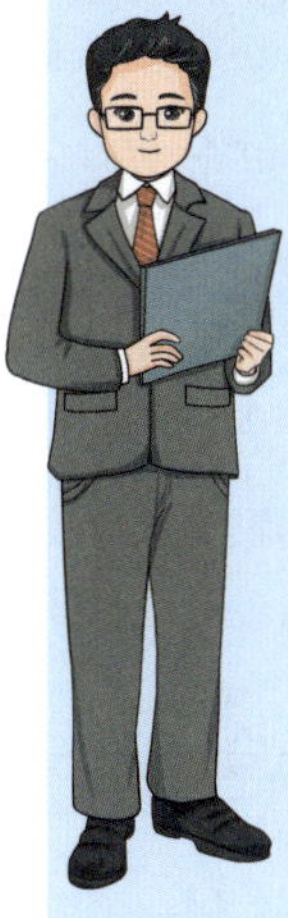

老年人的牙齿为什么会变色？增龄性改变是主要原因

经过多年的咀嚼使用，老年人的牙齿出现不同程度的磨耗，导致牙釉质缺损和牙本质暴露，而牙本质的颜色偏黄，暴露后牙齿的整体颜色就变深了。随着年龄不断增长，牙本质会逐渐增厚，牙釉质在长期的咀嚼和磨损过程中会逐渐变薄，这就使牙本质本身的颜色更容易透过变薄的牙釉质显现出来。牙釉质本身色素含量随年龄的增加而增加，使其原有的半透明度逐步降低。牙本质增厚、成分改变，以及牙釉质表面结构的改变，使老年人的牙齿对光的折射率发生变化，牙齿颜色变黄、色泽更深，并且失去其正常半透明度。

内源性变色、外源性染色等原因也可以导致牙齿变色

外伤、严重龋病等导致牙髓组织坏死，血红蛋白分解产物进入牙本质小管，亦可使牙齿变色。咖啡、茶、红酒、可乐等饮品中的色素，以及烟渍都会逐渐在牙齿表面沉积，形成难以去除的黄色污渍，使牙齿颜色变深。随着年龄增长，老年人的身体机能逐渐下降，难以有效地进行口腔清洁，牙齿更容易吸附色素、逐渐变黄。

牙齿变色怎么办

建议老年朋友戒烟，避免喝浓茶和咖啡；同时，养成良好的口腔卫生习惯，餐后及时清洁牙齿，这样可以减少外源性色素的附着。如果已经存在外源性色素的附着，日常清洁已经难以去除，建议去正规诊疗机构，通过洗牙和喷砂的方式去除。洗牙能清除牙齿表面的牙结石、菌斑和部分色素，喷砂可以进一步去除牙齿表面的顽固色素。如果是口腔疾病，如牙髓坏死导致的牙齿变色，一般需要进行根管治疗，然后采用冠修复的方式，恢复美观。此外，在排除口腔疾病等问题后，若老年朋友对美观有较高的要求，可以根据个人的具体情况选择适合的牙齿美白方法，如家庭美白或诊室美白等。

（席清平）

3. 为什么说老年人髓腔钙化增加临床治疗难度

老年人的牙齿常常因为磨损、龋坏、外伤等原因，导致牙髓炎或根尖周炎，需要进行根管治疗，但在就诊时经常被告知：髓腔钙化、根管治疗难度大。通常人们觉得年纪越大越缺钙，老年人随着年龄增大，体内钙流失严重常伴有骨质疏松等问题，为什么老年人的牙齿反而因钙沉积加大了根管治疗难度呢？

专家说

老年人牙髓腔和牙髓的增龄性变化

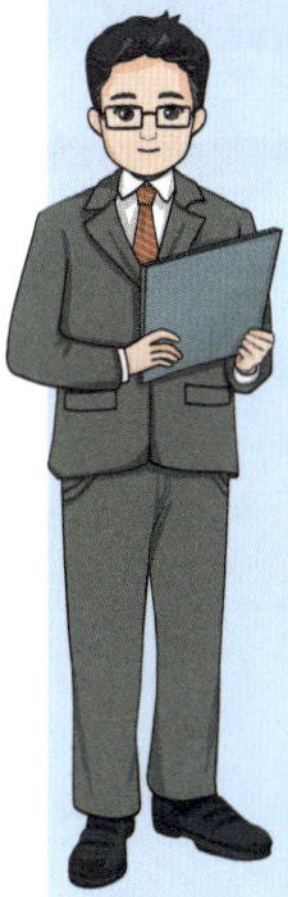

天然牙不是实心的，内部的空腔结构就是牙髓腔。牙髓腔位于牙冠的部分称为髓室，位于牙根的部分称为根管，牙髓就位于髓腔中。牙髓由丰富的血管和神经组成，对牙齿有重要的修复、营养、保护等功能。随着年龄的增长，老年人牙髓的血供逐渐下降，牙髓组织萎缩，出现矿物质沉积钙化。髓腔内壁有继发性牙本质形成，使髓腔的体积逐渐缩小，表现为根管变细、髓室变小，甚至可出现弥漫性钙化和髓石形成，导致髓室和根管全部钙化阻塞，给根管治疗带来困难。有研究显示，60 岁以上人群的牙髓腔体积比 20~30 岁人群减少 30%~50%。

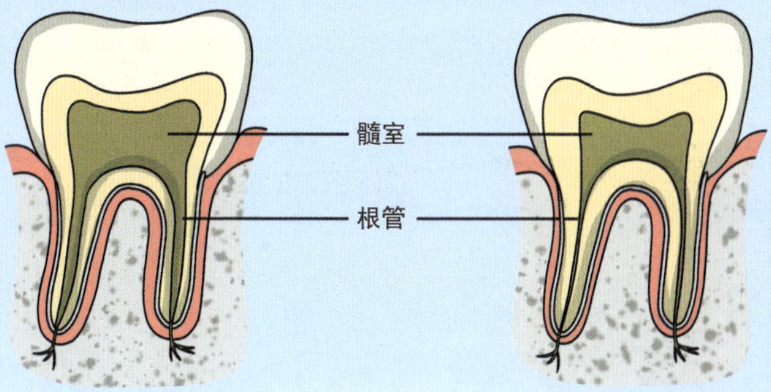

青年人牙髓腔　　　　老年人牙髓腔

关键词

增龄性改变　髓腔钙化

髓腔钙化对根管治疗的影响

根管治疗是牙髓病和根尖周病最常用的治疗方法，其原理是通过机械和化学方法去除髓腔内的感染物质，并通过材料充填根管、封闭冠部，防止发生根尖周病变或促进已经发生根尖周病变的愈合。老年人因牙齿髓腔钙化甚至闭塞，致使根管治疗时难以顺利疏通根管、去除根管内感染物质，导致根管治疗难度增大、预后不确定性增加。

（郑雨燕）

二

牙周支持组织的增龄性改变

4. 为什么随着年龄增加，有些老年人觉得自己的牙变长了

关键词

增龄性改变　牙周支持组织　牙龈退缩

随着年龄的增长，许多老年人发现自己的牙齿跟年轻时相比，似乎变长了，这是怎么回事呢？

专家说

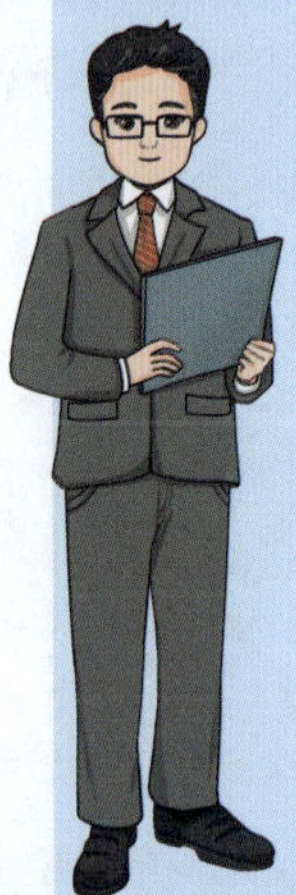

什么是牙周组织

牙周组织是牙齿周围的支持组织，包括牙周膜、牙槽骨和牙龈。牙周膜是一种致密结缔组织，主要由纤维构成，一端埋入牙齿，一端连接牙槽骨，使牙齿能牢固地固定在颌骨的牙槽窝内，具有一定的弹性，有利于缓冲牙齿承受的咀嚼力。牙槽骨是包围在牙根周围的颌骨部分。牙龈覆盖在牙槽骨的表面，正常情况为粉红色，俗称“牙肉”。牙齿分为牙冠和牙根两部分，通常在口腔中看到的是牙冠部分，暴露在牙龈以外，牙根部分则埋在牙龈和牙槽骨中。

增龄性牙龈退缩

年轻时，牙龈会完全覆盖牙根，仅露出牙冠。随着年龄的增长，牙周组织中的成纤维细胞活性降低，胶原蛋白合成减少，牙龈组织逐渐萎缩。同时，牙槽

骨发生生理性吸收，使牙龈附着在牙齿上的位置向根方移动。这种增龄性改变是一个缓慢渐进的过程，原本被牙龈覆盖的牙根会逐渐暴露，导致牙齿露出牙龈的部分看起来变长了。牙龈退缩是口腔衰老的典型表现之一。

牙龈退缩对老年人的生活有哪些影响

首先，牙龈退缩后会影响美观，牙齿看似变长，缝隙增大，牙面比例失调，影响个人形象。其次，容易出现牙齿敏感，牙龈退缩后牙齿根部暴露在口腔内，容易受到冷热酸甜等刺激，引发牙齿敏感。最后，牙龈退缩会导致牙缝隙增大，容易出现食物嵌塞，增加牙齿清洁难度，继而引发牙周病及龋病等。

健康加油站

除了增龄性改变，还有哪些原因导致牙龈退缩

牙周疾病：老年人易患牙周疾病，如牙龈炎、牙周炎、咬合创伤等。这些疾病会导致牙周组织受损，进一步加速牙龈退缩的进程。慢性牙周炎是导致牙龈退缩最常见的病理性因素。

不良口腔习惯：长期使用硬毛牙刷、刷牙力度过大、不正确的刷牙方法（如横刷法）等，都可能对牙龈组织造成不可逆的损伤，加速牙龈退缩。

（郑雨燕）

5. 为什么年龄大了，口腔里的伤口恢复得慢了

关键词

增龄性改变　口腔黏膜屏障

许多老年人发现，随着年龄的增长，口腔里的伤口恢复得比以前慢了，这是怎么回事呢？

专家说

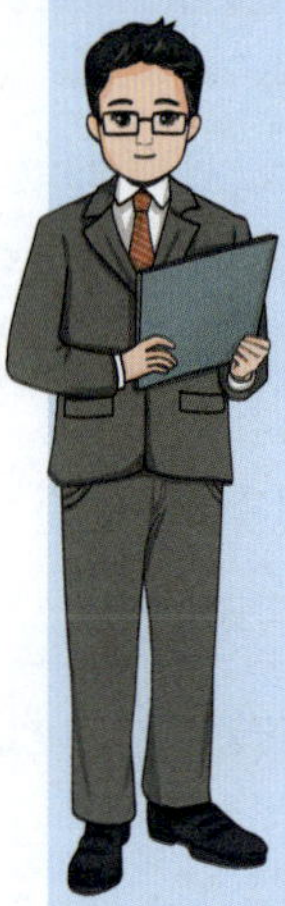

口腔黏膜组织的构成和作用

口腔黏膜组织是覆盖在口腔内部的一层湿润的软组织，由上皮细胞和结缔组织构成，含有腺体、血管和神经，健康情况下呈粉红色。作为物理屏障，口腔黏膜组织提供保护功能，防止微生物感染和机械损伤。为什么年纪大了伤口好得慢？这主要是因为口腔黏膜的屏障功能出现了明显的退化。

上皮细胞屏障的衰退：健康的口腔黏膜由多层紧密排列的上皮细胞构成，就像一堵结实的砖墙。年轻时，这些“砖块”（上皮细胞）之间的“水泥”（连接蛋白）非常牢固。但研究发现，60 岁以后，这些连接蛋白会减少 30%~40%，导致细胞间隙变大。想象一下，原本严丝合缝的墙面出现了裂缝，细菌和有害物质就更容易乘虚而入。

黏液保护层的减弱：口腔每天分泌约 1~1.5 升唾液，其中含有重要的蛋白成分。这些蛋白成分会在黏

膜表面形成一层保护膜，就像墙面的防水涂料。但随着年龄增长，唾液分泌减少，这层保护膜变得越来越薄。

基底膜的损伤：在黏膜上皮下方，还有一层重要的基底膜。这层膜就像建筑的“地基”，为上皮细胞提供支撑。然而在 70 岁以上人群中，近半数人的基底膜会出现断裂或缺失。“地基”不稳，上面的建筑自然容易出问题。

化学防御体系组成的变化：除了物理屏障的退化，口腔的化学防御系统也在发生变化。唾液中的抗菌物质如溶菌酶、免疫球蛋白等明显减少。同时，神经末梢密度降低，导致痛觉迟钝，很多人都是等到溃疡很严重了才发现。这些变化共同导致了老年人的口腔伤口更容易感染、更难愈合。

如何应对口腔黏膜组织的损伤

调整饮食，主要指选择软食，避免食用过热、过硬、辛辣、酸性的食物，避免吸烟和饮酒。日常生活提倡健康饮食，摄入富含维生素 C 和锌的食物，有助于促进愈合。如果损伤严重、持续疼痛或伤口不愈合，应尽快就医，接受口腔专科的检查治疗。在医生指导下，局部使用药膏，帮助减轻疼痛，促进口腔黏膜的愈合。

（郑雨燕）

6. 为什么老年人容易口干

关键词

增龄性改变　唾液腺　口干

有些老年人总是觉得口干，一天喝多少水都不管用。为什么在老年人群中普遍存在口干现象，口干的危害是什么，老年人应该如何应对口干呢？

专家说

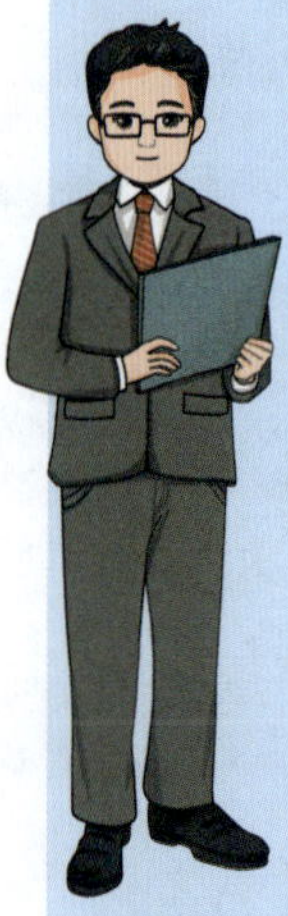

唾液腺的增龄性改变与老年人口干的关系

老年人出现口干是常见问题，可能与年龄增长、药物副作用或某些疾病相关。许多药物会导致口干，如抗过敏药、抗抑郁药、利尿剂等，可以与医生沟通，评估是否需要调整用药。同时，应通过血糖检测、自身抗体检查等，筛查是否存在糖尿病、干燥综合征、甲状腺功能异常等疾病。

随着年龄增长，唾液腺会发生显著的增龄性改变，包括腺体实质逐渐萎缩、腺泡细胞减少、脂肪和纤维组织增生，血管和神经支配的退化，这些变化导致唾液分泌量减少，质量下降。研究表明，健康老年人静止唾液分泌量可减少 30%~40%，而刺激性唾液分泌量下降更为明显。此外，老年人唾液中的抗菌蛋白如乳铁蛋白、溶菌酶减少，缓冲能力降低，进一步加强口腔干燥感。虽然增龄性改变并非导致口干的唯一因素，但这是老年人口干的重要生理基础，尤其在合并药物使用、全身性疾病或头颈部放疗时，唾液腺的代偿能力下降会显著加重口干症状。因此，理解唾液腺的增龄性改变有助于区分增龄性改变导致的口干与病理性口干，并为针对性干预提供依据。

健康加油站

老年人该如何应对"口干"

针对口干症状，可通过刺激唾液分泌来缓解，如咀嚼无糖口香糖、含服柠檬片或维生素 C 片（但需避免刺激胃部），必要时可在医生指导下使用毛果芸香碱等促进唾液分泌的药物。若唾液分泌严重不足，可使用人工唾液喷雾或保湿凝胶，以维持口腔湿润（尤其在夜间）。此外，保持环境湿度、避免酒精和咖啡因摄入、少量多次饮水也有助于改善症状。

由于口干易引发龋齿和真菌感染，老年人需加强口腔护理，如使用含氟牙膏、定期涂氟，并注意清洁活动义齿（俗称"假牙"），防止白念珠菌感染。

若口干持续超过两周，或伴随眼干、关节痛、多尿、体重下降等症状，应及时就医，排查干燥综合征、糖尿病等疾病。通过综合干预，大多数老年人的口干问题可得到有效缓解，从而提高生活质量和口腔健康水平。

（吕　岩）

7. 为什么年纪大了，口味越来越“重”了

关键词

增龄性改变 味觉 味蕾

许多老年人觉得食物变得无味，炒菜做饭总是喜欢多加糖和盐，吃饭的口味变得越来越“重”了。这背后的原因是什么？我们又该怎么应对呢？

专家说

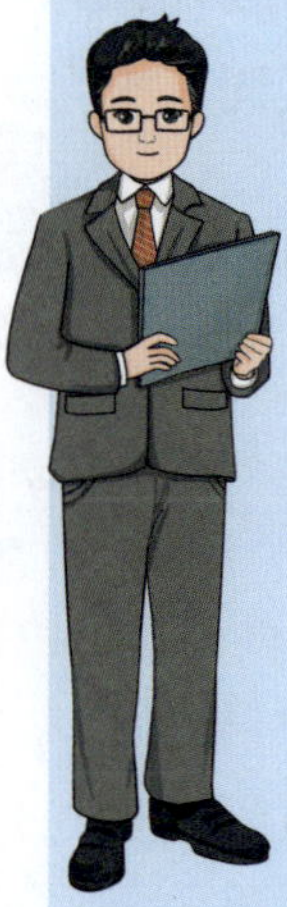

味觉感受器的增龄性改变是老年人味觉改变的重要原因

味觉的感知主要依赖于舌头上的味蕾，味蕾内部分布着味觉感受器——味觉细胞，能够敏锐地捕捉到各种物质的味道。随着年龄增长，味觉细胞会慢慢退化，舌头上的味蕾会变得越来越少，剩下的味蕾也会变得不那么灵敏，最明显的变化是对甜味和咸味的感知能力下降，这就是为什么很多老年人总觉得饭菜没味道，反而更喜欢咸菜、甜品这些味道浓郁的食物。不过，味蕾对苦味和酸味的感知相对保持得比较好。此外，老年人口干也是味觉改变的重要因素。

老年人味觉改变的其他原因

神经退行性变化：除了味蕾自身的退化，神经退行性变化也是影响味觉的重要因素。随着年龄的增长，神经的功能逐渐减弱，这无疑会影响到味觉神经的正常传递。

慢性疾病及药物副作用：一些药物（如抗生素等）的副作用之一就是影响味觉感受器的功能，使食物的味道变得模糊或减弱。慢性疾病如糖尿病、高血压等，这些疾病可能导致味觉神经受损，从而造成味觉异常。

健康术语

舌乳头与味蕾

舌乳头是舌头表面的小突起，它们不仅为舌头提供了独特的质感，还在味觉中发挥着至关重要的作用。味蕾则位于舌乳头内部，负责感知不同的味道，如甜、酸、咸、苦和鲜。每个味蕾都含有多个味觉细胞，这些细胞通过神经信号将味道信息传递给大脑，使我们能够识别和享受各种食物的风味。

（吕　岩）

三

与肌肉、关节相关的增龄性改变

8. 为什么年纪大了，吃**较硬的食物**越来越费劲

关键词

增龄性改变 咀嚼效率

很多老年人会发现，以前能轻松啃苹果，现在不仅咬起来费劲，还经常不小心咬到口腔内壁，这是什么原因呢？

专家说

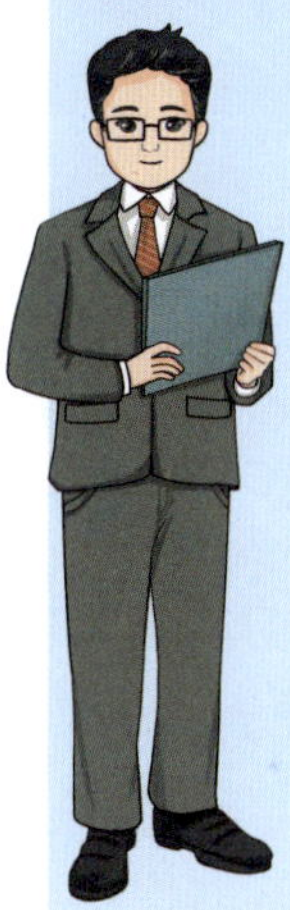

年龄大了，吃较硬的食物越来越费劲

口腔咀嚼肌群的增龄性改变：随着年龄增长，口腔咀嚼肌群会发生明显的增龄性改变，这是老年人吃较硬食物越来越费劲的主要原因。我们的咀嚼肌群，包括咬肌、颞肌等，会逐渐出现肌肉萎缩和力量减弱的现象。研究表明，老年人的咬合力可能比年轻时下降 30%~50%，这使得啃咬坚果、硬面包等食物时显得格外吃力。同时，肌肉耐力也会明显降低，咀嚼一会儿就容易感到疲劳。这种变化与神经系统的退化密切相关，大脑对咀嚼肌的控制能力会随着年龄增长而减弱，导致肌肉收缩变得不那么协调和精准，以前能咬得动的食物，现在不仅咬起来费劲，还经常不小心咬到口腔内壁。

牙齿缺失和缺损：牙齿缺失和牙齿缺损是老年人常见的口腔问题。牙齿缺失也是影响咀嚼效率的重要因素。缺牙会减少有效的咬合面积，使食物难以被充分研磨，而长期单侧咀嚼的习惯更会导致肌肉力量不均衡，进一步降低咀嚼效率。

唾液分泌的减少：另一个不容忽视的因素是唾液分泌减少。老年人的唾液量通常比年轻时少，这使得硬质食物在口腔中不易被湿润和软化，增加了咀嚼的难度。

如何应对这种情况

建议老年人及时修复缺失的牙齿，并适当进行咀嚼锻炼。可以选择一些需要适度咀嚼但不太硬的食物，如苹果块或煮软的胡萝卜，既能锻炼咀嚼肌，又不会造成负担。为保证营养摄入，可以将硬食切小块或煮软后再食用。

健康术语

咀嚼效率

简单来说，咀嚼效率就是牙齿把食物嚼碎的能力和速度。这就像用粉碎机打豆浆，机器动力足、刀片锋利，就能快速把豆子磨得细腻；但如果机器老旧、刀片钝了，磨出来的颗粒就会粗糙，甚至难以下咽。

（吕　岩）

9. 为什么老年人容易“掉下巴”

关键词

颞下颌关节脱位　肌肉松弛　关节囊松弛

老百姓俗称的“掉下巴”实际上是颞下颌关节脱位。一些老年人总被“掉下巴”困扰着，这一现象主要归因于关节囊松弛和肌肉松弛。

专家说

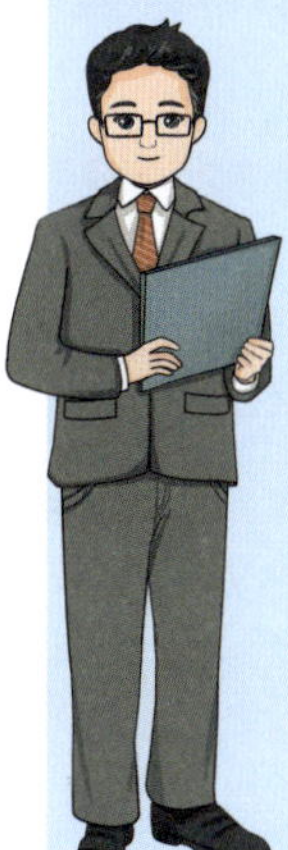

造成颞下颌关节脱位的因素有哪些

老年人容易出现“掉下巴”的现象，主要与年龄相关的组织结构退化密切相关。从解剖结构来看，颞下颌关节作为人体唯一需要双侧协调运动的关节，其稳定性会随着年龄增长而逐渐降低。一方面，关节周围肌肉的增龄性改变表现为咀嚼肌群肌纤维数量和质量的减少，肌张力下降，这使得肌肉对关节的包裹和固定作用减弱；另一方面，关节囊和韧带组织中的胶原纤维会发生变性，弹性蛋白减少，导致关节囊松弛、韧带延展性增加，关节的生理活动范围因此扩大。

这种退行性改变使得颞下颌关节在张口时更容易突破正常活动范围。当老年人打哈欠、大笑或进食大块食物时，由于关节窝变浅、关节盘退变，加上肌肉和韧带的固定作用减弱，髁突就容易滑出关节窝，造成前脱位。值得注意的是，长期缺牙的老年人脱位风险更高，因为牙齿缺失会导致咬合高度降低，进一步改变关节的力学关系。此外，神经系统对肌肉运动的精细调控能力下降，也是导致关节运动协调性变差、容易发生脱位的重要因素。

如何避免和改善“掉下巴”

老年人应避免突然大幅度张口动作，及时修复缺失牙齿，必要时可进行肌肉训练来增强关节稳定性。如果老年人已经“掉下巴”，应及时就医复位并寻求专业治疗。

健康术语

颞下颌关节

颞下颌关节是连接下巴和头侧面的“活动开关”，左右各一个且同步运动。它由骨头（髁突和颞骨关节面）、软骨垫（关节盘）和韧带组成，能灵活控制张嘴、咀嚼、说话等动作。这个关节虽然小巧，但使用频繁，对口腔正常功能的维持特别重要。

（吕　岩）

10. 为什么年龄大了会有脸型改变

关键词

增龄性改变　脸型改变　法令纹

随着年龄的增长，很多人会发现自己的脸型发生了变化，面部可能变得更加松弛，脸颊下垂、眼睑下垂，出现法令纹和木偶纹加深等老化迹象。这种变化不仅影响外貌，还可能影响自信心和心理健康。为什么年龄大了会有脸型改变呢?

专家说

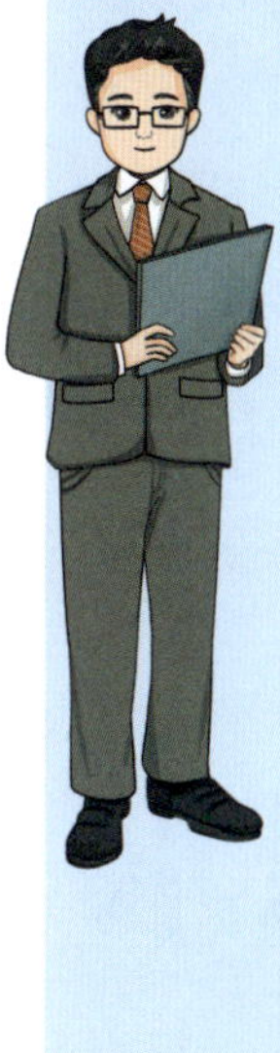

老年人脸型改变的原因

肌肉萎缩：随着年龄的增长，面部咀嚼肌等肌肉逐渐萎缩导致面部结构失去支撑，在长期重力作用下，出现肌肉下垂和松弛的现象，使得面下部变宽。

脂肪分布变化：年轻时，面部的脂肪分布是相对丰富且均匀的，给人以饱满的印象。老年人的面部脂肪长期受重力作用，会非常缓慢地向下移动，面部的皮下脂肪逐渐流失（如太阳穴、脸颊凹陷），加之某些区域（如颊部、下巴、颈部）可能出现脂肪堆积，造成老年人的面部变宽，同时形成法令纹或“双下巴”，使人显得苍老。

皮肤松弛：老年人皮肤的弹性下降，水分含量也会减少，导致皮肤松弛和皱纹。皮肤中的胶原蛋白和弹性蛋白减少，使皮肤无法紧致地贴合在脸部，这也会使皮肤下垂，整个人看起来非常疲惫。

牙齿缺失和牙齿磨耗：牙齿缺失和牙齿磨耗会导致面下部的高度降低，面部长宽比发生变化，显得面部变宽，同时明显加深法令纹，使人呈现衰老面型。

健康加油站

如何预防和改善脸型变化

随着年龄增长，老年人可通过多维度方式预防和改善面部轮廓变化，提升精神面貌。牙齿健康作为面部支撑的基础尤为重要，及时修复缺失牙和磨耗牙不仅能恢复面下部高度、改善法令纹，还能通过重建咬合关系更好地恢复面部轮廓。另外，适度的身体锻炼不仅能强健体魄，配合面部瑜伽或轻柔按摩还可以促进局部血液循环，锻炼面部肌肉群、增强支撑力。特别值得注意的是，若发现面部出现突发性不对称凹陷、异常肿胀或表情肌失控，应及时就医排查潜在疾病。

（吕　岩）

11. 为什么老年人**容易呛水**

作为老年人是否经历过这样的场景：清晨一杯温水刚入口，却突然呛得满面通红；静坐休息时，竟被自己的口水引发剧烈咳嗽……这些令人措手不及的呛水现象，悄然成为威胁健康的“隐形刺客”。

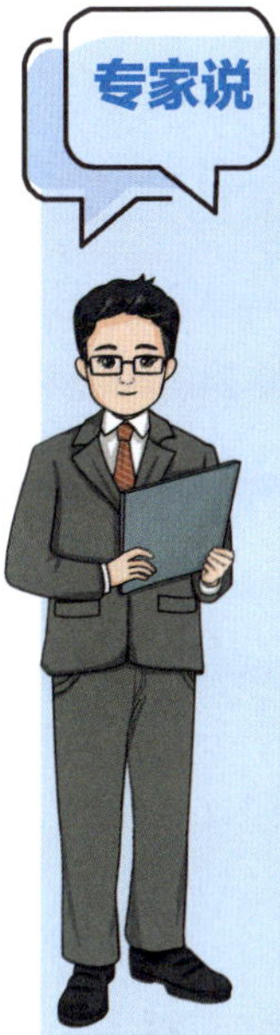

呛水对老年人的危害

呛水对老年人的健康威胁不容小觑。当唾液或饮用水误入气道，口腔中的细菌可能直接侵入肺部，引发反复发作的吸入性肺炎；若呛咳时食物完全阻塞气道，短短 4 分钟的缺氧就可能危及生命。更隐蔽的危害在于心理层面——许多老年人因频繁呛咳产生“吞咽恐惧”，逐渐减少进食或饮水量，导致营养摄入不足、免疫力下降，形成“呛咳—厌食—体弱”的恶性循环。

老年人吞咽功能减弱是容易呛水的重要原因之一

随着年龄增长，老年人吞咽功能减退恰似精密的齿轮逐渐不密合。咽喉部位的会厌软骨如同呼吸道的“智能闸门”，年轻时能在 0.3 秒内精准闭合气道，引导食物滑入食管。但随着年龄增加，会厌肌群萎缩、神经反射延迟，这道保护屏障开始“卡顿”——咽喉肌肉力量减弱使吞咽动作变得拖沓，腭咽反射退化导致感知异物的灵敏度下降，会厌软骨闭合时甚至会出现“漏缝”。研究表明，70 岁长者吞咽启动时间较青年时期延迟近 1 倍，这使得喝水时水流可能“抄近道”误入气管，这正是老年人即使空口咽唾液也会突发呛咳的深层原因。理解这种生理性退化机制，是预防呛水风险的关键第一步。

其他造成呛水的可能原因是什么

某些老年人常用的药物，如镇静剂或抗抑郁药，可能会导致神经系统反应迟缓，影响吞咽功能，增加呛水的风险。还有的老年人在饮水时，可能因为动作缓慢或不当，导致液体未能及时吞咽，进而引发呛水。

如何避免老年人呛水的发生

保持正确坐姿进食与饮水：老年人在进食或饮水时，保持正确的坐姿至关重要。建议老年人采用直立或半坐姿，避免躺着或半躺着。身体坐直，食物和液体在重力作用下能顺利通过食管，减少呛水的风险。选用适当的椅子，确保其高度合适（能够让老年人双脚平放在地面上），并且背部有良好的支撑以改善吞咽功能。

进行吞咽训练与专业评估：如果老年人存在吞咽困难或者经常呛咳，建议寻求专业人士的帮助，如语言治疗师。吞咽训练可以帮助老年人改善吞咽技巧，增强咽部肌肉的力量与协调性，从而降低呛水的风险。

健康术语

腭咽反射

腭咽反射是指食物或液体通过口腔时，刺激喉咙部位引发的反射性动作，正常情况下可以有效防止食物和液体误入气管。

（吕　岩）

第二章

老年人常见的口腔健康问题

一

常见的
牙体牙髓疾病

1. 什么是**龋病**，**牙髓炎**和**根尖周炎**有什么区别

关键词

龋病 牙髓炎 根尖周炎

龋病、牙髓炎、根尖周炎是老年人口腔常见的牙体硬组织疾病，在老年人群中发病率很高。那么什么是龋病，牙髓炎和根尖周炎有什么区别？

专家说

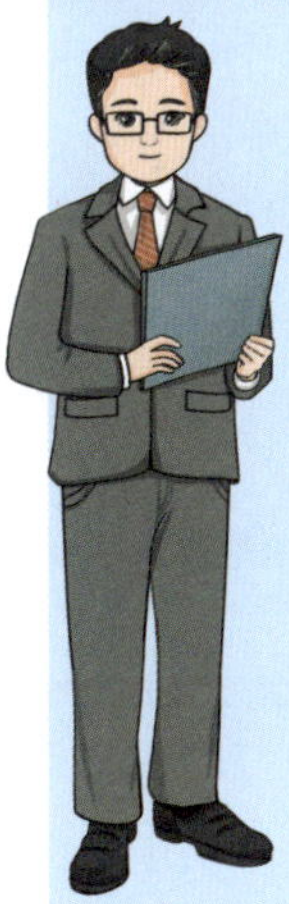

什么是龋病

龋病，也是我们常常说的蛀牙、虫牙，是一种由细菌主导，食物、宿主和时间等多种因素共同作用下，牙体硬组织被慢性破坏的疾病。当我们进食后，细菌会利用食物中的糖分等产生酸性物质，这些酸性物质会不断侵蚀牙齿表面的牙釉质、牙骨质和牙本质形成龋洞。

牙髓炎和根尖周炎的区别是什么

龋病如果不及时治疗，龋洞会逐渐向深部发展，最后可能会影响到牙齿内部的牙髓组织，导致牙髓炎。早期发现和治疗龋病对于预防牙髓炎至关重要。

牙髓炎是发生在牙髓组织的炎症，病变主要发生在牙髓腔内，最典型的临床症状是牙齿剧烈疼痛，常呈自发性、阵发性，夜间疼痛会加重；疼痛常常放射到同侧的头部、面部，很难准确指出到底是哪颗牙齿在疼；当遇到冷热刺激时，疼痛会加剧。

根尖周炎是牙髓炎的进一步发展，病变累及牙根尖周围组织，症状一般为持续性的钝痛，患者能够明确指出疼痛的牙齿。随着病情发展，疼痛会逐渐加重，变成持续性、搏动性跳痛，患牙有伸长的感觉，不敢咬合。

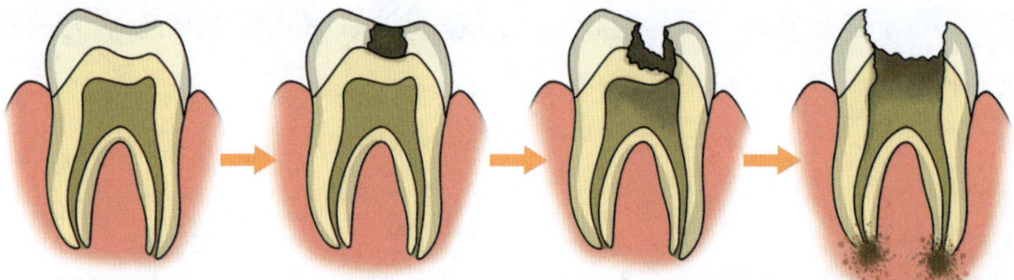

（席清平）

2. 为什么老年人的牙根容易龋坏

根面龋就是出现在牙根处的龋坏。随着年龄的增长，许多老年人发现，他们的牙根容易坏。那么，为什么老年人容易出现根面龋呢？

专家说

根面龋的特点

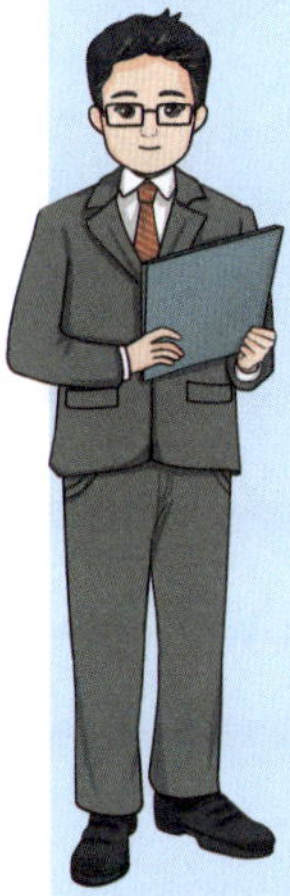

随着年龄增长，老年人患根面龋的风险显著增加。与年轻人常见的牙冠龋不同，根面龋发生在牙根部位，进展更快，治疗难度更大。其形成原因复杂，涉及口腔生理变化、生活习惯、全身健康及药物影响等多个方面。

牙龈退缩，牙根暴露——龋齿的“温床”：老年人的牙龈组织因长期牙周炎、刷牙方式不当或自然老化而逐渐萎缩，导致牙根表面暴露。牙根由牙骨质覆盖，其硬度远低于牙冠的牙釉质，抗酸蚀能力较差。一旦暴露在口腔环境中，牙根更容易受到细菌的侵蚀，从而形成龋损。

唾液减少——口腔自洁能力下降：唾液不仅能冲刷食物残渣，还能提供唾液蛋白等抗菌成分。然而，老年人常因唾液腺退化、全身性疾病（如糖尿病、干燥综合征）或长期服用药物（如抗抑郁药、降压药、抗组胺药）导致唾液分泌减少。口腔干燥不仅使牙菌斑更易堆积，还会降低牙齿的再矿化能力，使牙根更容易被腐蚀。

口腔清洁困难——牙菌斑控制不佳：由于手部灵活性下降、认知障碍（如阿尔茨海默病）或佩戴义齿，许多老年人难以彻底清洁牙齿（尤其是牙根部位），牙菌斑长期堆积。此外，固定或活动义齿若维护不当，边缘容易藏匿食物残渣和细菌，增加邻近牙根的龋齿风险。

饮食习惯改变——高糖、黏性食物增加风险：老年人因咀嚼功能下降，往往更倾向于软质、黏性食物（如粥、糕点、蜜饯），这些食物含糖量高，容易黏附在牙根表面，成为致龋菌（如变形链球菌、乳酸杆菌）的“营养源”。

根面龋在老年人中高发，且往往因症状隐匿而被忽视，很多老年人直至出现比较严重的症状才就医，造成预后不佳。因此，老年人及其照护者应提高口腔健康意识，采取科学的预防措施，定期进行专业口腔护理，以降低龋齿风险，维护牙齿功能，提高生活质量。

（郑雨燕）

3. 为什么牙痛有可能是**心脏的问题**

很多人不会将牙痛和心脏病联系在一起，但实际上牙痛也有可能是心脏病发出的预警信号，我们称之为心源性牙痛，大家也要对牙痛给予高度重视。

专家说

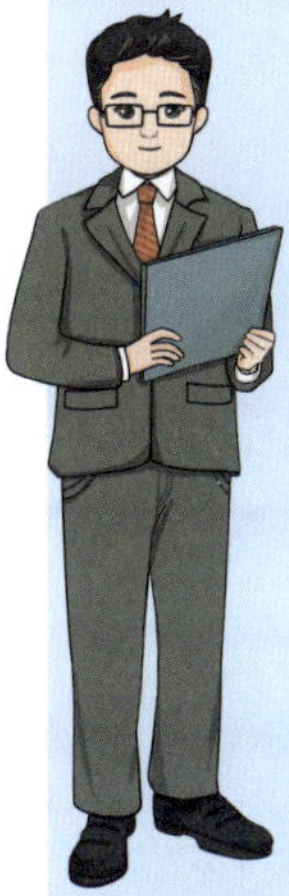

什么是心源性牙痛

心脏病可能会引起一些非典型的症状，如牙痛、下颌痛等，这种疼痛被称为心源性牙痛。这种疼痛通常不会具体到某一颗牙齿，也不会伴有牙齿的红肿或者感染等表现，且经常在运动、情绪波动或寒冷刺激后发作。

为什么会发生心源性牙痛

心源性牙痛的发作是由心肌缺血、缺氧引起的，心脏里的感觉神经纤维反射到大脑皮层的过程中可能发生错位，导致让大脑误以为是牙痛或下颌痛。

发生急性心肌梗死时，大多数患者会有典型的症状，比如突然发作的胸骨后的压榨性疼痛，可达数十分钟或者更长时间，并伴有烦躁不安、出汗、恐惧、胸闷或濒死感，休息和含用硝酸甘油可稍微缓解。但是也有一些心肌梗死的患者，没有典型的胸骨后压榨性疼痛，却由于特殊的生物神经反射，出现“牙痛”等不典型的首发症状。

实际上心源性牙痛是一种牵涉痛，疼痛可放射至颈部、咽部、左下颌后牙区等其他部位。劳累或情绪激动可为心源性牙痛的诱因，口服镇痛药等方法都不能减轻疼痛，休息或含服硝酸甘油后可缓解疼痛。在口腔的疼痛区域内，口腔检查并没有发现可引起疼痛的牙齿。因此如果老年人的牙痛与口腔检查结果不相符，本身又有冠心病及高血压病史，应提高警惕，需要进行心脏方面的详细检查以免延误病情。

（茅飞飞）

4. 为什么“牙疼不是病，疼起来真要命”

关键词

自发性疼痛 剧烈疼痛

“牙疼不是病，疼起来真要命”是一句广为流传的俗语，深刻揭示了牙痛给人们带来的巨大痛苦和不便，那么牙痛到底是不是一种病，为什么会有疼起来真要命的感觉？

专家说

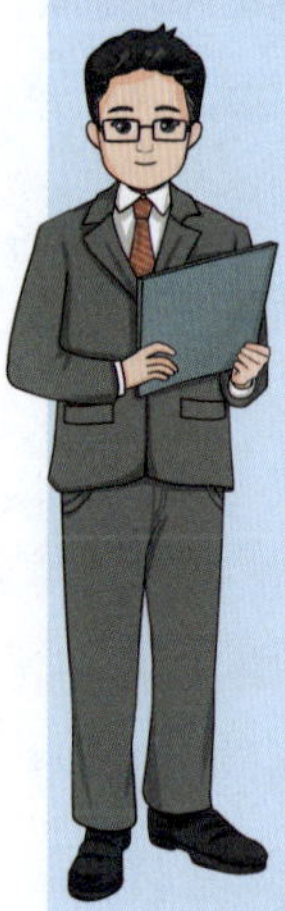

牙痛到底是不是一种病

牙痛作为一种常见的口腔问题，往往被许多人忽视或轻视。其实牙痛是一种症状表现，可能会引发严重的并发症，因此一旦出现牙痛的症状，我们要及时到医院就诊，进行相应的治疗。

为什么会有“疼起来真要命”的感觉

这主要与牙髓组织的特殊结构、炎症导致的压力变化及神经的敏感性等因素有关。

牙髓位于牙齿内部的牙髓腔中，周围被坚硬的牙本质包围，形成一个相对密闭的空间。一旦牙齿出现问题、引发牙髓炎时，牙髓组织充血、渗出，使得髓腔内压力急剧升高，压迫牙髓内的神经末梢，而这些神经末梢对疼痛刺激极为敏感，从而引发自发性疼痛。如果这种压力持续存在，疼痛就会持续且剧烈。

此外，炎症产生的物质能够直接对神经末梢发起攻击，引发疼痛、降低神经末梢的痛阈——即身体能感受到疼痛的最低刺激门槛，让人对疼痛刺激的敏感性大幅提高，即使是轻微的刺激也可能引发剧烈的疼痛。牙痛一旦发作，如果不进行有效的治疗，往往会持续很长时间。

关键词 冷热刺激 疼痛

健康加油站

出现牙痛，我们该怎么办

需要积极就诊治疗。如果牙痛较严重，可在医生指导下服用一些非处方镇痛药物，同时配合使用一些控制感染的药物，可缓解症状，但不能替代专业治疗。适当冷敷可以减少局部血液循环，降低牙髓组织的充血程度，进而减轻牙髓腔内的压力，缓解疼痛。

（席清平）

5. 为什么一喝**冷水**或**热水**，牙齿更疼了

在日常生活中可能会遇到这样的问题：喝冷水或热水时牙齿疼痛，甚至让人难以忍受。这是什么原因引起的，又该如何应对呢？

专家说

牙齿冷热刺激疼痛的原因

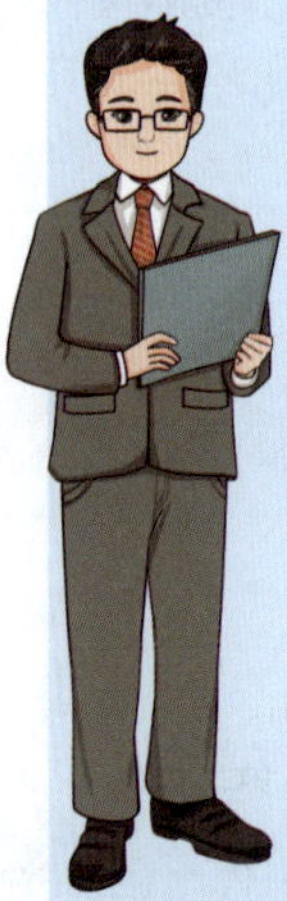

牙齿敏感：随着年龄增长，牙釉质逐渐磨损，牙本质逐渐暴露。牙本质中有许多按一定方向规律排列的小管结构，贯通整个牙本质层。牙髓中感知疼痛的神经纤维由内而外进入牙本质小管结构，当吃过冷或过热的食物时，牙髓神经会受到刺激，出现疼痛。

牙齿龋坏：龋病是老年人常见的口腔问题。当牙齿发生龋坏时，牙洞会逐渐扩大，冷热食物进入牙洞后，可能会刺激牙髓神经，导致疼痛。

牙髓病变：牙髓炎也是导致牙齿冷热敏感的原因之一。当牙髓受到细菌感染出现炎症时，牙髓腔内的神经变得异常敏感，冷热刺激会加剧疼痛。

牙龈萎缩：由于牙周炎或者增龄性的改变等原因，老年人牙龈萎缩，牙根暴露，对冷热刺激更加敏感，在喝热水时，热量会快速传导到牙根内部，刺激牙髓神经，引发疼痛。

健康加油站

如何缓解牙齿冷热刺激疼痛

及时就医：如果牙齿对冷热刺激敏感，应及时到医院就诊，找出病因并进行针对性治疗。如果是龋齿引起的，需要补牙；如果是牙髓炎，可能需要根管治疗；如果是牙本质小管暴露导致的牙齿敏感，可以在医生的指导下使用药物来缓解牙齿疼痛，如氟化钠凝胶可以增强牙釉质的抗酸性，减轻牙齿敏感。

使用抗敏感牙膏：抗敏感牙膏中含有硝酸钾等成分，可以封闭牙本质小管，减轻牙齿对冷热刺激的敏感性。

改变饮食习惯：尽量避免食用过冷或过热的食物，减少对牙齿的刺激。

（范　兵）

关键词

夜间痛　镇痛药

6. 为什么牙齿总在**半夜痛**，甚至痛到睡不着

许多牙痛的患者有这样的困扰：牙齿白天不怎么痛，晚上却疼痛剧烈、彻夜难眠，或者本已安然入眠又被牙痛惊醒。这是什么原因呢？

专家说

牙齿夜间疼痛加剧的原因

牙髓炎：牙齿夜间疼痛通常是细菌感染引起牙髓炎的表现。牙髓炎性渗出物局限在由坚硬的牙体组织所包绕的牙髓腔里，导致牙髓腔内压力升高，牙神经受到压力刺激，产生疼痛的感觉。

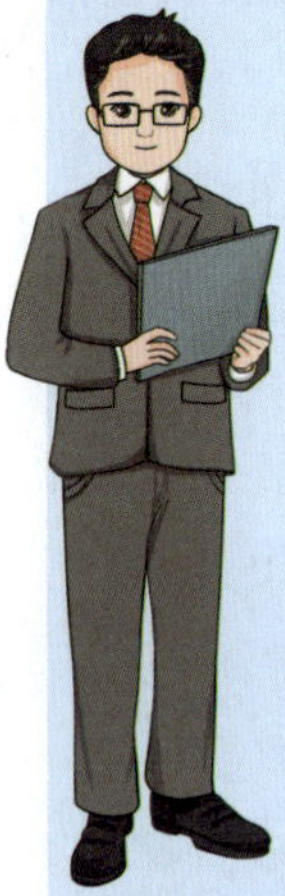

体位变化：白天通常处于站立或坐位，供给牙髓腔的血流较少。晚上睡觉平躺时，头部血液流通增多，牙髓腔内部血流供给相应增多，牙髓腔里的压力比白天更高，导致夜间疼痛加剧。

副交感神经活跃：在夜间，人体副交感神经相对活跃，这会导致血管扩张，增加炎症区域的血流，从而加剧疼痛。

唾液分泌减少：睡眠时唾液分泌减少，唾液中的抗菌成分也随之减少，使得口腔内的细菌更容易繁殖，加剧牙髓炎症。

夜间免疫力较低：白天精神状态饱满，而夜间身体较疲惫，炎症反应增加，导致牙齿疼痛更强烈。

心理因素：白天的各种活动会分散注意力，疼痛感较轻；到了晚上休息时，注意力比较集中，疼痛感更为明显。

健康加油站

如何缓解夜间牙齿疼痛

药物治疗：可在医生指导下服用镇痛药，暂时缓解疼痛。但需注意，药物治疗仅为紧急处理手段之一，不能替代专业治疗。

及时就医：如果在夜间感到牙齿明显疼痛，应及时就医，找出疼痛的具体原因，并进行相应的治疗。

局部冷敷：可以尝试使用冰袋或冷毛巾对疼痛侧的脸部进行冷敷，刺激局部血管收缩，减缓血液循环，从而减少炎症渗出和肿胀，达到缓解疼痛的目的。

调整体位：可以尝试坐姿或半卧位休息，体位调整能够减轻牙髓腔内的压力，进而缓解疼痛。

（范　兵）

关键词

定位　放散性疼痛

7. 为什么有时候**说不清**牙痛位置，甚至**半边头**都疼

我们经常听到有人这样说：“牙疼，半边脸都跟着疼，根本分不清到底是哪里疼”。让人有一种“疼有千万种，道不完说不清”的感觉。为什么会出现这种状况呢？

专家说

牙齿疼痛不能定位的原因

牙神经分布极为复杂：牙神经发源于三叉神经，而三叉神经有很多分支，彼此交错、相互连接，比如支配上牙与下牙的神经，进入牙齿之前会有明显的交叉现象，宛如一张错综复杂的大网。一旦某颗牙齿出现疼痛症状，神经冲动便会顺着这些相互连通的分支

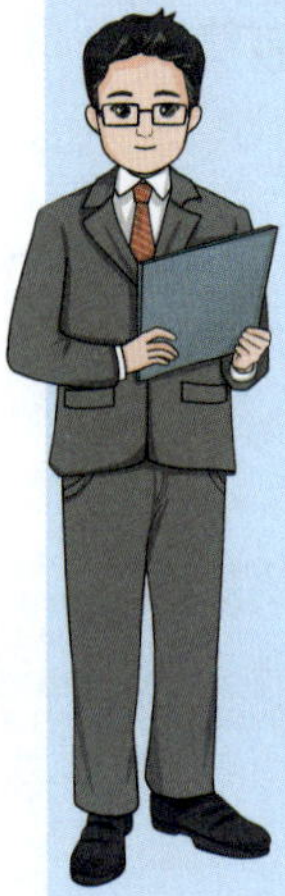

迅速传导，如此一来，不仅疼痛起始的那颗牙齿会有痛感，还会波及旁边的牙齿，有时明明上牙痛会觉得是下牙痛，有时下牙痛又会觉得是上牙痛，很难在第一时间精准判断究竟是哪颗牙齿在作祟。

三叉神经关联：三叉神经的功能广泛，并不单单负责牙齿的感觉，我们面部、头部的诸多区域都在它的管辖范围之内。当牙齿出现疼痛时，会刺激三叉神经，进而引发连锁反应，如此一来，头部那些受三叉神经支配的区域也会受到影响，引发疼痛。这种疼痛具有放散性，常常给人一种半边头部都剧痛难忍的感觉。

牵涉痛：牙齿和头部某些部位的神经，在脊髓或者大脑里走着同一条“路”。当牙齿疼的信号传过去的时候，可能会把大脑给“骗”了，让大脑以为是头部其他地方在疼。

牙髓神经特点：与身体其他部位的神经不同，牙髓内的神经缺乏能够精准定位的感受器。当牙髓受到刺激时，其所引发的神经信号仅能让我们察觉到疼痛，却无法明确指出是口腔内哪一颗牙齿在疼痛。

炎症扩散：当一颗牙齿出现炎症或感染时，可能会扩散到周围的组织和间隙，导致更广泛的疼痛，让人感觉像是多颗牙齿都在疼。

其他因素：紧张、焦虑或疲惫等心理状态可能放大疼痛感受，干扰我们对疼痛位置的判断，甚至导致对疼痛来源的误判。

（席清平）

8. 牙龈肿包、嘴里发咸、咬东西无力，这是怎么了

关键词
牙龈脓疱 窦道 根尖周炎

牙龈上肿起小脓疱，有时几日都消不下去，还会嘴里发咸、咬东西无力……这可能是口腔的“警报器”在提醒您：根尖周炎已经“找上门”了。

专家说

根尖周炎的特有表现

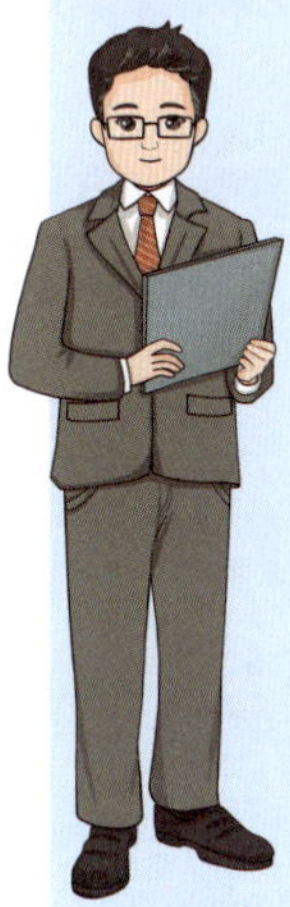

牙龈脓疱：牙龈上反复肿起的脓疱，是根尖周炎的典型症状之一。当根尖周炎等病变持续存在时，炎症可通过根尖周组织向牙龈方向穿破形成排脓通道，在牙龈表面开口，形成窦道。窦道口的牙龈组织会充血、水肿，形成脓疱。

嘴里发咸：当脓疱破溃、窦道形成后，脓液或渗出物会通过窦道排出到口腔内，引起嘴里发咸、发苦，也会导致患者出现“口臭”的情况，且怎么刷牙都不能消除。

咬东西无力：根尖周炎会导致牙周组织受损，牙齿的支持结构减弱，因此在咬合或咀嚼时会感到无力。若炎症进一步发展扩散，可能会导致牙齿松动甚至脱落，影响咀嚼功能甚至破坏颌骨健康。

当根尖周炎症扩散至面部和颈部时，还会引发严重感染，危害全身健康。

健康加油站

根尖周炎的处理措施

药物治疗：医生可能会用抗生素来控制感染，同时使用镇痛药物缓解疼痛。但药物治疗也只能暂时缓解不适，如要从根本上解决根尖感染的问题，仍需要进行完善规范的牙科治疗。

根管治疗：这是治疗根尖周炎的主要方法，通过清除根管内的感染物质，填充根管，消除炎症，促进病变组织的愈合。在完善的根管治疗后，牙龈表面的窦道通常可自行消退。

（范　兵）

9. 为什么有些老年人的牙齿**越磨越短**

随着年龄的增长，有些老年人发现自己的牙越来越短了，有的牙齿几乎与牙龈平齐，不禁会问："我的牙都去哪了，为什么会变短呢？"

专家说

如何区别是生理性磨耗还是病理性磨损

正常情况下，牙齿磨耗的程度与年龄是相对应的，年龄越大、磨耗越多，这就是生理性磨耗。生理性磨

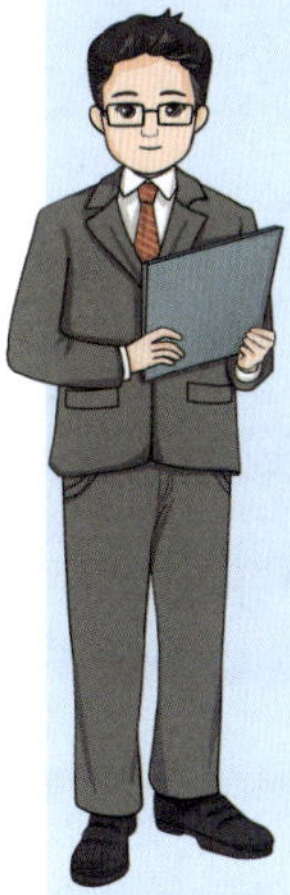

耗会伴随着牙齿继发性牙本质的形成，继发性牙本质能起到保护的作用，使磨耗的牙齿能抵抗冷热酸甜的刺激及咬合敏感不适等。而病理性磨损速度过快，远远超过继发性牙本质形成的速度，往往会出现牙齿酸痛敏感甚至自发痛等牙髓炎的症状。

哪些原因可能导致病理性牙磨损

牙齿发育原因：发育因素导致牙齿结构不良、缺乏完整的牙釉质保护，暴露的牙本质不耐磨，因而出现牙磨损。

长期缺牙：有些老年人牙齿缺失后没有及时修复，如后牙缺失长期使用前牙咀嚼，经年累月导致前牙的过度磨损，甚至暴露牙神经出现敏感酸痛，特别严重的可以磨损至与牙龈平齐。

夜磨牙：睡眠期间咀嚼肌不自主收缩，不分昼夜磨牙或咬紧导致全口牙齿严重磨损。

不良饮食习惯：长期不良饮食习惯易导致牙过度磨损，如咀嚼槟榔，喜食甘蔗、坚果、风干牛肉干等过硬或过韧食品。此外，长期进食酸性食物（饮料、水果等）会使牙齿发生化学性酸蚀，从而加速磨损。

不良咬合习惯：工作时咬紧牙或习惯性叩齿、磨牙等不良习惯可以造成局部或全口牙齿的严重磨损；以牙咬物（如咬铅笔、嗑瓜子）等不良习惯可造成牙齿特定部位的过度磨损。

全身性疾病：以胃食管反流为例，胃酸反流可加重牙齿酸蚀磨损。

健康加油站

如何治疗病理性牙磨损

磨损导致的牙齿敏感可行脱敏治疗，使用抗敏感牙膏、含氟牙膏等促进修复牙本质的形成；个别牙齿重度磨损形成深的小凹坑可以用充填材料恢复咬合，减轻敏感；引起牙髓、根尖周疾病或牙周疾病者做相应的牙髓治疗或牙周治疗。

对于全口牙重度磨损导致咀嚼无力或无法修复缺失牙者，通常需要行复杂的全口牙列咬合重建以恢复美观及功能。

（郑雨燕）

10. 为什么我的牙齿边缘有**一道沟**，经常会感觉**很酸**

老年人经常会发现自己的牙齿边缘有一道沟，刷牙或遇到冷热酸甜等刺激时会有酸酸的感觉，这究竟是怎么回事，该怎么办？

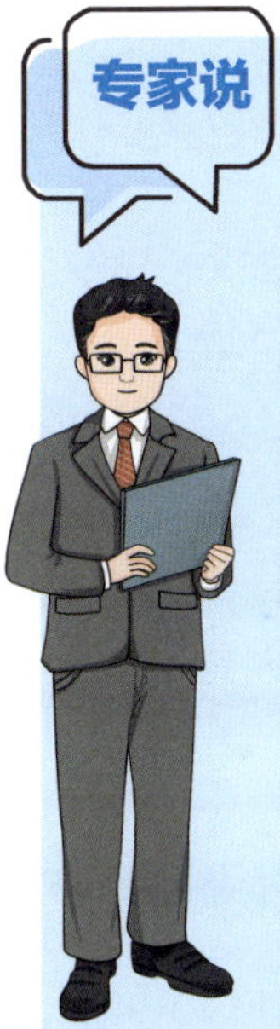

1．这道沟是什么，如何形成的

这道沟是牙颈部的硬组织缓慢丧失所致的缺损，因这种缺损大多形成一个夹角，呈楔形，我们称之为楔状缺损。随着年龄的增长，楔状缺损的发生及严重程度也随之增长，患病率高达 80% 以上。这道沟形成的原因有以下几点。

刷牙方式不当：多有横刷牙习惯。

咬合应力作用：在咀嚼过程中，牙齿会承受来自各个方向的作用力，当出现紧咬牙、夜磨牙以及多个牙缺失、剩余牙齿受力过大等异常咬合情况时，牙颈部会承受较大的集中应力。由于牙颈部的结构相对薄弱，长期处于这种集中应力的作用下，牙体组织就会受到损伤。

2. 为什么会感觉酸酸的

这种感觉主要与牙本质暴露、牙髓神经受刺激有关，并不是所有的楔状缺损都会有酸的感觉，有很大的个体差异：有的缺损很浅，当牙刷毛碰触或遇冷、热、酸、甜刺激时会感到明显的酸痛不适；有的缺损很深，却没有任何不适症状。前者可能与某些全身性因素导致局部应激性增高有关，如环境温度的变化、精神心理状态的改变等。

健康加油站

发现楔状缺损该怎么办

及时到医院治疗：有敏感症状可做脱敏治疗；缺损较深者可行树脂材料充填修复；缺损导致牙髓炎症或根尖周炎症时，应进行相应的治疗。

恢复咬合关系：通过调𬌗、修复、正畸等方法恢复正常、和谐的咬合关系，利用𬌗垫防止夜磨牙及紧咬牙。

正确刷牙：使用软硬适度的牙刷，采用水平颤动拂刷法，避免横刷，少用研磨类牙膏。

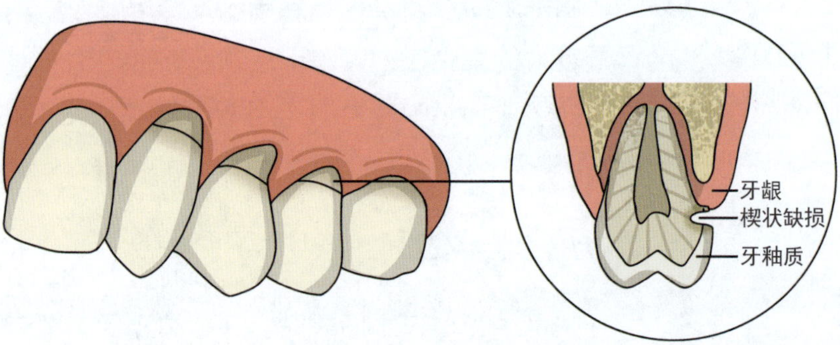

（席清平）

二

常见的牙周疾病

11. 什么是**牙周炎**，为什么很多老年人都有

关键词

牙周炎　牙菌斑

很多老年人在初次看牙时，医生都会说“您有牙周炎”。可是，既没有明显的牙洞，吃饭也不受影响，为什么突然说有问题呢？

专家说

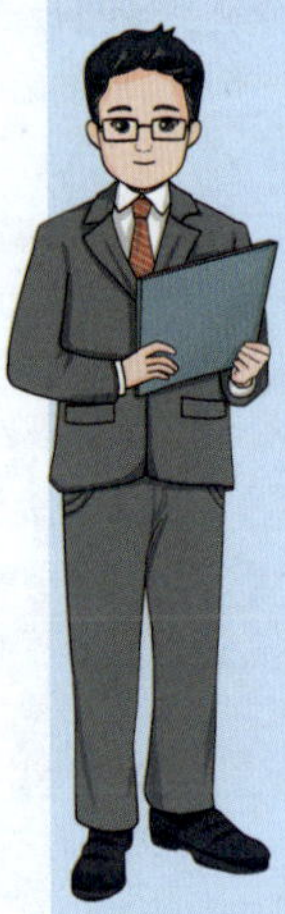

什么是牙周炎

在牙齿周围，牙龈、牙周膜和牙槽骨的健康存在，才让我们的牙齿牢牢附着在颌骨上。我们所说的牙周炎就是这些牙周支持组织有了炎症，缓慢造成了组织破坏。

牙周炎是怎么发生的

牙周炎的发生发展是一个渐进的、多因素参与的过程。在病变发展初期，口腔内的微生物群落形成一层菌斑生物膜附着在牙齿表面，牙菌斑中的细菌及其代谢产物会刺激牙龈，引发炎症反应。牙龈组织的炎症可以表现为牙龈红肿、出血，并会在牙龈与牙齿之间形成深牙周袋。随着疾病的进展，炎症会进一步影响牙槽骨，导致牙槽骨的破坏、吸收，此时X线检查（俗称“拍片”）可见牙槽骨高度的降低。若炎症进一步进展，牙槽骨会进一步地吸收，此时牙齿开始出现松动，咀嚼时感到不适。牙齿表面的牙龈也会逐渐退

缩，牙根暴露，使牙齿的美观度受到影响。在某些情况下，牙周袋内的炎症会形成脓肿，导致局部肿胀、疼痛，甚至出现脓液排出。

为什么很多老年人都有牙周炎

牙周炎患病率和严重性随年龄增高而增加，但增龄不是牙周炎的患病原因，而是各种系统性疾病及致病因素积累的结果。老年人自身免疫功能降低，组织再生修复能力下降，加之常伴有系统性疾病，使牙周组织对局部刺激抵抗力降低，容易发生牙周炎。此外，老年人身体各方面功能减退，唾液流量减少，口腔自洁作用下降，且平日疏于实施积极的口腔卫生护理，上述各种因素综合作用，造成细菌容易在老年人口腔中黏附、聚集，形成牙菌斑，进而矿化形成牙石，使老年人口腔卫生更加难以保持，进一步促进牙周炎的发生并加重牙周组织破坏。

健康术语

牙菌斑

牙菌斑是一种附着在牙齿表面的微生物群落，主要由细菌、真菌、病毒等微生物组成，是牙周炎的主要启动因子。牙菌斑中的细菌及其代谢产物会刺激牙龈，引发炎症反应，导致牙龈红肿、出血。

（孙时雨）

12. 牙龈**出血**、**红肿**，与“上火”有关系吗

关键词

牙龈红肿　全身炎症

随着年龄增长，牙龈出血、红肿在老年人中更为常见，但很多老年人往往将其归因于“上火”或“年纪大了”。那么牙龈出血和红肿是“上火”引起的吗？

专家说

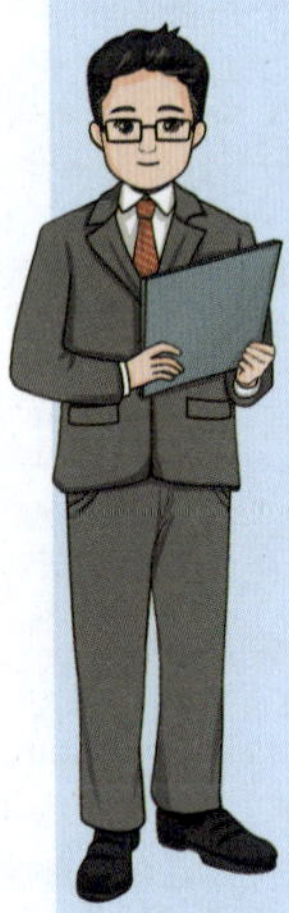

牙龈红肿的原因多样

老年人牙龈问题通常与牙周疾病、全身健康状态、药物影响及口腔功能退化密切相关，需引起重视。

牙龈出血、红肿是常见的口腔问题，许多人会将其归因于“上火”，认为喝凉茶或吃清热药物就能缓解。从现代医学角度来看，这些症状绝大多数是由于牙周组织的炎症引起的，而非单纯的“热气”或“火气”所致。当口腔清洁不到位时，牙齿表面会形成一层细菌膜，即牙菌斑。当细菌越来越多，就会引起牙周组织炎症。面对细菌的入侵，我们的身体会启动防御机制，派免疫细胞对抗细菌，这个过程会让牙龈血管扩张、充血，看起来又红又肿。同时，炎症扩散也会让牙龈组织的质地变得脆弱，血管容易破裂，所以刷牙或吃东西时，牙龈就容易出血。

除了口腔局部因素，某些全身性疾病（如糖尿病和血液病等）也可能导致牙龈出血，但相比之下，牙周疾病仍是首要原因。而“上火”这一传统理念，虽然能解释部分症状（如牙龈红肿、口干），但现代医学更强调细菌感染和炎症反应的作用，单纯的“降火”并不能根治问题，反而可能延误规范治疗。

牙龈红肿该如何应对

如果牙龈频繁出血、伴随口臭或牙齿松动，应尽快就医，通过龈上洁治（俗称“洗牙”）和龈下刮治清除菌斑和牙石，必要时配合抗生素或抑菌漱口水控制感染。日常护理上，建议采用巴氏刷牙法，并坚持使用牙线清理牙缝，减少菌斑堆积。

总之，牙龈红肿、出血问题不能简单归咎于“上火”，科学的治疗和长期口腔卫生维护才是解决之道。

（孙时雨）

13. 为什么老年人容易**口臭**

关键词

口腔异味　口臭

很多老年人有口臭自己不知道，但是身边人会因为闻到异味下意识远离。那么，为什么会这样？

专家说

老年人容易口臭的原因

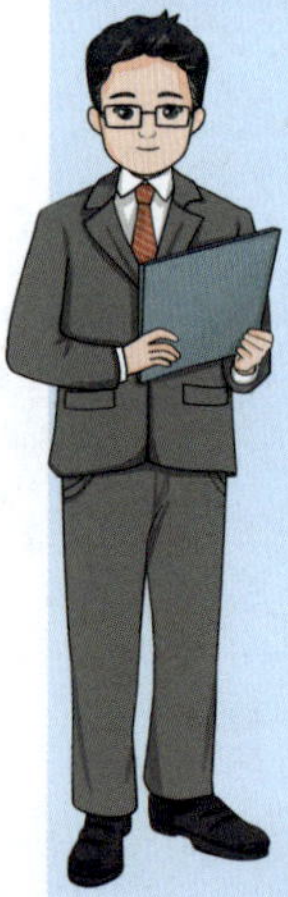

口腔疾病：牙周炎会导致口臭，主要是因为口腔里的细菌在捣乱。牙周组织产生炎症时，牙齿和牙龈之间会形成一些深深的“口袋”，也就是牙周袋，这些地方特别容易藏污纳垢。细菌在牙周袋中大量繁殖，不仅会破坏牙齿周围的组织，还会分解食物残渣和口腔里的死细胞，产生一些难闻的气体，导致口腔异味的产生。另外，龋齿问题在老年人中同样普遍，龋洞极易嵌塞食物残渣，经细菌发酵后会产生酸臭味。舌苔堆积是另一个不可忽视的因素，老年人舌乳头常有角化过度现象，形成厚厚的舌苔。这些舌苔由脱落上皮细胞、食物残渣和细菌组成，为细菌提供了丰富的“培养基”。

消化系统疾病：老年人消化系统功能逐渐衰退，胃酸分泌减少，食物消化和吸收效率下降，可能导致食物残渣在消化道内滞留时间过长，产生异味。此外，消化功能减退还容易引发反流性疾病以及消化不良，尤其在夜间、卧位时，胃酸反流增加，晨起时口苦、口臭会特别明显。胃肠道功能紊乱同样可能引发口臭。

其他系统疾病：除口腔和消化系统因素外，许多其他系统的疾病也会导致特征性口臭。糖尿病患者在血糖控制不佳时，体内产生大量酮体，通过呼吸排出，呼出气体有典型的“烂苹果味”；肾功能不全患者由于尿素代谢异常，呼出气体中常带有“尿味”；肝功能衰竭则可能导致“肝臭”，这是一种带有霉味的特殊口气。

综合防治策略

定期口腔检查至关重要，建议至少每年洗牙一次；对于活动义齿佩戴者，建议每日清洁义齿并用专业清洁片浸泡；对于顽固性口臭，建议进行多学科会诊，排查全身性疾病可能。通过这样系统化的防治策略，大多数老年人口臭问题能得到显著改善。

（孙时雨）

关键词

牙齿间隙　牙龈退缩

14. 为什么随着年龄增长，牙齿越来越稀疏

不少人随着年龄增长会发现自己的牙齿好像越来越稀疏了，明明没有缺牙，牙齿之间却出现了牙缝。这是什么原因?

专家说

牙周炎导致牙龈退缩

随着年龄增长，牙齿越来越稀疏，主要是因为牙齿周围的支撑组织逐渐破坏的结果。年轻的时候，牙齿被牙龈、牙周膜和牙槽骨牢牢固定住，这些组织就像牙齿的“地基”，让牙齿稳稳地待在嘴里。但持续的牙周炎症会破坏牙周膜，进而导致牙齿周围的牙槽骨

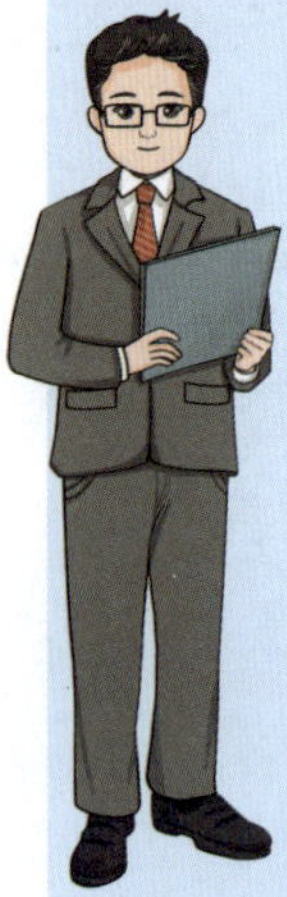

吸收，牙龈也会随之向牙根方退缩，牙齿的根部就会暴露出来，看起来牙齿变长了，缝隙也变大了。

牙齿也会“移位”

很多老年人会发现，随着年龄的增长，牙齿似乎变位置了，且这一现象在前牙尤为明显，表现为前牙向外“凸”出，牙齿之间的间隙也随之变大。我们把这种前牙的唇向移位称之为“扇形移位”。

扇形移位发生的主要原因是牙周炎引起的牙槽骨吸收使牙齿失去支撑，牙齿在牙槽骨中的稳固性降低、松动度增加，容易受到外力的影响而发生移位。牙齿松动后，由于长期上下前牙接触紧密，下前牙对上前牙存在持续的唇向推力，这种推力使上前牙冠部向唇侧倾斜、逐渐呈扇形样分开，同时伴随上前牙牙冠变突、变长，严重影响患者面容和美观。

正常咬合的前牙

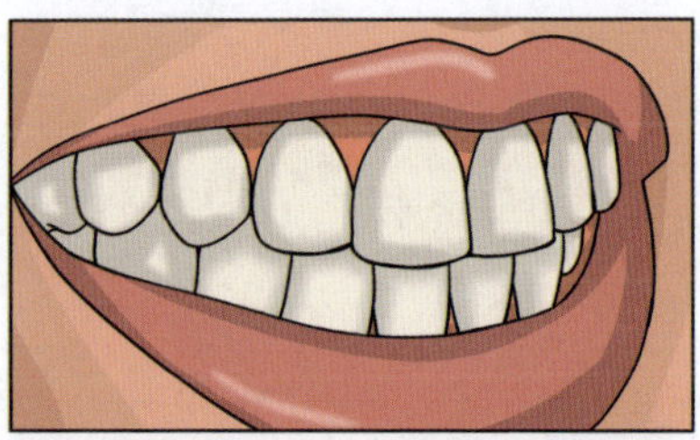

扇形移位的前牙

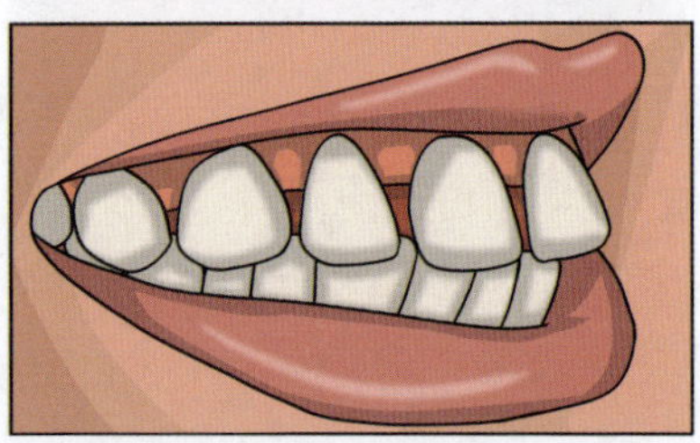

（孙时雨）

15. “老掉牙很正常”的观念为什么不正确

关键词

牙齿松动

很多老年朋友觉得，牙齿松动脱落是自然衰老的结果，只要暂时不影响吃饭，就没必要去在意。牙齿脱落是年龄原因造成的吗？

专家说

“老掉牙很正常”是一种错误的健康观念

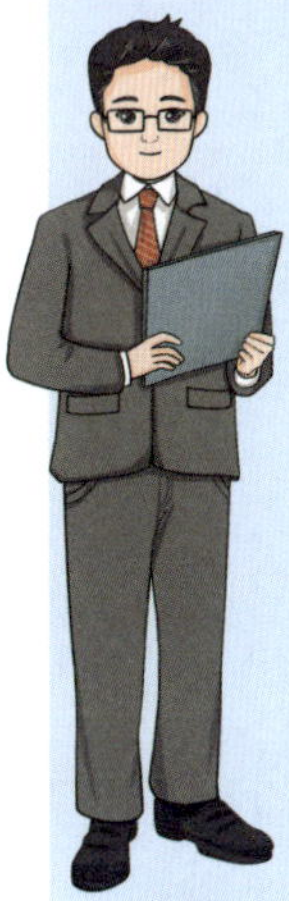

牙齿脱落并非自然衰老的必然结果，往往是牙周炎等口腔疾病长期发展的恶果。许多人以为年纪大了牙齿松动、脱落是正常现象，但实际上，牙周炎才是导致牙齿松动甚至脱落的主要“元凶”。牙周炎是一种慢性炎症性疾病，由牙菌斑中的细菌引发，早期表现为牙龈出血、红肿，若不及时干预，炎症会逐渐破坏牙周膜和牙槽骨，最终使牙齿失去支撑而松动脱落。然而，这一过程并非不可控，通过科学的预防和治疗，老年人完全可以避免牙齿过早缺失。

牙齿松动脱落会造成什么危害

牙周炎导致的牙齿松动会引发一系列健康问题。首先，牙齿缺失会严重影响咀嚼功能，导致老年人饮食结构单一，营养摄入不足，甚至增加消化系统负担。其次，研究表明，牙周炎与多种疾病密切相关，如糖尿病、心血管疾病，甚至阿尔茨海默病的患病风险都会因牙周健康恶化而上升。此外，牙齿缺失还会导致颌骨萎缩，面容塌陷，加速面部衰老，影响发音和社交信心。因此，维护牙周健康不仅关乎口腔功能，更影响全身健康和晚年生活质量。

健康云课堂

视频1："老掉牙"的观念为什么不正确

（邓旭亮）

关键词 食物嵌塞 牙龈退缩 邻面龋

16. 为什么老年人容易食物嵌塞

随着年龄不断增加，越来越多的老年人发现自己的牙齿比以前更容易出现嚼东西塞牙、食物渣子堵牙缝等情况。这是什么原因造成的呢？

专家说

老年人的牙齿容易出现食物嵌塞的原因

牙龈退缩：随着年龄的增长和牙周炎等口腔疾病的出现，老年人牙齿周围的牙龈和牙槽骨常常出现退缩，导致牙根暴露、牙缝变大，也使得食物残渣更容

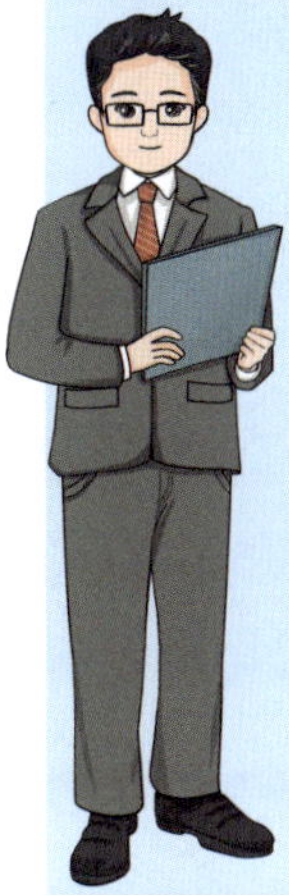

易嵌塞在牙根周围。

牙齿磨损：老年人的牙齿经历了长年累月的使用，牙齿的咀嚼面和邻面的牙釉质会逐渐磨损，原本圆滑的牙齿形状和边缘可能变得尖锐、不规则，纤维状的食物就容易卡在牙缝里。

邻面龋：邻面龋也是造成食物嵌塞的原因之一。牙齿相邻面形成的龋洞就像一个个小陷阱，专门“捕捉”食物残渣，这种情况在后牙区尤为常见且容易被忽视。

牙齿移位：老年人常常因为龋坏、牙周炎、外伤等原因，可能会失去一颗或多颗牙齿，若没有及时镶牙，邻牙会向缺牙间隙倾斜移位，对颌牙也会伸长下垂，形成明显的“台阶式”缝隙，这些都是食物残渣理想的藏身之处。

口腔修复体：修复体的不当使用同样会引发或加重食物嵌塞问题。活动义齿如果卡环过松或者设计不当，就会在义齿和真牙之间形成滞留区；固定牙冠如果边缘不密合，也会成为食物嵌塞的温床。即使是简单的补牙材料，随着使用时间延长也会出现老化脱落或边缘破损，这些微小的间隙都足以让食物残渣乘虚而入。此外，老年人唾液分泌减少、舌体运动功能下降等生理变化，也会降低口腔自洁能力，使食物更容易滞留在牙齿间隙中。

值得注意的是，这些因素往往不是孤立存在的，而是相互影响、共同作用。比如一位患有牙周炎的老年人，如果同时存在缺牙未修复的情况，再加上使用不合适的活动义齿，出现严重食物嵌塞的概率就会大大增加。因此，对于老年人的食物嵌塞问题，需要综合考虑各种可能因素，通过专业的口腔检查，采取包括牙周治疗、咬合调整、精准修复等在内的综合措施，才能有效解决问题。

关键词

遗传性牙周炎

健康云课堂

视频 2：老年人为什么容易塞牙

（郑雨燕）

17. 为什么有的家庭，全家都有类似的牙周问题

为什么有的家庭人人都有牙周炎？牙周炎是一种遗传性疾病吗？牙周炎有没有传染性？

专家说

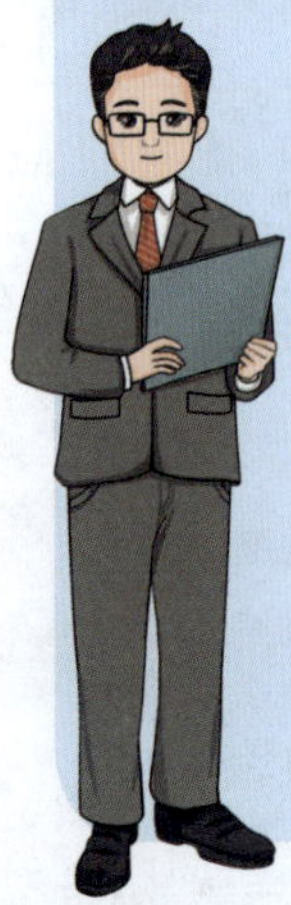

牙周问题的普遍性原因多

牙周问题，也就是影响牙齿周围组织（包括牙龈、牙槽骨和牙周膜）的健康问题，可能在某些家庭中普遍存在，这种现象可能由多种因素共同作用导致。

牙周炎是遗传性疾病吗

遗传因素在牙周炎的发病中扮演重要角色，某些基因变异可能影响免疫系统的炎症反应，导致牙周组织更容易受到破坏。例如，侵袭性牙周炎在家族中的

聚集性较强，可能与特定的遗传易感性相关。虽然牙周炎不是一种遗传病，但家族中有牙周病史的人应该更加注意预防和早期治疗牙周炎。

为什么牙周炎常在一个家庭中普遍发生，是因为它有传染性吗

首先，牙周炎并不是一种传染性疾病，常在一个家庭中普遍发生很大程度上归因于牙周炎的普遍性。

其次，共同的生活环境和习惯，包括饮食习惯、口腔卫生习惯等因素都可能影响牙周健康。例如，家庭整体口腔卫生意识较弱，不定期洗牙或忽视牙结石清理，牙周炎的患病风险就会显著增加。

最后，人体唾液中可有引发牙周病的致病菌，可能因共用餐具或食物分享在不同个体之间传播，一些研究也证实在共同生活的夫妻或是父母和子女之间检测出了同种类型的牙周病致病菌。但单纯的细菌传播并不必然导致发病，是否发展为牙周炎，更取决于个体的免疫反应、口腔卫生状况以及遗传背景。

为了减少家庭内牙周炎的发生，建议老年人采取针对性措施，如避免共用餐具、牙刷等可能传播细菌的物品，培养良好的口腔卫生习惯（如正确刷牙、使用牙线），并定期进行专业口腔检查。同时，改善家庭共同的生活环境，如戒烟、控制糖分摄入，也有助于降低患病风险。总之，牙周炎在家庭中的聚集现象是多种因素共同作用的结果，通过综合干预可以有效减少其发生。

（孙时雨）

三

常见的颞下颌关节疾病

18. 为什么有人**张口时**耳前的关节会**弹响**

关键词

颞下颌关节 弹响

随着年龄增长，人的身体就像一台用久了的机器，零件难免会出现一些异响，颞下颌关节弹响就是其中之一。颞下颌关节位于两侧耳朵前方，有些人一张嘴，耳朵前的这两处关节就会发出弹响，像生锈的门轴在转动。这其实是颞下颌关节在“抗议”——它可能生病了！

专家说

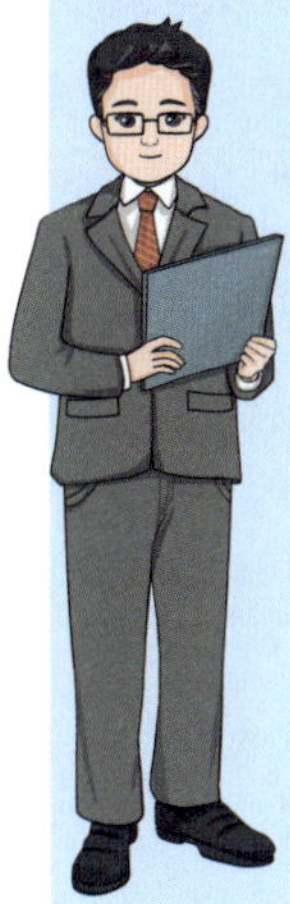

关节弹响和颞下颌关节紊乱综合征

颞下颌关节左右各一个，像门上的合页一样，把下巴和头骨连在一起。它不仅能让嘴巴开合自如，还能像滑轨一样让下巴前后左右移动，方便我们嚼饭、说话等。如果这个“合页”出了问题，下巴活动时就会像卡了石子的齿轮，发出异响。

如同全身其他关节一样，颞下颌关节也可能出现疾病，如颞下颌关节紊乱综合征。在人群当中，颞下颌关节紊乱综合征就像膝盖磨损一样常见，关节弹响就是它的早期警报。虽然大多数情况下，关节声响并没有危害，不会影响生活质量，但当伴发明显疼痛甚至张不开嘴等时，则需积极诊治。

关节弹响的原因

“垫子”跑偏了：关节里有个软骨一样的缓冲垫，叫作关节盘，能让下巴活动更顺滑。如果这个垫子位置歪了，就像拉链卡住了布，一动就会响。

“零件”不协调：关节周围的肌肉或韧带不够协调，或者牙齿咬合不对劲，就像齿轮啮合不顺，可能让关节在活动时发出响声。

“轴承”磨薄了：常年啃硬骨头、夜里磨牙等行为，会导致关节工作时的压力增大。时间久了，关节里的软骨就像磨破的鞋底，表面坑坑洼洼。这时候动下巴，就像砂纸蹭木头，声音自然大。

“皮筋”松了：关节周围有支撑固定它的韧带，这些韧带如果太松，下巴动起来晃晃悠悠，难免弹响。

健康加油站

出现关节弹响应该怎么办

病理性声响通常意味着关节零件出了问题，提醒我们要注意保护自己的关节，避免疾病进一步加重。如果关节弹响的同时还伴有疼痛或者张口困难，或者关节弹响虽然消失了，但是出现了关节区疼痛或张口困难，就需要及时去看医生了。

（苏家增）

19. 为什么有时**张不开口**

开闭口是人体非常重要的生理活动，是说话、进食等日常动作正常完成的基础。有些人可能会遇到无法正常张口的问题，有时是嘴巴张不大，有时是完全无法张口，有时还伴随疼痛和僵硬感，对日常生活造成严重影响。这种现象在医学上被称为开口受限或张口困难，通常是颞下颌关节出现异常的信号。

关键词

颞下颌关节　张口困难

专家说

张口动作受限的原因

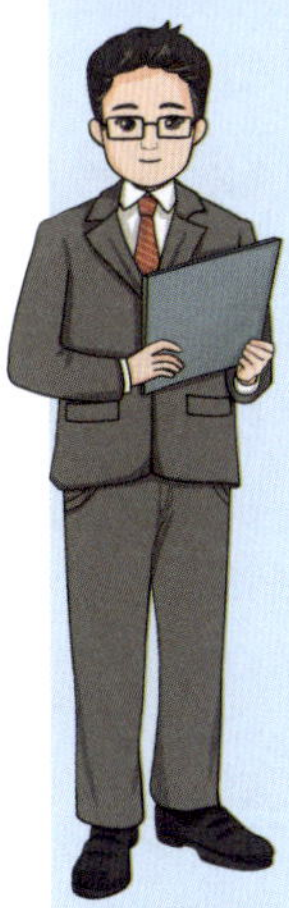

张口动作是颞下颌关节、下颌骨和周围肌肉协调配合的结果，这个过程可大致分成三个环节。一是旋转：轻轻张嘴时，下颌骨的“小圆头”（髁突）在关节窝内旋转，完成小幅度的张口。二是滑动：继续张大口时，髁突会带着关节内的缓冲垫（关节盘）向前滑动，使下巴进一步下移。三是提供动力：咬合肌肉（咀嚼肌）收缩提供动力，是张闭口这个动作的动力来源。这三个环节出现问题，就会导致张口困难，常见的原因如下。

关节盘移位：正常情况下，关节盘会随下颌骨髁突一起滑动，让嘴巴张开更顺畅。如果在张口时，关节盘移动异常，跑到了髁突的前面，阻挡髁突向前滑动，嘴巴自然就张不大了。关节盘移位后，在张口的过程中，关节内组织受挤压损伤，刺激到关节内的神经，引起疼痛。

关节炎症和功能退化：常见的关节退行性疾病——骨关节炎也会影响颞下颌关节，并且发病年龄较全身其他大关节提前，在年轻人中也不少见。关节炎症会引起关节内部结构的损伤和磨损，如同“生锈的铰链”，进一步导致张口时关节不适，甚至出现关节僵硬或粘连。

肌肉问题：张闭口离不开关节及下颌骨周围肌肉的运动，这些肌肉被称为咀嚼肌。如果咀嚼肌出问题，就会影响张口。如压力过大、情绪紧张或者咬硬物引起的肌肉损伤，继而引起咀嚼肌疼痛，导致张口受限。一些感染扩散波及咀嚼肌，引起肌肉的炎症，也会导致张口困难。

外伤或急性损伤：意外碰撞、张口过大、张口时间过长等造成的急性损伤，可能会影响到关节及咀嚼肌，引起张口受限。这种情况下，通常需要让关节休息并给予适当的治疗，以促进恢复。若长时间无法恢复，仍需进一步诊治。

健康加油站

如何预防张口困难的发生

日常生活中，注意保护关节、避免损伤，不要过多咀嚼过硬物品，如坚果等；避免过度开口，如打哈欠时注意动作幅度；避免长时间保持张口状态；有紧咬牙齿或磨牙等不良习惯者，如出现面部肌肉疲劳不适、僵硬感，或牙齿不适等症状时，建议进一步治疗。

（苏家增）

20. 为什么不建议
长期单侧咀嚼

关键词

单侧咀嚼　颞下颌关节

在日常生活中，有些人习惯使用一侧牙齿来咀嚼食物，看似省事，实则让身体“偏科”。医生反复强调“别只用单侧咀嚼”，因为这种不良习惯会悄悄破坏口腔平衡，引发关节炎、牙齿疼痛等症状。

专家说

长期单侧咀嚼的不良影响

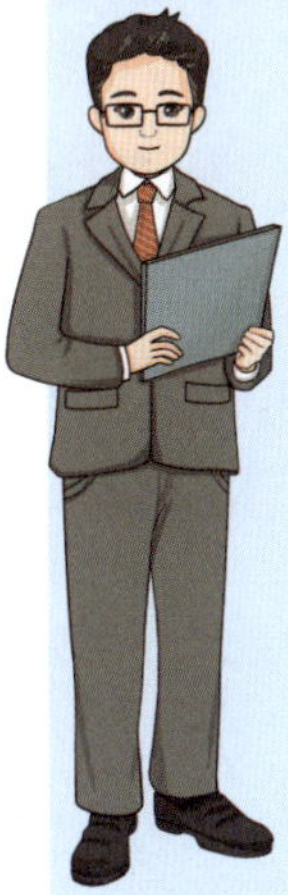

关节超负荷运转：颞下颌关节本应左右协作分担压力，但长期单侧使用会让一侧关节“加班加点”，另一侧却“闲置偷懒”。颞下颌关节是联动关节，长期单侧咀嚼，会导致双侧关节受力不均衡，这种失衡容易导致某一侧关节过度磨损，进而出现弹响、卡顿或疼痛，严重时甚至张不开嘴。

面部肌肉失衡：常用侧的咀嚼肌因频繁工作变得粗壮紧绷，另一侧肌肉则因缺乏锻炼逐渐松弛。这种“一边强壮、一边瘦弱”的对比，会让脸部线条不对称。

牙齿两极分化：常用侧的牙齿因过度磨损逐渐变短，表面坑洼不平；闲置侧则因清洁不足、堆积食物残渣，成为龋病和牙周病的温床。更糟糕的是，牙齿高低不平会导致咬合错乱，就像齿轮错位，连正常咀嚼都变得困难。

消化系统受累：单侧咀嚼会降低咀嚼食物的效率，未经充分咀嚼的食物进入胃肠，迫使消化器官额外加班，长期如此可能引发腹胀、反酸等问题，营养吸收效率也会大打折扣。

健康加油站

健康的咀嚼习惯

要均衡分配任务，就像我们需要双腿走路一样，让左右牙齿共同承担咀嚼工作。若因缺牙或牙齿疼痛被迫采用单侧咀嚼，应及时修复，避免剩余的健康牙齿“孤军奋战”。此外，善用“天然清洁工”，多吃一些粗纤维食物等需要充分咀嚼的食物，既能锻炼口腔肌肉，又能通过纤维摩擦清洁牙面。

（苏家增）

四

常见口腔肿瘤和黏膜疾病

21. 为什么口腔也会“生癌”

关键词

口腔癌　口腔健康　生活习惯

提到癌症，许多人会想到肺、肝或胃等，却常常忽视一个与我们朝夕相处的部位——口腔，舌头、牙龈等每天参与吃饭、说话的“勤务员”，也可能被癌细胞悄然侵袭。口腔癌的发生并非偶然，它的出现往往与日常生活中的“隐形杀手”密切相关。

专家说

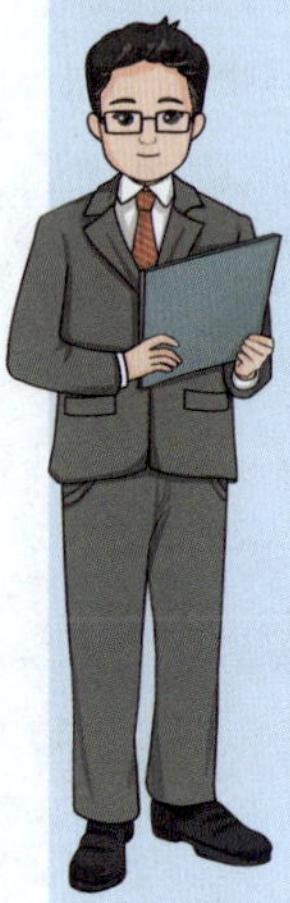

口腔癌的三大“幕后黑手”

不良生活习惯——祸从口入。吸烟：烟草燃烧后产生的焦油、尼古丁等有害物质，会持续刺激口腔黏膜细胞，长期吸烟导致细胞异常增生，最终可能发展为癌症。研究表明，吸烟者患口腔癌的风险是非吸烟者的数倍。酗酒：酒精不仅会直接损伤口腔黏膜细胞，还会使其更容易吸收其他致癌物质，导致健康细胞的损伤和癌变。大量饮酒的同时吸烟会进一步加剧这种损伤，使得口腔癌发病风险更高。嚼槟榔：在一些地区，嚼槟榔是一种普遍的习惯，这些地区也成为口腔癌的高发地区。槟榔是世界卫生组织国际癌症研究机构明确的 1 级致癌物，咀嚼槟榔导致口腔黏膜下纤维性变，进而发展为口腔癌。

慢性损伤——伤口变癌的导火索。锐利牙齿或义齿：龋坏的残根、尖锐的牙尖，或是不合适的义齿边缘，会像刀片一样反复划伤口腔黏膜，这种长期的慢性损伤刺激是癌细胞滋生的重要因素。高温饮食：经常食用过烫的食物或饮品，会导致口腔黏膜反复被烫伤，就像皮肤反复晒伤会增加皮肤癌风险一样，这种持续损伤也会提高口腔癌发生的概率。

病毒感染——潜伏的“基因黑客”。 人乳头状瘤病毒（HPV）中的高危类型（如 HPV-16、HPV-18）与部分口腔癌密切相关。这类病毒通过唾液或密切接触传播，感染后会将自身基因植入宿主细胞，干扰细胞的正常调控机制，最终可能导致细胞癌变。

健康加油站

预防口腔癌，我们可以做什么

要斩断危险链条，包括戒烟戒酒、远离槟榔等，避免给致癌物可乘之机；注意避免饮食温度过高，给口腔黏膜温柔的呵护；要关注牙齿安全隐患，及时治疗龋齿、拔除残根，调整不合适的义齿，消除黏膜慢性刺激源；构筑病毒防线，如接种 HPV 疫苗可降低相关口腔癌风险，尤其推荐青少年及高危人群接种。

（苏家增）

22. 口腔癌的早期征兆有哪些

关键词

口腔癌　早期征兆　黏膜病变

了解口腔癌的早期征兆，做到早发现早治疗，能够显著提高口腔癌的治愈率。那么，口腔癌的早期症状有哪些呢？

专家说

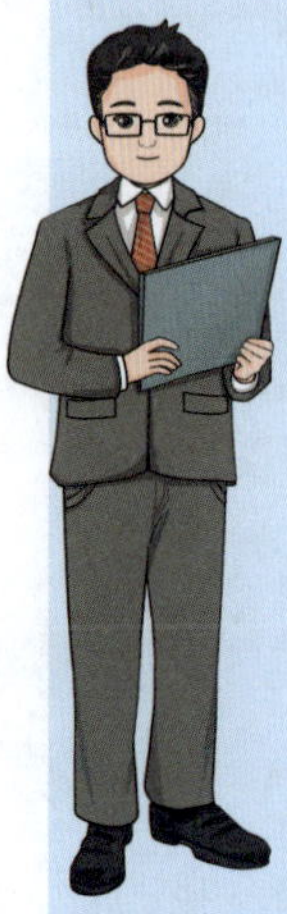

口腔癌的六大早期征兆

长期不愈的溃疡：普通口腔溃疡（如复发性口腔溃疡）通常 1~2 周内自行愈合，且呈现周期性发作特点；而癌性溃疡持续时间长，一般超过 2 周不愈合，普通药物治疗效果微弱，仔细观察，可见溃疡边缘参差不齐，像被撕破的纸张，底部凹凸不平，触感硬如橡皮。另外，癌性溃疡早期可能仅有轻微不适，随着病情发展，会演变为持续性剧痛，甚至向耳侧、咽喉区域放射。

不明原因的肿块：口腔内（如舌头边缘、牙龈、上牙膛、面颊内侧等）莫名其妙出现肿块或硬性结节，而且慢慢增大，难以用手指推动，表面往往还伴随溃烂或渗血，需引起警惕，及早就医。

黏膜颜色异常：白是指白斑，正常口腔黏膜是光滑的粉色黏膜，当黏膜上出现擦不掉的白色斑块，摸起来像砂纸一样粗糙，可能代表这里的上皮出现了异常增生，如果长期存在并扩大，可能有癌变的风险；

红指红斑，如果某些部位的正常口腔黏膜颜色加深，呈鲜红色，形状不规则，周围还可能有轻度水肿，异常显眼，也需要引起警惕，及时就医求助。

不明原因的牙齿疼痛松动：一方面，无龋病、牙周病，却出现持续性牙痛，甚至拔牙后疼痛仍未缓解，要留心是否是肿瘤侵犯神经或颌骨；另一方面，多颗牙齿无故松动，需留心是否是肿瘤侵蚀骨质。

不明原因的麻木：下唇、面颊或舌体出现持续性的单侧麻木、刺痛感，又找不到其他原因，要留心是否是肿瘤压迫或侵犯了三叉神经等感觉神经分支。

吞咽困难：当肿瘤生长在舌根、软腭等口腔后部区域时，可能阻碍食物通过，导致吞咽时有明显的异物感或疼痛，如同咽喉卡了鱼刺。

（苏家增）

关键词

口腔癌 治疗 预后

23. 口腔**癌**能**治好**吗

口腔癌能否治好，就像问“受损的车辆能否修好”，答案取决于受损程度、修理方法和车辆本身的质量。癌症的分期、治疗手段和患者身体状况共同决定了癌症的治疗效果，经过科学、及时的治疗，许多患者能够长期生存，回归正常生活。

专家说

口腔癌的五大治疗武器

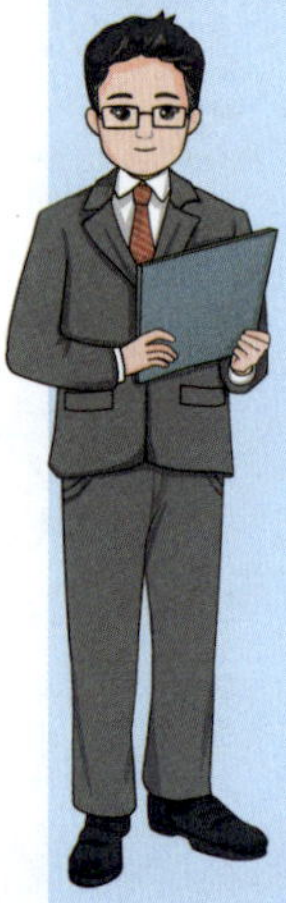

手术刀——精准切除毒瘤：手术是大部分口腔癌的首选治疗方法，目标是彻底切除肿瘤及周围可能受侵的组织，必要时需清扫颈部淋巴结。如同园丁修剪病枝，既要干净利落，又要尽量保留健康组织。

放射治疗——局部高能杀手：通过高能射线杀伤局部的癌细胞，常用于术后辅助治疗或无法手术的晚期患者。

化学治疗——全身大扫除：化学治疗药物通过血液流遍全身，可四处追杀癌细胞。主要用于晚期口腔癌、转移性癌症或同其他方法的联合治疗。

靶向药——锁定癌细胞的钥匙：针对癌细胞特有的分子靶点设计药物，通过用特制钥匙关闭癌细胞的“生长开关”等方式，抑制癌细胞的生长。

免疫疗法——唤醒沉睡的卫兵：通过药物激活或调控人体免疫系统，解除癌细胞对免疫细胞的“蒙蔽术”，让自身的“防御部队”重新识别并消灭癌细胞，如当前热门的免疫检查点抑制剂或 CAR-T 细胞疗法等，为治愈肿瘤带来新的希望。

上述五大武器是当前人类对付癌症的主要手段，实际临床常采用多种武器联合的方法，以最大程度提高肿瘤治疗效果。

口腔癌能“治好”吗

手上有这么多武器，能治好口腔癌吗？在医学专业领域，对于癌症的治疗效果通常用“生存率”来描述，而不是绝对意义上的“治愈”。口腔癌的生存率在全身各癌症中处于中等水平，总的 5 年生存率在 50%~60%，也就是在确诊口腔癌后 5 年，100 名患者中约有 50~60 人仍然存活；或者可以说，在确诊口腔癌后 5 年，患者有 50%~60% 的希望仍然能够存活。

癌症发现的早晚是影响治疗效果的最重要因素之一。早期口腔癌经过规范治疗，其 5 年生存率可达 70% 以上；而晚期口腔癌生存率直线下降，多项研究显示 5 年生存率不足 50%。

（苏家增）

关键词

颌骨囊肿　骨破坏

24. 为什么**颌骨囊肿**要及时治疗

颌骨囊肿就像埋在颌骨里的“隐形气球”，初期悄无声息，但随着时间推移会不断膨胀，挤压周围组织，甚至“撑破”骨头。虽然它属于良性病变，但若放任不管，可能引发严重后果。

专家说

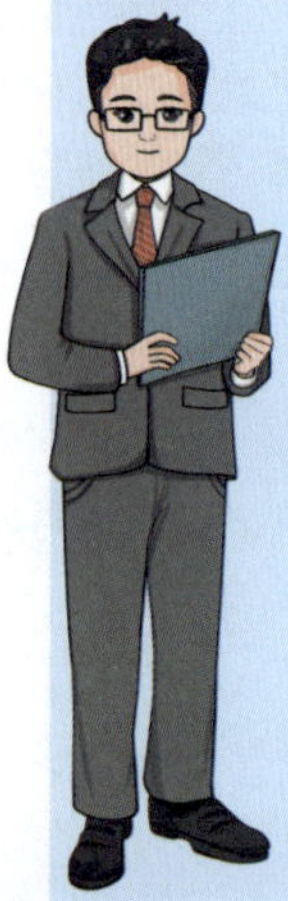

颌骨囊肿的常见病因

长期不治疗的龋齿：会引发牙髓感染，细菌顺着牙根潜入颌骨，逐渐形成根尖囊肿等病变。这类囊肿常见于口腔卫生差、坏牙多的人。

长期不拔除的智齿：智齿卡在颌骨里无法萌出（埋伏牙），牙冠周围会渗出液体和增生组织，最终形成囊肿。这类囊肿多见于下颌骨，就像被堵住的排水管逐渐淤积成“水泡”。

骨头内的“残余分子”：牙齿或颌骨生长发育过程中，可能有上皮组织残余埋藏在颌骨内，也可能引起颌骨囊肿，如角化囊肿、鼻腭管囊肿等。

放任囊肿不管的危害

囊肿持续增大会压迫颌骨，导致骨质吸收、外形膨隆，严重时甚至引发病理性骨折，如同被虫蛀空的房梁突然断裂。囊肿侵蚀牙槽骨，使牙齿失去支撑，出现松动甚至脱落，就像树根周围的土壤被掏空，大树终将倾倒。囊肿一旦感染，会引发剧烈疼痛、局部脓肿，甚至蔓延至面部间隙，导致蜂窝组织炎。极少数囊肿可能恶变为肿瘤，虽概率低但后果严重，是极小的“概率炸弹”，不得不警惕。

颌骨囊肿的治疗手段

囊肿刮治术是最常用的手段，通过口腔内切口彻底清除囊壁和病变组织，适用于大多数中小型囊肿。对于特别大型的囊肿可以先行开窗减压，类似给气球扎孔放气使其变小，待囊腔缩小后再行刮治术。针对反复复发的顽固性囊肿，前面的治疗方法无效时，需要切除部分颌骨以治愈囊肿。

（苏家增）

关键词

结节　淋巴结　肿瘤

25. 脖子上能摸到“结节”，是得了肿瘤吗

日常生活中，很多人会在脖子上摸到“结节”，这时候大家往往会心头一紧，担心是不是得了肿瘤，其实多数情况下是虚惊一场。脖子上的结节可能由多种原因引起，包括炎症、良性增生、囊肿以及肿瘤等。虽然结节和肿瘤有一定的关联，但大部分情况下，脖子上的结节并非恶性肿瘤，无需过度担心。

健康术语

淋巴结

淋巴结是身体的健康卫士，分布在颈部、腋窝、腹股沟等区域，大小如黄豆至花生。它们像交通枢纽的安检站，负责拦截并清除细菌、病毒等有害物质。

专家说

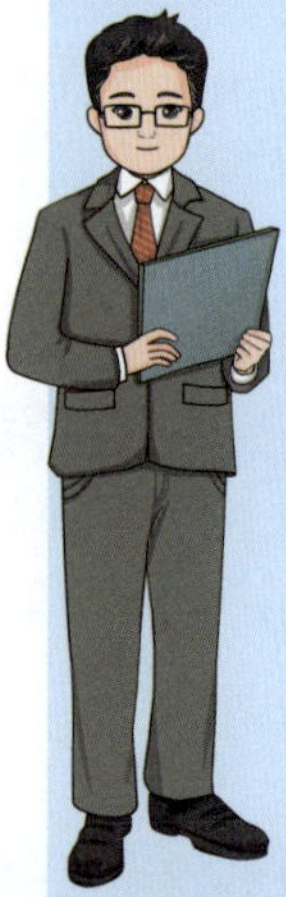

炎症性结节

淋巴结炎：这是最常见的颈部结节类型。当头面部发生感染，如感冒、牙龈发炎、扁桃体炎，甚至皮肤上的小伤口感染时，附近的淋巴结就会像哨兵一样启动防御机制，脖子一侧或下颌下方的淋巴结会肿大，摸起来像一颗颗黄豆，按压时有痛感，还可能伴随发热或乏力。这些肿大的淋巴结其实是免疫系统正在战斗的标志，通常在头面部炎症控制后逐渐缩小或消退。

下颌下腺炎：下颌下腺位于下巴两侧，负责分泌唾液，如果导管被结石堵塞，腺体就会发炎肿胀，形成结节。这种结节的特点是进食时疼痛加剧，尤其是吃酸味食物时，唾液分泌增加，但导管堵塞导致唾液无法排出，腺体肿胀会更加明显。

良性肿瘤性病变

常见的有软组织囊肿，如皮样囊肿、甲状舌管囊肿、鳃裂囊肿等；甲状腺结节或肿瘤，以及下颌下腺肿瘤等。这类结节通常生长缓慢，边界清楚，没有疼痛等不舒服症状。

恶性肿瘤

相对少见，真正发生时，往往会表现出恶性特征，包括生长速度相对较快，触摸起来通常质地较硬，边界不清楚，活动性差，有些情况下可能伴随不明原因的体重下降、夜间盗汗、长期低热，或者引起声音嘶哑、吞咽困难、呼吸不畅。

（苏家增）

26. 为什么有些老年人
舌苔消失不见了

关键词

舌苔　舌乳头　萎缩

常常有老年人照镜子时发现舌苔消失不见了，这才回想起来有时候舌头疼痛不适，味觉也不如以前灵敏，这究竟是得了什么病呢？

专家说

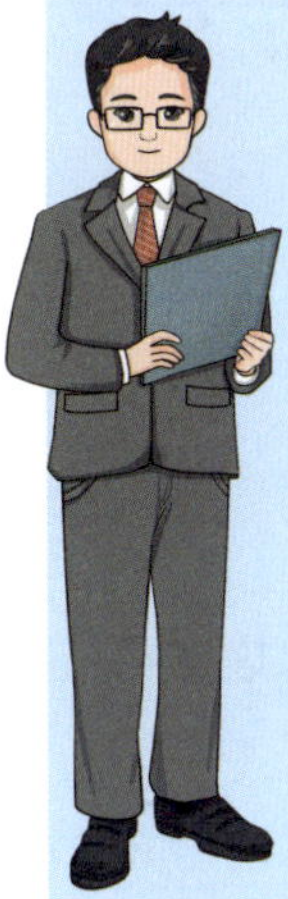

舌苔消失的原因

可能和口腔黏膜微生物感染、营养缺乏和全身性疾病相关，建议先到口腔专科就诊，必要时到综合医院进行全面的检查，明确病因，进行针对性治疗。导致舌苔消失常见的原因有以下几种。

口腔念珠菌病：念珠菌感染是引起舌苔消失的较为常见的原因，在佩戴活动义齿、患糖尿病或慢性消耗性疾病的老年人中尤其常见。建议这类老年人到口腔专科就诊，通过检查确定诊断和给予治疗。

贫血或营养缺乏：老年人如果营养摄入不足或吸收障碍（如患有消化系统疾病、有胃肠道手术史等）造成叶酸等维生素和铁等微量元素缺乏，也可出现舌苔消失不见和刺激性疼痛。这类老年人应到综合医院进一步检查缺乏的营养元素种类，并进行针对性补充。

干燥综合征：以老年女性多见，伸舌自检往往发现舌头呈绛红色，有浅裂沟。这类患者通常伴有口干、吃馒头和米饭等干性食物下咽困难，建议到综合医院免疫科进一步排查。

健康加油站

舌　苔

舌苔是指舌面上附着的一层苔状物，主要由舌背黏膜上皮细胞、食物残渣、微生物和白细胞构成。正常舌苔薄白均匀。在特定疾病状态下，舌苔可部分或全部消失。

（闫志敏）

27. 口腔里的**白斑**是**口腔癌**的先兆吗

长期吸烟的老年人在刷牙或张口自检时发现口腔里发白的斑片，会担心是不是得了口腔癌。口腔里的白斑是口腔癌的先兆吗？

专家说

什么是口腔白斑

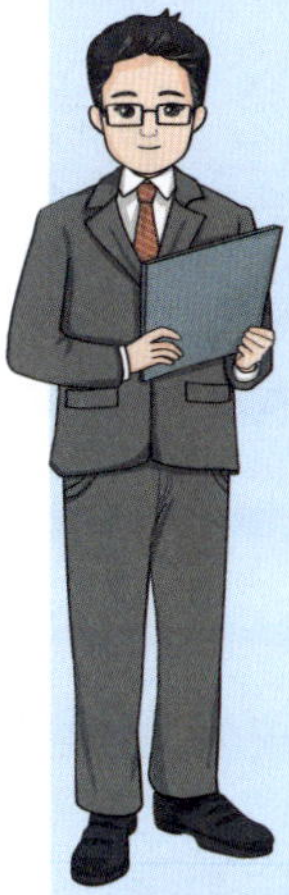

口腔白斑是指发生在口腔黏膜上的白色或灰白色角化性斑块状病损，在口腔各部位黏膜均可发生，但以颊黏膜和舌部最多见。口腔白斑在中老年男性中多见，吸烟者占多数，但不吸烟者和女性也可发生。

口腔里的白斑是口腔癌的先兆吗

口腔白斑本身并不是口腔癌，但是存在潜在癌变风险，因此被归为“口腔潜在恶性疾患”。但并不是所有的口腔白斑都会发展为口腔癌。

发现口腔白斑应该怎么办

尽早就医：及时去口腔专科医院就诊，不能掉以轻心，也不要过分担心。

明确诊断：尽早明确诊断，查明有无潜在癌变风险，积极配合医生治疗。

改变习惯：戒烟限酒，少吃辛辣刺激食物，摄入足够的维生素和矿物质。

去除刺激：拔除不能保留的残根，积极治疗龋坏牙，定期进行牙周治疗等。

定期复查：遵医嘱进行治疗，坚持定期复查。

健康术语

口腔潜在恶性疾患

口腔潜在恶性疾患，以往被称为“癌前病变”，是发生在口腔黏膜上的一组具有发展成口腔鳞状细胞癌潜在可能的疾病的统称，口腔白斑是其中之一。

健康加油站

吸烟对口腔黏膜的危害

吸烟不仅可以引起大家熟知的口腔异味、牙周病，对口腔黏膜的危害也不容忽视。烟草中的有害物质直接刺激口腔黏膜以及吸烟时对口腔黏膜的温度刺激都是造成口腔黏膜的损伤和长久危害的重要因素。研究证实吸烟者患白斑的风险明显高于不吸烟者，烟龄越长、日吸烟量越多，患口腔白斑的可能性越高。此外，吸烟人群中口腔癌的发生率及死亡率比不吸烟者要高2~3 倍。

（闫志敏）

28. 为什么老年人经常**烂口角**

老年人经常性烂嘴角，不敢大张口，更不敢吃刺激性的食物，这究竟是怎么回事？

关键词

口角炎　疼痛　营养缺乏

专家说

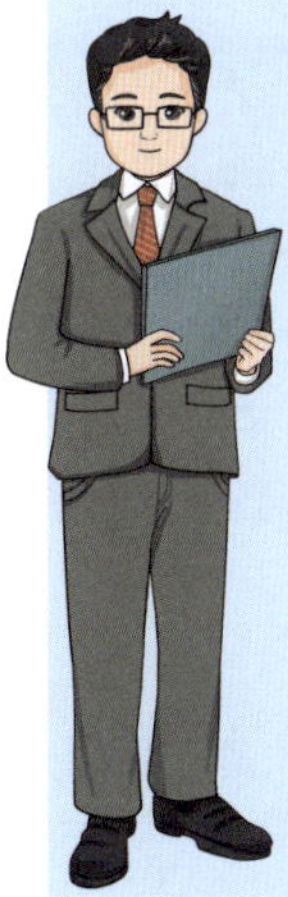

老年人为什么容易烂嘴角

烂嘴角（口角炎）是老年人常见的口腔黏膜病。得了口角炎，会出现一侧或两侧口角发红、裂口、结痂和疼痛等，张口时易出血，吃饭和说话均受影响。

营养不良：一些老年人由于维生素和微量元素的营养摄入或吸收不足，容易发生烂嘴角。

免疫力差：患糖尿病、干燥综合征等全身性疾病或体质虚弱的老年人，也是烂嘴角的高发群体。

局部感染：老年人牙齿缺失过多或戴用不合适的义齿，导致上下牙之间高度不足，口角皱褶黏膜经常处于唾液浸渍中，易继发细菌和真菌感染而发生比较顽固的烂嘴角。

“烂嘴角”应该怎么办

加强营养摄入：老年人如摄入不足或吸收较差，可在医生指导下适量补充维生素或微量元素。

治疗全身性疾病：伴有全身性疾病或免疫力低下的患者，需同时配合全身性疾病的治疗，如患糖尿病的老年人应积极控制血糖。

纠正局部因素：佩戴义齿、全口多数牙缺失或牙齿磨耗较重的患者出现烂嘴角，应及时到口腔专科就诊，恢复正常的咬合关系。

抗菌与保湿：如果合并细菌和真菌感染，可在医生的指导下局部涂擦抗细菌和抗真菌软膏。同时，局部可涂抹唇膏做好日常保湿。

健康术语

口角炎

口角炎是发生于上下唇联合处口角区的炎症，可发生于单侧或双侧，以红肿、皲裂（裂口）和结痂为主要特征。

（闫志敏）

29. 为什么**老年女性**口腔有时会火辣辣地疼

关键词：灼口综合征　疼痛　更年期

绝经后的老年女性常常会出现舌头火辣辣地疼，像是被开水烫伤了一样，去医院做了口腔检查和化验检查都没有问题，可能是得了“灼口综合征”，并不是“上火”那么简单。

专家说

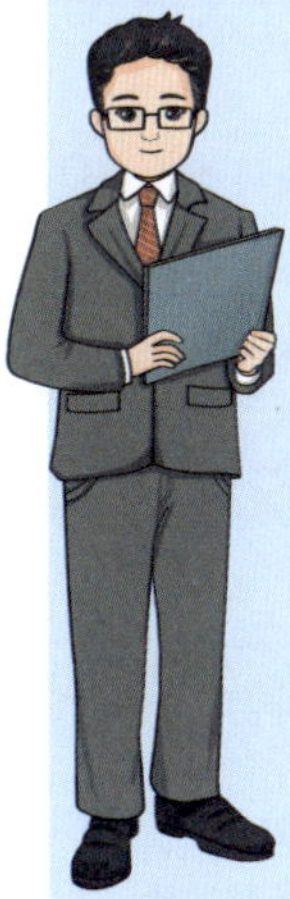

灼口综合征有哪些表现

患者常常感觉口腔黏膜莫名的火辣感，少数患者伴有口干和味觉异常。奇怪的是，在吃饭、工作或注意力分散时往往火辣感并不显著，而在空闲时越发明显。受灼口综合征困扰的患者往往辗转各医院，经过全面的全身和口腔检查后并未发现大碍。该病女性患者约为男性患者的7倍，在绝经后的女性中尤为常见。

怀疑自己得了灼口综合征怎么办

到口腔专科就诊：建议患者先至口腔专科进行排查，并判断排除局部因素（如真菌感染、过敏反应、锐利牙尖等）和全身性疾病（如糖尿病、贫血、微量元素缺乏等）造成的口腔黏膜烧灼感。

缓解焦虑和调整情绪：灼口综合征既无癌变风险，也不具传染性，患者大可不必过分焦虑，不要养成频繁伸舌自检的习惯，调整好情绪，保证充足的睡眠。

避免食用刺激性的食物：多食一些生津的绿色水果和蔬菜，如苹果、梨等，有助于缓解症状。

多培养兴趣爱好：鼓励老年人多参加文娱活动，既分散注意力，又锻炼了身体。

健康术语

灼口综合征

灼口综合征是指发生在口腔黏膜，以烧灼样疼痛感觉为主要表现的一组症状，常不伴有明显的临床损害体征，也无特征性的组织学改变。因其以舌部为主要发病部位，故又称为舌痛症。

（闫志敏）

30. “缠腰龙”也会长在口腔吗

关键词

带状疱疹 疼痛 疫苗

老年人并不陌生的“缠腰龙”，也会在头面部甚至是在口腔发生，严重者还可能诱发眼盲、耳聋、面瘫，遗留持久的疼痛，应引起足够重视。

专家说

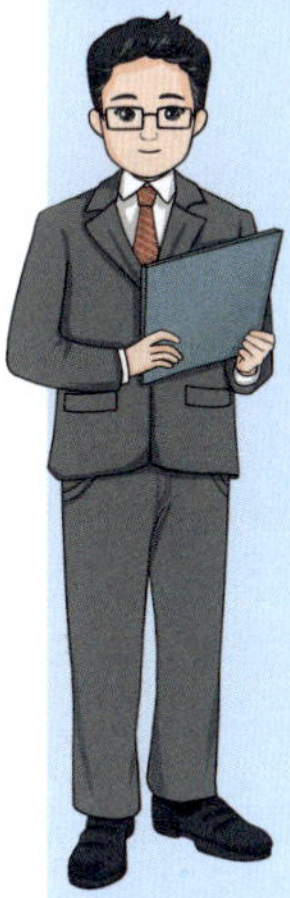

什么是“缠腰龙”

民间俗称的“缠腰龙”，医学名称是带状疱疹，是由水痘 - 带状疱疹病毒引起的感染性皮肤黏膜疾病。初次感染引起水痘，痊愈后少量病毒“潜伏”在神经节，当机体抵抗力低下时乘虚而入，导致神经支配部位出现单侧带状分布的皮疹，常伴有较剧烈的疼痛。

头面部带状疱疹的危害大

发生在腰部、胸部的带状疱疹较为常见，这也是“缠腰龙”的由来。头面部的带状疱疹虽然相对少见，但是往往更为顽固，这是因为头面部是人体感觉器官集中区域，一旦发生带状疱疹，可能诱发眼疾（严重者可致盲）、耳聋、面瘫等。同时，发生带状疱疹后遗神经痛的概率也较大，应引起足够重视。

带状疱疹的易感人群

50 岁以上中老年人和抵抗力弱的人群容易患带状疱疹，而且年龄越大越易患病，病情也更加严重。糖尿病、慢性肾病、慢性阻塞性肺疾病（简称“慢阻肺”）、类风湿关节炎等慢性病也会增加患带状疱疹的风险。此外，患有免疫系统疾病、肿瘤以及使用激素等免疫抑制剂的人群，更容易患带状疱疹。

接种疫苗是有效可行的预防措施

除日常注意健康饮食、规律作息、坚持锻炼外，对于 50 岁及以上、无论是否曾经患过带状疱疹以及患有疱疹后遗神经痛的人群都可以选择接种疫苗预防带状疱疹的发生。

免疫功能低下及患有慢性疾病的老年人等特殊人群，并非疫苗接种的绝对禁忌。因这类人群患带状疱疹的风险比一般人群高出数倍，在该类人群中接种带状疱疹疫苗具有重要意义，建议这些特殊人群咨询医生，综合考虑疫苗的安全性和有效性给予建议。

健康加油站

带状疱疹会传染吗

在发病期，带状疱疹患者皮肤或黏膜病损处的疱液和渗出液中，含有病毒颗粒，具有传染性。如接触患者的皮疹、伤口或共用毛巾、贴身衣物等日常用品，可能会感染。此外，带状疱疹病毒也可能通过飞沫等方式传播。

健康术语

带状疱疹后神经痛

带状疱疹后神经痛是指带状疱疹愈合后持续 1 个月及以上的疼痛，可表现为持续性疼痛，是带状疱疹最常见的并发症。带状疱疹后神经痛可为烧灼样、电击样、刀割样、针刺样或撕裂样，往往影响老年人的睡眠、情绪和总体生命质量。

（闫志敏）

31. 为什么“口腔溃疡”持续不愈合要高度警惕

关键词 口腔溃疡 创伤 口腔癌

尽管口腔溃疡是老年人常见的口腔问题，却并不是所有的口腔溃疡都可以自愈。对于持续不愈的口腔溃疡，需要提高警惕，及时就医。

专家说

口腔常见溃疡分类有哪些

复发性口腔溃疡：俗称“口疮”，在唇、颊、舌等各部位可反复发生，一般数周内可以自愈，没有癌变风险。

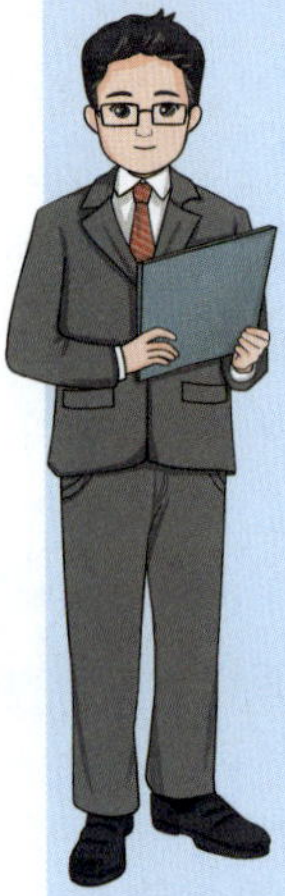

创伤性溃疡：是老年人常见的口腔溃疡之一，通常由口腔内的残根、残冠或不合适义齿的锐利边缘对相邻近口腔黏膜的创伤引起。如果不及时去除创伤因素，这类溃疡会越来越严重，长此以往甚至有癌变风险。

结核性溃疡：我国老年人结核病呈增多趋势，老年人抵抗力低下，加之常伴有慢性疾病，结核分枝杆菌易侵入破损黏膜造成长期不愈的顽固性溃疡。这类溃疡具有一定传染性，需要到专科医院明确诊断和进一步治疗。

癌性溃疡：口腔鳞状细胞癌和淋巴瘤等恶性疾病也可表现为持久不愈的口腔溃疡。建议老年人如果发现固定在一个部位、超过 1 个月仍未愈合的溃疡要及时就医，必要时通过组织切片检查明确诊断。

尽管这里列举了一些导致顽固性溃疡的常见疾病，仍有很多种全身性疾病或局部因素可以导致持久不愈的溃疡，建议老年人多加警惕，若口腔溃疡不愈及时就医，避免延误病情。

（闫志敏）

第三章

老年人常见口腔健康问题的治疗

一

牙体牙髓疾病的治疗

1. 什么是俗称“补牙”的牙齿充填

关键词

牙齿充填　补牙

龋齿、楔状缺损等造成的牙体缺损，属于牙体硬组织进行性的破坏性疾病，是无法自己恢复的，必须通过牙齿充填进行修复，也就是平常说的“补牙”。

专家说

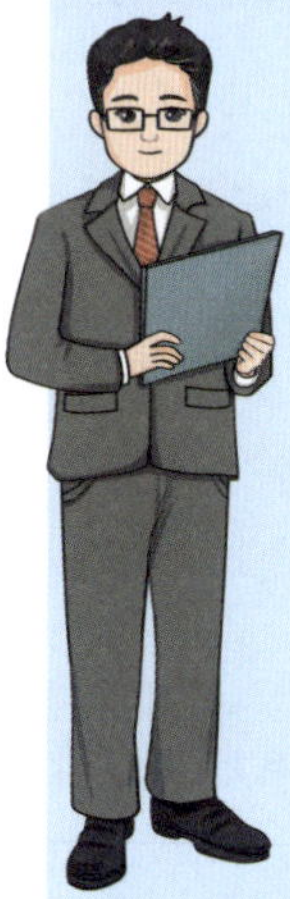

什么是牙齿充填

牙齿充填治疗，是指去除龋坏牙体组织、在保护牙髓的前提下，利用充填材料修复牙体的窝洞和缺损，恢复牙齿的外观和功能。

牙齿充填的材料

目前最常用的补牙材料是光固化复合树脂材料。树脂材料颜色、硬度与牙齿最为接近，操作便捷，可以堆塑雕刻出理想形态，光固化灯照射 20 秒即可固化，达到理想的修复效果。另外该类材料按照不同颜色、不同流动性能、不同强度等有多种类型，医生会根据患者牙齿的颜色、窝洞的深度、位置、需要负担的咬合力量等综合考虑，选择合适的树脂材料。

利用树脂材料充填之前，还需要用到粘接材料。这种材料就像在牙齿窝洞表面涂布了一层“胶水”，可将树脂材料牢牢粘接在牙齿窝洞内。

牙齿充填的流程

补牙前，口腔医生会对患者口腔进行全面的检查，根据患者的症状及龋病的病变程度制定最佳的牙齿充填方案。浅龋或者中度龋可以在清理窝洞后进行补牙。

补牙时，首先要用口腔专用的涡轮机在保护牙髓和健康牙齿组织的前提下，彻底清除龋坏的病变组织。如果龋病较深，则需要在局部浸润麻醉下进行，随后隔离唾液，根据需要在窝洞底部涂布护髓材料，最后涂布粘接材料后，分层充填复合树脂，光照固化完成充填。

充填体要同牙体组织紧密粘接，顺滑过渡，在恢复牙齿的形态完整的同时，使其具备良好的咬合关系、邻接关系，同时符合美学要求。

健康加油站

充填治疗后注意事项

（1）牙齿充填修复完成后，患牙短期内可能会有接受冷热刺激或者咬硬物一过性酸痛，属正常现象，会慢慢缓解恢复。

（2）患牙需要保持口腔卫生，做好清洁，邻面建议使用牙线或间隙刷，防止继发龋产生。

（3）如有自发痛、夜间痛、牙龈肿痛等症状，则需及时就医。

（王倩倩）

2. 为什么不能自己买材料补牙

关键词

材料 牙齿充填

老年朋友牙齿缺损或者有洞了，总觉得到医院看病耽搁子女工作，费时又费力。不如自己买点材料填到牙齿的龋洞里，省钱又省事儿。可是自己买材料靠谱吗？

专家说

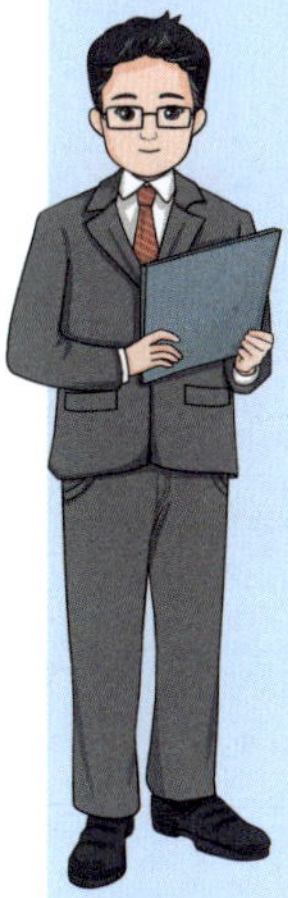

自己买的补牙材料，安全性难保障

目前最常用的补牙材料是光固化复合树脂材料，这种材料美观、操作便捷，在特定波长的光照下发生聚合；结固后，强度能够承担咀嚼压力。但家中通常不具备光固化灯，无法引发聚合。网上买到的多是混合后可以自行结固的化学引发树脂，这种树脂材料结固可产生热量，刺激牙髓，引起牙齿疼痛；如结固不完全，在口内释放有毒的刺激性单体，还会引起黏膜炎症；此外，材料表面不光滑，吸附菌斑、色素，美观性差。

自己补牙隐患无穷

由于自己无法进行隔湿、粘接等操作，充填材料又无法同牙体组织紧密粘接，在细微的间隙成为细菌进入的通道，会再次形成龋齿；缺乏专业知识和操作技术，充填时无法恢复良好的邻接形态，会引起食物嵌塞，充填物悬突刺激牙龈；没有高速涡轮机等设备，无法调磨充填物的咬合形态，会使自己的上下牙列无法紧密咬合，影响咀嚼，甚至引起颞下颌关节疾病。

除了自己买材料补牙，其他操作也不建议轻易尝试

除了买材料补牙，有胆大的朋友还尝试自己取模做义齿，误把制作模型的石膏当作取模材料，石膏在自己的口腔中结固，大量放热且无法取出，最后只能求助医生，小心地将石膏材料磨开，逐块取下。还有人用自凝树脂给自己制作义齿，制作出来的“假牙”不但无法咀嚼，还卡在牙列中根本不能取下，口腔黏膜在刺激性材料经年累月地腐蚀下，发生溃烂，暴露出颌骨，最后只能在颌面外科进行手术治疗。

所以，牙科治疗可并不简单，需要具备专业的口腔医学知识，对病情进行准确判断；需要材料学的知识，指导粘接材料和树脂材料等的选择；需要规范化的临床操作和医护配合完成治疗；还需要光固化灯、高速涡轮机等专用的设备。因此补牙可不是“买些材料”就能在家自行解决的，我们可不能为了省事儿，给自己造成更大的麻烦，甚至是无法挽回的损失。

（李　芳）

3. 为什么补完牙后牙齿反而更加敏感

关键词

补牙　牙敏感

补牙后，有些朋友可能会发现牙齿比之前更敏感了，喝冰水、吃甜食，甚至吸一口冷空气都会引发一阵刺痛。这究竟是什么原因呢？

专家说

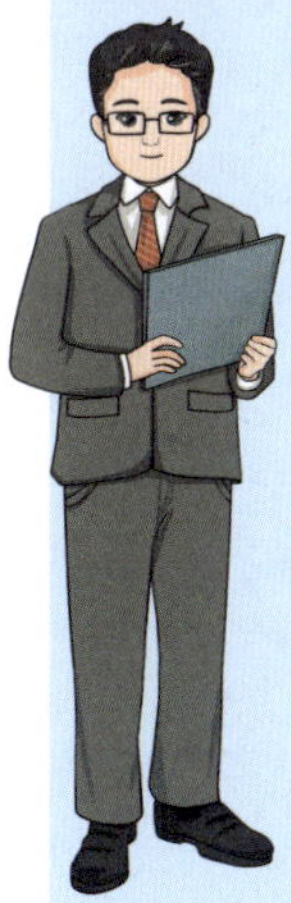

治疗过程中的刺激

在补牙时，医生需要先清理龋坏的部分，这个过程可能会让牙神经受到一些刺激。比如高速涡轮机在去除龋坏物质时会产生一定的热量，如果持续操作时间较长，可能会让牙神经轻微充血，导致敏感。某些补牙材料在固化过程中可能会释放少量热量或化学物质，对牙神经造成短暂影响。如果龋坏较深、靠近牙神经，医生通常会先垫一层“护髓材料”（如光固化氢氧化钙间接盖髓剂或玻璃离子水门汀），相当于给神经加个“缓冲垫”，减少直接刺激。但如果蛀牙特别深，仍可能有一定敏感反应。

牙齿的适应期

补牙后，牙齿需要一段时间适应新的填充物，尤其是深龋补牙，牙神经可能已经处于轻微发炎状态，补牙后虽然阻止了细菌继续入侵，但神经的恢复需要时间。所以，刚补完牙的1~2周内，牙齿可能会对冷热酸甜有些敏感，但通常会在几周内逐渐减轻。

补牙后咬合问题

如果补牙后填充物稍微高了一点，咬合时这颗牙会先受力，可能导致牙齿轻微松动或牙周膜受压，产生敏感或酸痛感。这种情况需要找医生调整咬合，磨平高点，一般调整后症状会很快消失。

牙神经可能已经受损

如果补牙后敏感不仅没减轻，反而越来越严重，甚至出现自发痛、夜间痛、冷热刺激后长时间疼痛，通常提示以下几点：龋坏较深，补牙前神经就已经受损，只是当时症状不明显；补牙过程中可能有微小穿髓点没被发现；补牙材料长期刺激导致神经逐渐坏死。如果出现这些情况，单纯观察等待是没有用的，必须尽快就医，可能需要做根管治疗来彻底解决问题。

补牙后牙齿敏感很常见，多数情况下会逐渐缓解，但如果疼痛持续加重，尤其是出现自发痛，千万别拖延，及时找医生检查才能避免更严重的问题。

（李　谨）

4. 补牙是一劳永逸的吗

补牙后，老年朋友最关心的应该就是“医生，我补的牙能待多久？”也有人问“补的牙还会坏吗？”“我补的牙虽然没有掉也不疼，但是变黑了不好看，怎么办？”那补牙是一劳永逸的事情吗？我们应该怎么去维护补过的牙齿呢？

专家说

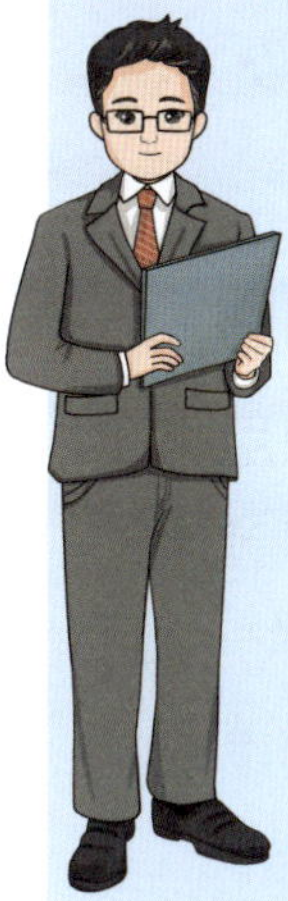

补过的牙可以用多久

补牙，并不是一劳永逸的事情。补过的牙可以用多久，与牙洞的位置、大小深度、补牙的材料、医生的技术、牙齿使用的习惯、口腔环境、口腔卫生习惯等都有关系，不能一概而论。

补完的牙齿还可能出现哪些情况

补完的牙齿，也可能出现继发的龋齿、充填体脱落折断、充填体着色等问题，需要定期检查、早发现问题及时治疗。

继发龋：是指与补牙材料相邻的牙齿组织上又发生的龋齿。如果口腔清洁不好，或者补牙材料和牙齿之间不密合有缝隙，牙齿就容易继续龋坏。

充填体脱落 / 折断：如果出现继发龋坏，或者牙洞面积比较大、受力比较大，补牙的材料可能会出现松动脱落；咬硬东西的时候，补牙的材料也有可能出现折断脱落等情况。

充填体着色：如果补牙的材料不密合、表面不光滑、口腔清洁不好或者经常饮用带颜色的咖啡茶饮料，在补牙材料的表面会出现褐色、黑色的着色，影响美观。

补过的牙还能再补吗

补过的牙齿出现问题后，需要根据具体情况具体判断，如果发生继发龋或补牙的材料脱落折断，牙髓没有问题还是可以继续补牙的；如果出现牙髓或者牙根的炎症，则需要根管治疗。一般根管治疗后的牙，医生会建议做牙冠保护起来。

关键词
食物嵌塞 清洁

健康加油站

补过的牙齿怎样维护，可以用得更久

补过的牙齿和原本的牙齿一样，都需要良好的清洁维护。掌握正确的刷牙方法和保持良好的口腔卫生习惯，使用牙线清洁牙缝，必要的时候可以使用冲牙器；如果存在口干的问题，或者本身牙齿容易得龋齿，可以考虑使用高氟的牙膏，或者涂布氟保护漆；定期口腔检查，建议每半年进行一次口腔检查，如果高危人群可以三个月检查一次，早发现问题及时治疗。

（王倩倩）

5. 为什么**食物嵌塞**不能完全靠**牙齿充填**解决

随着年龄的增长，越来越多的朋友会出现食物嵌塞的现象。每次进餐后总会在牙缝隙中存留食物，食物嵌塞后的憋胀、肿痛给我们造成了极大困扰。那么，是不是用牙齿充填的方法把牙缝堵住就能解决问题呢？

专家说

根据不同病因治疗食物嵌塞

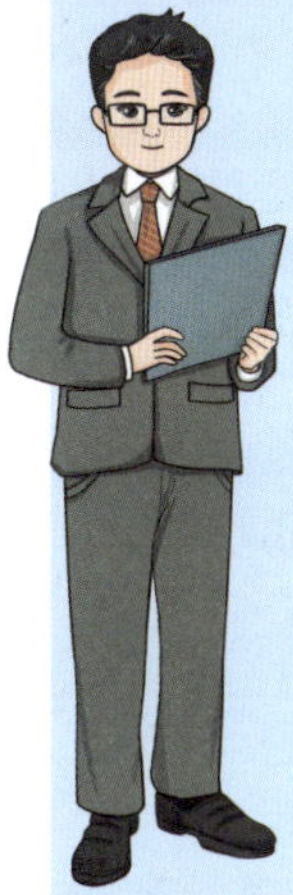

咀嚼过程中，食物被咬合压力楔入相邻两牙的牙间隙内，即为食物嵌塞，也就是我们所说的塞牙。正常情况下，牙与牙之间的紧密接触及良好的牙齿形态能防止食物嵌塞，但是随着年龄增长，牙齿逐渐出现磨损、松动、缺损等问题，食物容易嵌入牙缝隙。对于不同原因造成的食物嵌塞，应采取不同的治疗策略。

牙齿邻面的龋病等原因造成牙齿邻面缺损，易发生食物嵌塞。对于这类病因，及时进行牙齿充填可以恢复牙齿之间的邻接关系，食物嵌塞问题能够得到缓解。

牙周炎会引起牙齿的松动移位，进而导致牙缝增宽，食物易于嵌入。此外牙龈退缩时两牙之间下方出现空隙，食物易在唇、颊及舌部的力量下水平进入此间隙，造成水平型食物嵌塞。对于这种情况，牙齿的邻面是完整无破损的，如果盲目地用材料把牙缝堵住，会改变牙齿的正常形态，压迫牙龈发炎，食物塞入后反而更加难以清理，有时甚至加重食物嵌塞。正确的做法是通过牙周治疗来整体改善口内的牙周状况。

缺牙后没及时镶牙造成两侧邻牙倾斜移位或者对𬌗牙伸长，也是造成食物嵌塞的常见原因。所以及时修复缺失牙才是解决这一类型食物嵌塞的办法。

牙齿咬合楔力和牙齿的增龄性磨耗也会导致食物嵌塞。如果锐利的牙尖正对牙齿的间隙，咀嚼时可将食物楔入两牙之间。对于有些老年朋友，牙齿完整、牢固，但也受到食物嵌塞的困扰。这是因为随年龄增长，牙齿的咬合面和邻接面均有大量磨损，食物排溢不畅，邻接变松，导致食物嵌塞。这类问题可通过调磨咬合改善食物排溢、减少咬合楔力，从而改善症状。

综上所述，牙齿充填是解决食物嵌塞的重要手段之一，但仅适用于牙齿因龋坏或局部缺损导致的嵌塞。对于其他情况，要选择相应治疗方案。此外食物嵌塞的清理至关重要，推荐尝试应用牙线、间隙刷和冲牙器，可有效地将牙缝内残留的食物清理干净，避免因食物嵌塞造成的牙龈炎症、根面龋病等的发生。

（李　芳）

6. 为什么牙齿会有裂纹，可以粘起来吗

有的老年朋友咬到韧性的食物会突然感觉到牙齿尖锐疼痛，持续几秒或者几十秒才能缓解，不敢用这一侧牙齿，总觉得隐隐作痛。医生检查后告诉您可能出现了牙隐裂。

专家说

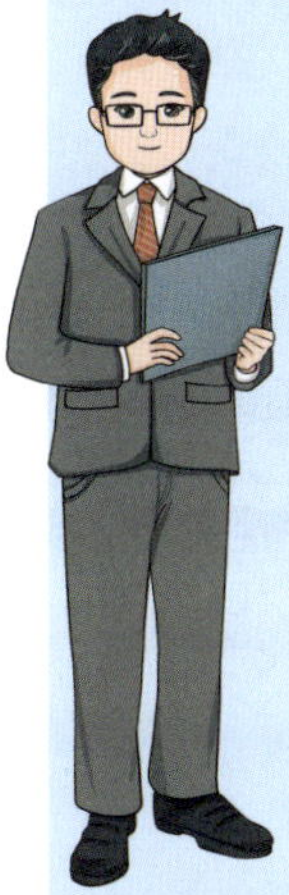

什么是牙隐裂

牙齿本身在发育时期是由多个生长叶融合而成的，融合的部位就是牙齿表面的窝沟，这是一种生理性的沟裂，在口内色素沉着后，可以清晰地看到窝沟的走行。窝沟是牙面正常的结构，不会造成牙齿的不适。

如果牙齿形态不理想，存在高尖陡坡，或者有异常的咬合力量，就会从牙齿薄弱位置，如天然窝沟处或者牙齿补料附近形成微裂纹并不断加深，就形成了牙隐裂。这是一种非生理性的隐匿裂纹，始于牙冠并向牙根方向延伸，牙隐裂的裂纹常深入到牙本质结构，是牙痛的原因。

牙隐裂的症状

牙隐裂好发于上下颌的磨牙，其次是前磨牙。表浅的隐裂常无明显症状，较深时在进食冷、热、酸、甜等刺激性食物时，牙齿可能会出现酸痛感；咬硬物或用力咀嚼时，也会感到疼痛不适。牙隐裂早期症状并不典型，因此常无法及时发现。

如果牙齿裂纹没有被及时地发现，随着隐裂牙在咀嚼中持续受力，裂纹会逐渐加深至牙本质层，吃东西时会出现短暂的锐痛，长时间未得到处理，多出现慢性牙髓炎症状，有时也可急性发作，疼痛难忍，严重时会导致牙尖崩脱或者牙齿完全裂开。

牙隐裂，怎么办

浅表的隐裂无明显症状，且牙髓活力正常者，可进行调磨高耸的牙尖，降低陡峭的坡度，以减少侧向分裂力量，防止裂纹加深；也可尝试制备窝洞，尽可能将裂纹磨除后作预防性充填。

较深的裂纹或已有牙髓病变者，在牙髓治疗缓解疼痛的同时制作全冠修复体，防止裂纹进一步加深。但即便进行冠修复，隐裂牙在治疗后的效果并不十分理想，在反复咬合力量的冲击下，裂纹仍有可能持续进展，延伸到根面，引起牙周骨组织的破坏，最终导致患牙的拔除。

牙隐裂虽然听起来有些可怕，但只要及时发现并采取正确的应对措施，就能有效减轻其对我们口腔健康的影响。让我们从现在开始，定期进行牙齿健康检查，避免进食过硬的食物，远离牙隐裂的困扰。

（李　芳）

7. 一吃酸的冷的就“倒牙”，怎么办

很多老年朋友都有这样的苦恼：一吃酸的、冷的就“倒牙”，以至于无法享用酸甜的草莓、爽口的冰镇西瓜，冬天吸口凉气都酸痛不已。这就是牙本质过敏的症状，怎么才能解决呢？

专家说

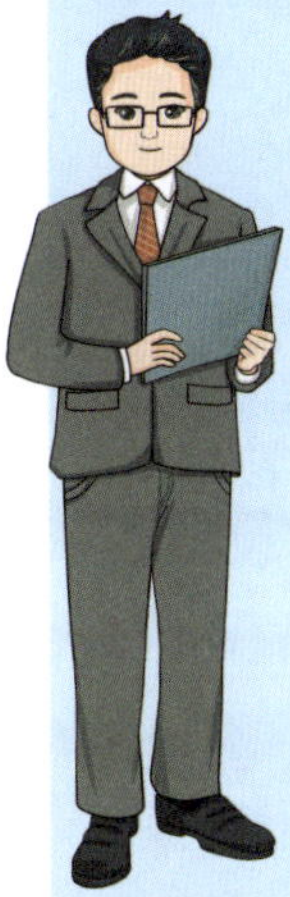

牙本质过敏的原因

牙本质过敏，是牙齿在受到外界刺激，如冷热酸甜以及机械作用（摩擦或咬硬物）等所引起的酸痛症状，发作迅速、疼痛尖锐、时间短暂。凡是能使釉质完整性破坏、牙本质暴露的各种牙体疾病都会出现牙本质过敏的症状。对于老年朋友来说，牙本质过敏最常见的原因有以下几种。

牙齿磨损/磨耗：是指由机械摩擦造成的牙体硬组织渐进性丧失。随年龄的增长，牙齿咬合面和邻面由于咀嚼作用会发生持续的磨损，如果磨损暴露了牙本质就可能出现牙本质过敏的症状。

楔状缺损：多见于牙齿颊侧的颈部，因其缺损的形状酷似木匠的楔子，被称为楔状缺损。缺损的原因包括使用硬毛牙刷横行刷牙、咬合异常、牙齿局部应力集中等。轻、中度楔状缺损可引起牙齿遇冷热酸甜敏感酸痛，重度者可引起牙髓炎，甚至发生牙冠折断。

牙龈退缩：健康的牙龈覆盖整个牙根的表面，当牙龈向根方退缩会导致牙根暴露。老年人的牙周组织会出现生理性萎缩，牙龈退缩的可能性增加，裸露的牙根通常伴有牙本质暴露，因此出现牙本质过敏的症状。

牙齿敏感，该如何处理

牙齿敏感，应该先去医院检查明确病因，依据病因进行治疗。

如果是牙颈部的楔状缺损引起牙本质过敏，可以充填缺损区域，恢复牙齿外形的同时解决敏感症状；如果是个别牙齿重度磨损引起牙齿敏感，与对颌牙之间有小凹面，可以用充填法治疗恢复咬合接触的同时，封闭敏感区域。

无法充填的部位，如裸露的根面、无咬合间隙的磨损面等，应对牙齿敏感局部进行牙本质小管封闭，即脱敏治疗；可以使用含有氟化物、氯化锶等的脱敏牙膏涂抹或刷牙；也可以在口腔诊室进行激光脱敏或者脱敏剂治疗。

（李　芳）

关键词：根管治疗　根管预备　根管充填

8. 什么是俗称“杀神经”的根管治疗

如果牙齿有洞，没有及时进行治疗，进一步发展会引发牙髓炎，甚至牙髓坏死导致根尖发炎，就需要做根管治疗，俗称“杀神经”。老年人根管治疗需要特别注意哪些问题呢？

专家说

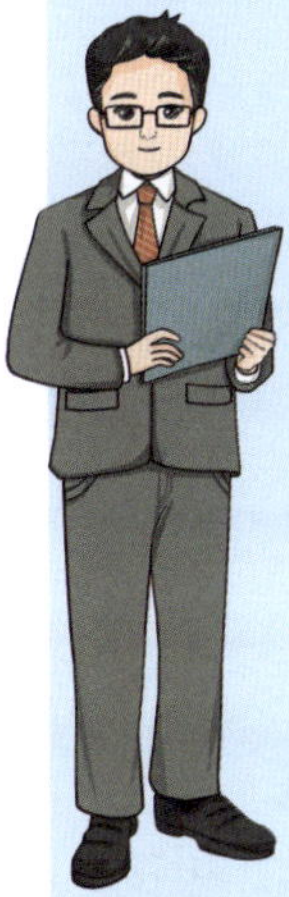

什么是“牙神经”

我们的牙齿和骨骼都属于硬组织，有着类似的结构，牙冠和牙根中间有空腔，称为牙髓腔和根管，其中容纳着血管、神经以及一些软组织，即牙髓，俗称“牙神经”。

为什么要“杀神经”

牙齿有龋坏、牙体缺损等疾病未及时治疗，继续发展会引发牙髓炎，甚至牙根及根尖周围组织发炎，这时需要去除感染的牙髓组织，即“牙神经”，才能彻底消除炎症，这就是“杀神经治疗”。如果只是口服抗生素，而不去除感染的牙髓，治标不治本，牙髓炎症会反复发作。

什么是根管治疗

根管治疗是治疗牙髓病和根尖周病最有效的方法，一般分为两个重要的步骤：第一步是髓腔预备和根管预备，指用机械和化学的办法去除感染的牙髓，清理并成形根管系统，达到清创的效果，消除炎症；第二步是根管充填，指用充填材料严密封闭根管系统，杜绝再感染。完善的根管治疗，通常需要就诊 2~3 次才可完成。

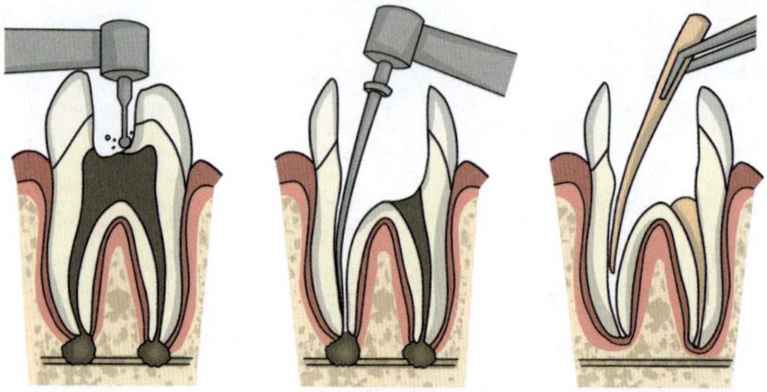

髓腔预备　　根管预备　　根管充填

健康加油站

老年人行根管治疗的注意事项

一是老年人的根管系统因为增龄性的变化，可能更加细小难以疏通，增加了根管治疗的复杂程度和难度，需要就诊的次数可能会相应增多。

二是可能会有牙龈胀痛、咬合不适的术后反应，随着时间的推移会慢慢缓解。有全身系统疾病尤其是糖尿病的老年人术后反应可能较重，必要时可以考虑预防性消炎支持。

三是根管治疗后患牙强度下降，咬硬物时易发生劈裂或纵裂，需注意平衡咬合力量，建议及时进行冠修复保护。

（王倩倩）

9. 为什么补牙前、根管治疗前后还需要拍片

关键词

补牙 根管治疗 拍片

去医院看牙的时候，医生明明已经检查过口腔里的牙齿情况了，为什么还是需要拍片呢？补牙之前要拍片，根管治疗过程中还要拍片，这是为什么呢？

专家说

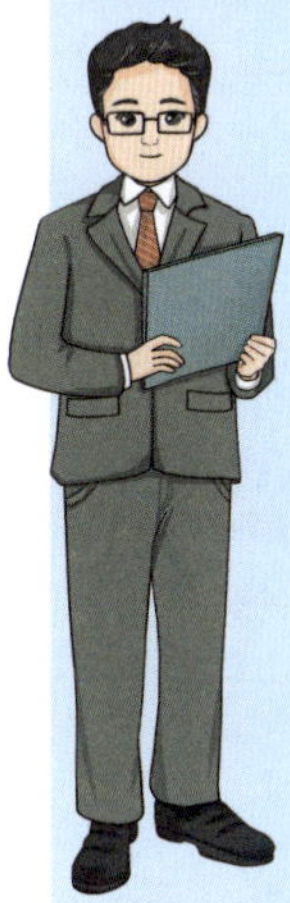

为什么补牙之前要拍片

拍片是牙髓病和根尖周病诊断及治疗过程中的重要辅助检查手段，能够帮助医生明确牙齿的损坏情况，为制定并实施牙齿治疗方案、检验治疗质量提供依据。因此不论是补牙还是根管治疗，在治疗之前都需要拍片，以便查明病因及选择合适的治疗手段。

补牙之前拍片通常是为了检查牙齿龋坏的深度，帮助医生判断是否能补、该如何补。牙齿龋坏后会发生牙体组织颜色、形态、质地的改变，比如牙齿发黑、有洞、牙质变软等。医生可以直接进行问诊、视诊、探诊、叩诊、牙髓活力温度测验等口内检查方法，这些检查往往只能了解到牙冠表面的病损情况，无法获取到深部牙髓组织、牙根及周围骨组织的情况。发生在两颗相邻牙齿的龋坏，或已经补过的牙齿再次龋坏，

又或表面看起来完整但牙齿内部发生龋坏等情况不易查出，龋洞深度及其与牙髓腔的关系也无法凭肉眼观察。因此，牙齿充填之前想要明确病变或损伤的部位、范围、性质、是否累及其他解剖结构等情况，需要辅以进一步的X线检查。根据拍片显示出的结果，浅、中、深龋可采取相应的牙齿充填治疗，若龋坏已深入牙神经则需要考虑根管治疗等。

为什么根管治疗前后需要拍片

拍片通常贯穿牙齿根管治疗的术前诊断、术中治疗及术后复查的全过程。在根管治疗前拍片可以提示牙齿疾病的部位、程度和范围，有助于医生全面了解牙齿的情况拟定治疗计划；术前通过对牙根和根管情况的观察，可以预估根管治疗的难度及术后恢复情况；治疗过程中拍片可用于测定根管的工作长度，协助对并发症的诊断和处理，帮助医生确定牙根的长度、根管预备是否到位等问题，有助于确定下一步治疗方案；治疗后拍片有利于医生评估根管治疗的质量，判断根管充填是否到位，发现问题也可及时补救；根管治疗后，需要定期复查，复查时还需要拍片，以帮助医生判断根管治疗后牙齿的恢复情况。

（李　谨）

10. 为什么根管治疗期间牙齿会肿痛不适

关键词：根管治疗　诊间疼痛

经常有老年朋友感到疑惑，牙齿做了根管治疗，为什么还是会感觉到疼痛或肿胀不适呢？

专家说

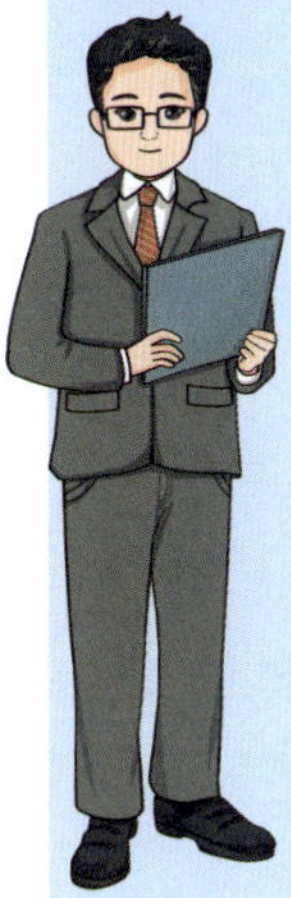

根管治疗期间为何会胀痛不适

根管治疗是一种常见的牙科治疗方法，通常分成几个步骤完成，在整个治疗过程中牙齿可能会出现肿痛不适感，有时是正常的治疗反应，此时应遵从医嘱建议，症状通常会在几天内自行消退。但如果疼痛或肿胀持续数天以上，或者疼痛加剧甚至伴有发热等症状，应及时联系医生进行复查，排查疼痛或肿胀原因，以确定是否需要进一步治疗。

治疗过程中的刺激：根管治疗需要清理和扩大根管，这个过程可能会对牙髓和周围组织造成一定的刺激，就像我们清理一个堵塞的水管，需要用工具疏通，这个过程可能会对水管壁造成一些摩擦和压力。同样，牙医在清理根管时，器械的摩擦和压力可能会引起牙齿和周围组织的暂时性不适。

炎症反应：如果治疗前牙齿已经有较严重的炎症，治疗过程中可能会加重炎症反应。炎症是身体对损伤或感染的自然反应，会导致肿胀和疼痛。

感染物质的影响：根管内的感染物质如果没有完全清除，可能会引起持续或加重的疼痛。感染物质会刺激周围组织，导致肿胀和疼痛，就像我们身体其他部位的感染会引起红肿热痛一样，牙齿内部的感染也会引起类似的症状。

填充材料的刺激：根管治疗的最后步骤根管充填时，医生会用填充材料封闭根管。这些材料可能会对周围组织产生一定的刺激，导致暂时性的不适，也有极少数人可能对根管治疗中使用的某些材料过敏，导致疼痛或肿胀。

咬合问题：根管治疗补牙后如果填充物过高，可能会导致咬合时出现早接触，引起疼痛。根管治疗术中、术后如果没有按照医生的指示进行正确的护理，如过早使用该牙齿咀嚼硬物，可能会导致疼痛和肿胀。

根管治疗期间牙齿肿痛不适是正常现象，通常可由上述几种原因引起，一般通过药物治疗、冷敷、调整咬合等方法，可以有效缓解这些不适。如果肿痛持续或加重，应及时联系牙医进行进一步检查和治疗。

（李　谨）

11. 为什么做过“杀神经”治疗的牙还会疼

关键词

根管治疗　牙齿折裂

有老年朋友因牙痛就诊，进行了根管治疗后牙齿不疼了。本以为自此可以“高枕无忧”，但在使用过程中，“杀”过神经的牙齿却又再次疼痛。这是怎么回事，又该如何处理呢？

专家说

根管治疗后的牙再次出现疼痛的原因

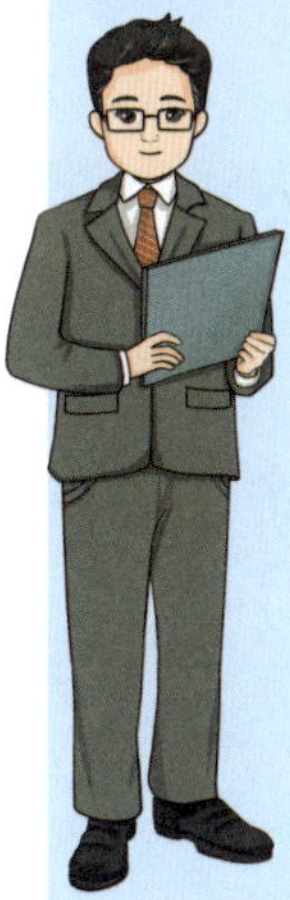

根管治疗不彻底：牙齿的根管结构非常复杂，治疗器械无法清理到细小的根管侧支和弯曲的根尖分歧，因此残留的感染组织可能导致持续性炎症或感染。对于这种情况，应酌情重行根管治疗或进行根尖手术并倒充填。

根尖周炎未完全愈合：根管治疗前根尖周已存在严重感染（如根尖囊肿或肉芽肿），术后炎症可能持续存在，导致咬合痛或肿胀。对于这种情况，可采取根尖手术切除根尖病灶并倒充填。

牙周炎症：“杀神经”后的牙齿虽然没有来自牙髓的疼痛，但牙周组织的炎症，如牙槽骨和牙龈的炎症，会引起牙齿的疼痛。因此，应积极治疗牙周炎症，缓解牙龈红肿带来的不适感。

牙齿折裂：根管治疗的牙齿通常伴随牙体组织的大量丧失，长期咀嚼压力可能导致牙根纵裂、牙根吸收或牙冠折裂，引发咬合痛。对于这种情况，需及时就医，根据折裂位置考虑冠修复、截根或者拔除。

非牙源性疼痛：三叉神经痛、上颌窦炎、颞下颌关节紊乱等疾病可能会被误认为牙痛。确诊后应积极治疗原发疾病，改善症状。

（李　芳）

12. 老年人可以做活髓保存治疗吗

关键词　活髓保存

很多老年朋友对龋齿伤到牙神经，需要“杀神经”治疗都很疑惑：牙一点儿也不疼，为什么要“杀神经”？尤其近年来一些口腔科宣传再生材料和牙髓再生技术，老年朋友更是希望保留牙神经，“留得青山在，不怕没柴烧”。那老年朋友可以进行活髓保存治疗吗？

专家说

什么是活髓保存治疗

活髓保存治疗是指对发生龋坏、牙髓炎、外伤或磨损的患牙，去除发炎的牙体组织和牙髓组织，使用一些新型生物活性材料覆盖牙髓，通过促进修复性牙本质形成，消除牙髓炎症，保留剩余健康牙髓的方法，这种治疗方法达到了保存牙髓活性的目的。

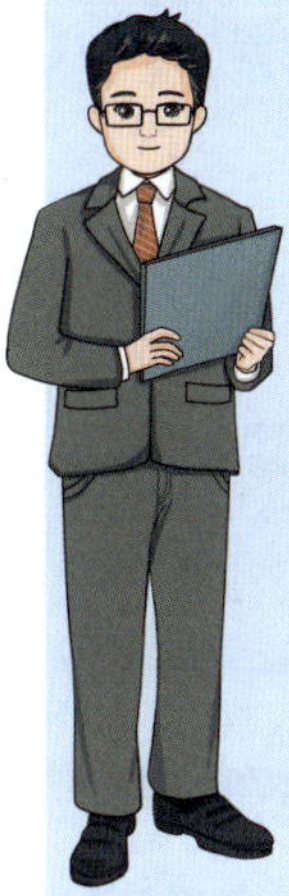

以往，活髓保存治疗主要用于乳牙和年轻恒牙，以促进根尖孔的发育及闭合，但是随着牙髓生物学的发展、新型生物活性材料的更新，使得成年恒牙的活髓保存有了希望。

活髓保存治疗的好处

与根管治疗相比，活髓保存治疗无需完全摘除牙髓，而是通过精准的显微微创操作，保留健康牙髓的生理功能，使牙齿维持正常代谢和防御能力，同时磨除牙齿组织更少，维持了牙体组织的强度，延长天然牙的使用寿命，有助于提高患牙远期存留率，是当代牙髓治疗学的发展趋势。活髓保存的治疗时间短，通常 1~2 次即可完成，不过后期仍需要规律复查评估治疗效果。此外，活髓保存的费用更经济，相比根管治疗，整体费用更低。

活髓保存治疗的适应证

活髓保存治疗的好处很多，但是如果牙齿反复出现疼痛，牙神经已经发炎甚至坏死，或牙床上已经反复肿痛鼓包流脓，牙根尖周出现炎症病变，这说明牙髓已经处于炎症状态很长一段时间，感染物质很可能已侵害了全部的根髓，这种情况不再适用于活髓保存治疗。

一颗坏牙是否可以保留牙神经，需要医生根据牙齿、牙髓、牙周、牙根具体情况综合分析，制订科学适宜的治疗计划，所以老年朋友们如果发现龋齿，需要及时就诊，越早治疗，保留牙神经的希望就越大。

（王倩倩）

二

牙周治疗

13. 什么是**牙周治疗**

牙周炎的发病率随着年龄的增长越来越高。牙周炎可以导致牙槽骨吸收，最终导致牙齿的松动甚至脱落。牙周治疗是一个系统工程，治疗牙周炎有哪些方法和步骤呢？

关键词

牙周炎　基础治疗　手术治疗

专家说

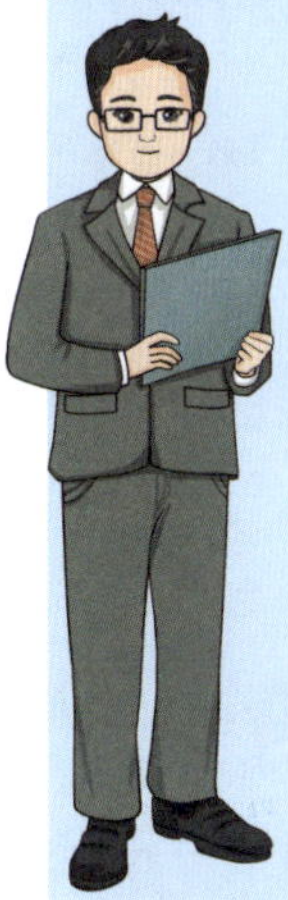

牙周治疗的方法

基础治疗：牙周基础治疗包括龈上洁治、龈下刮治和根面平整。这些机械方法能够有效清除牙龈上方以及下方的菌斑和牙石。此外，在治疗的过程中还应指导患者掌握正确的刷牙方法，养成良好的口腔卫生习惯，拔除没有保留意义的牙齿，去除咀嚼过程中的干扰以及纠正不良修复体等局部刺激因素，还可辅助使用药物，达到消除危险因素、控制炎症的目的。

手术治疗：对于基础治疗后炎症仍较重的牙位可采取手术治疗，如采取翻瓣术翻开龈瓣使牙根和牙槽骨暴露，进行牙龈下清洁和根面平整，更彻底地清除深部的感染，必要时也可修整牙槽骨。若存在较为严重的骨缺损，可使用骨或骨的替代品等移植材料修复。引导性组织再生术是通过放置一种特殊的具有生物相容性的膜状材料，促进牙槽骨和牙周膜重新生长。

牙周支持治疗：牙周治疗作为一个系统工程，维护期的治疗是确保长期疗效的关键，患者需要定期复查，进行专业清洁，同时保持良好的口腔卫生习惯。

牙周治疗主要流程

在基础治疗后的 1~3 个月，医生会对牙周状况进行复诊再评估，必要时根据具体情况和部位选择牙周手术。若患者需进行种植或修复治疗，通常在牙周手术后 2~3 个月进行。之后，根据具体情况确定复查间隔。治疗刚结束复查应勤些，如 1~2 个月，之后一般 3~6 月复查一次。复查时应对牙周情况重新进行评估，并提供相应的治疗措施。

健康术语

龈上洁治

是指用洁治器械，去除牙龈上方菌斑、牙石和色渍，并抛光牙面，延迟菌斑和牙石的再沉积。

龈下刮治

是指用龈下刮治器械去除附着于牙周袋内根面上的龈下牙石和菌斑，以清除牙周袋内感染源，减少牙周袋深度，控制牙周炎症。

根面平整

是指在龈下刮治的基础上，进一步平整牙根表面，去除受感染的牙骨质和病变组织的治疗过程，从而创造光滑的牙根表面，防止菌斑和牙石的再次附着，促进牙周组织的愈合和再生。

（李晓军）

14. 为什么牙周治疗不能单靠吃药

关键词

牙周炎　基础治疗　手术治疗

许多人认为，患了牙周炎吃点抗生素就能解决，这种认知误区极有可能导致病情延误。药物在牙周治疗中具有重要作用，但是光靠吃药不能有效地控制牙周炎症，因此正确地治疗牙周炎并使用药物，防止牙周炎进展尤为重要。

专家说

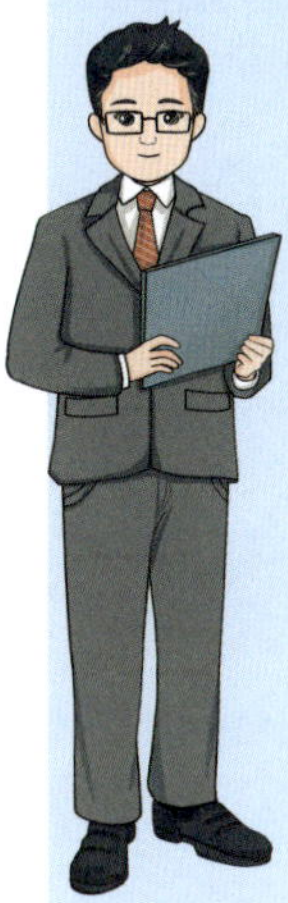

牙周治疗中常用的药物

药物治疗作为牙周治疗中一种有效的辅助治疗方法，一般仅用于重症患者，包括全身用药和局部用药两种。全身用药如头孢克洛、甲硝唑、阿莫西林等；局部用药包括含漱类药物，如复方氯己定；对于牙周袋较深的患者，可在牙周袋内局部应用乳膏、凝胶类药物，如盐酸米诺环素软膏、布洛芬凝胶等。

药物在牙周治疗中的作用

在牙周治疗中，存在器械不易到达的感染部位，且机械方法无法清除已侵入组织内的微生物，故全身用药可作为洁治术和刮治术的补充，改善牙周状况。对于处于急性期、伴有某些全身性疾病以及暂时不能采取口腔卫生措施的患者，可通过药物暂时缓解症状，待症状好转后再进行彻底的洁治、刮治。此外，药物治疗也能够调节机体的免疫功能，阻断疾病发展，达到治疗牙周炎的目的。

为什么光靠吃药不能治疗牙周炎

许多患者在服用抗生素后，自觉牙周炎症消退，便误以为牙周炎可通过药物治愈。然而，牙周炎通常会长期反复发作，直至牙齿松动乃至脱落，这是因为药物无法清除已经形成的牙菌斑和牙石，这些沉积物为细菌提供了理想的环境，使炎症持续存在。牙菌斑的特殊结构使其对抗生素的敏感性下降，长期使用药物也会使机体产生耐药性，导致药物失去其应用的功效，因此牙周治疗并不能光靠吃药。

（李晓军）

15. 牙周治疗后为何会有不适的感觉

牙周治疗之后，常有人反映自己牙齿变得更敏感了，说话漏风了，也有人误以为洗牙把牙齿洗坏了，从而不能坚持定期进行牙周治疗。其实这些都是牙周治疗之后的常见现象，了解其出现的原因有助于缓解我们牙周治疗后的焦虑情绪，也有助于我们坚持完成长期的牙周支持性治疗。

专家说

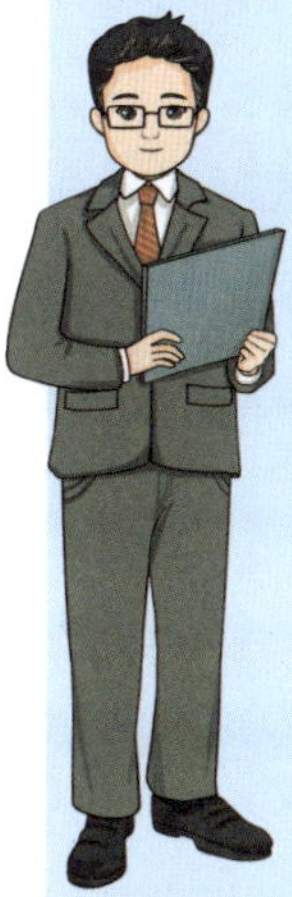

为什么洗完牙后牙更容易有酸痛的感觉

牙本质暴露：牙周治疗后，牙结石被清除，原本被牙结石覆盖的牙齿表面（尤其是牙颈部）的牙本质可能暴露出来。牙本质上有许多细小的牙本质小管，这些管腔可以传导温度、化学性及物理性刺激到神经，从而导致牙齿敏感。

牙龈退缩：牙周治疗后，根面牙石被去除，牙周炎症得到控制，牙龈肿胀减轻，牙龈可能退缩，原本被牙石和肿胀的牙龈所占据的根面暴露于口腔环境中，导致牙本质产生敏感症状。

为什么洗完牙后更容易漏风了

牙结石清除：牙周治疗后，牙结石被清除，会使原本被牙结石覆盖的牙齿间隙暴露，导致我们感觉牙齿之间或牙齿与牙龈之间的间隙增大，从而产生漏风感。

牙龈退缩：牙周治疗后，牙周炎症得到控制，随着牙龈炎症逐渐控制并慢慢消退，牙龈肿胀减轻，牙龈也逐渐退缩贴附于牙根及牙槽骨表面。相较于治疗前的炎症水肿状态，我们会觉得治疗后的牙龈有退缩。

健康术语

牙本质小管

牙本质小管是连接釉牙本质界和牙髓的管道，其中充满组织液并有成牙本质细胞突存在，牙本质小管的存在使得外界冷热酸甜等刺激可以通过牙本质小管传递至牙髓，引起牙齿敏感。

（李晓军）

关键词

松动牙　固定　拔除

16. 老年人松牙固定是万能的吗

牙齿松动是老年牙周炎患者的常见表现之一，牙齿脱落是牙周炎的最终结局。然而，有相当一部分老年人保牙意愿强烈。那么，松动的牙齿是否一定要拔除呢？老年人的松牙固定是否是万能的呢？

健康术语

松牙固定术

通过牙周夹板将松动的患牙连接，并固定到健康稳固的邻牙上，形成一个咀嚼整体，将咬合力分散，减轻患牙负担，有利于牙周组织恢复健康。常用的牙周夹板包括暂时性的牙周夹板（如结扎丝、光敏树脂黏合夹板、纤维夹板等）、永久性的牙周夹板（如固定或者可摘式修复体制成的夹板等）。

专家说

松动牙是否一定要拔除

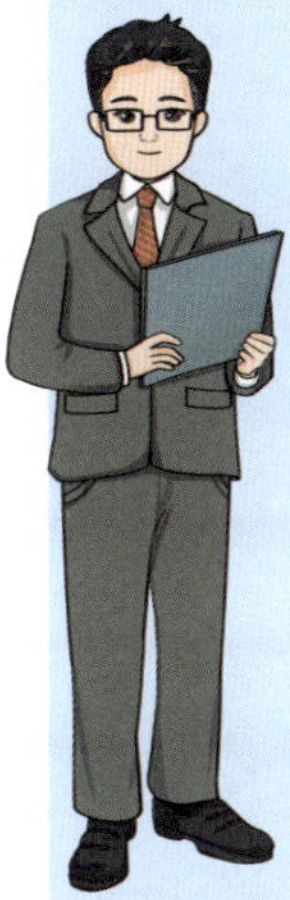

松动牙并不是一定要拔除，大多数情况下，牙齿的松动可以通过牙周治疗改善牙齿松动并保留下来，是否拔除需要结合牙齿本身的情况及其承担的功能综合来确定。比如，医生会考虑牙齿的松动和根分叉病变情况，如果牙齿松动并且伴有根分叉病变已到Ⅱ度或Ⅲ度，预后较差的牙齿需要拔除；一些松动牙牙槽骨的吸收超过根长的 2/3 并且影响后续修复治疗的情况下，需要在适当的时机拔除。但是对于一些Ⅰ度或者Ⅱ度松动且承担了重要咬合功能的牙齿，还是可以尝试通过牙周治疗进行保守治疗。

松牙固定术适用于什么情况

松牙固定术并不是万能的，对于Ⅲ度松动的牙齿，一般需要拔牙之后再修复。松牙固定术需在牙周治疗控制软组织炎症、消除咬合干扰之后进行。

松动牙功能情况：如果松动牙妨碍咀嚼或有不适则需要固定；若能正常行使咀嚼功能且无不适，说明该牙齿已适应和获得代偿功能，则无需固定。

松动程度及牙周病变：若松动牙剩余的牙周组织不能承受正常咬合力，导致该牙松动度加重甚至继续移位——即“进行性松动”，则应进行松牙固定，增强功能，防止病情加重。

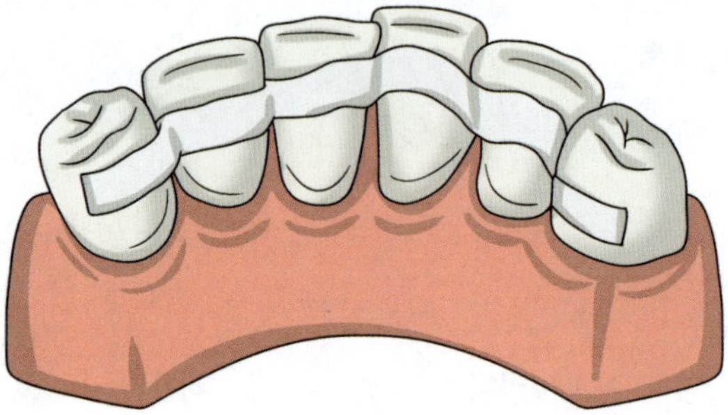

牙周夹板

（李晓军）

17. 为何**牙周治疗**需要**多次**就诊

关键词

牙周支持治疗　多次就诊

牙周炎是由菌斑集聚在牙周组织所导致的感染性疾病，因此牙周治疗的核心是去除菌斑。牙周炎的治疗分为多个阶段并且需要持续终身，需要多次就诊，那么，牙周支持治疗是否有必要呢？

专家说

牙周治疗的不同阶段

牙周炎的治疗通常分为多个阶段，包括基础治疗（如龈上洁治和龈下刮治）、手术治疗（如牙周翻瓣术、植骨术等）、修复正畸治疗以及支持治疗（维护治疗）。每个阶段都需要多次就诊才能完成，以确保治疗的连续性和有效性。

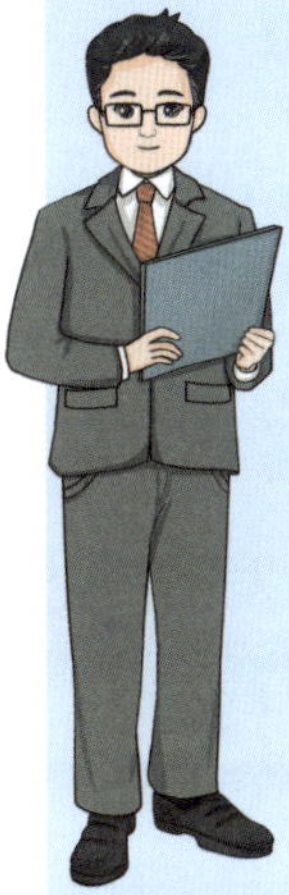

牙周支持治疗的重要性

牙周炎的治疗是终身的，患者需要定期复诊进行牙周检查和治疗，以维持疗效。这是由于牙菌斑是不断形成的，且单纯的自我口腔保健难以去除口腔内所有部位的菌斑，需要定期由专业人员进行清洁。经过治疗后，牙周可能仍然存在少数对基础治疗反应不佳或遗漏位点，某些部位的慢性炎症仍在继续，需要在维护阶段再次治疗。此外，牙周治疗后，牙齿和牙龈通过长结合上皮的愈合时仍相对薄弱，容易被再次破坏，导致炎症复发时易于扩散；牙龈炎也有发展成牙周炎的风险，因此牙周支持治疗是很有必要的。

通过牙周支持治疗，对牙周状况进行诊断性检测，并采取必要恰当的治疗，可以减少和预防牙周炎的复发；能够避免或延迟自然牙或种植牙的脱落，维持牙周稳定状态；能够及时发现和处理口腔中其他疾病和不良状况。牙周支持治疗还包括对病情的再评估，加强对患者的口腔卫生指导（如刷牙方法、牙缝刷、牙线与冲牙器的使用等），实行必要的治疗（如预防性洁治及龈下刮治等）。

牙周治疗的个体差异

每个患者的牙周状况及其对治疗的反应都不同，医生需要根据患者的具体情况调整治疗方案。对于有全身系统疾病的患者，如糖尿病患者有更高的感染风险，牙周治疗需要更加谨慎，需要多次就诊来观察治疗效果和调整治疗计划。

（李晓军）

18. 牙齿上的**颜色**，可以通过**洗牙**洗掉吗

关键词 洗牙 牙石 色素

随着年龄的增长，很多老年人会发现自己牙齿的颜色发生了变化，出现色斑或污渍。那么洗牙能否让牙齿恢复到原本的颜色？洗牙的效果到底如何，哪些问题又是洗牙无法解决的呢？

专家说

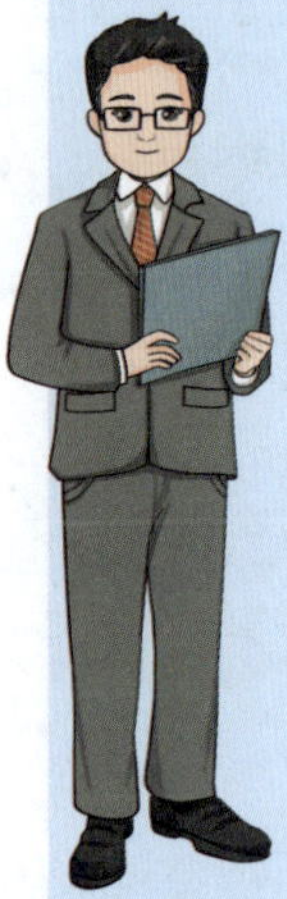

老年人牙齿颜色变化的原因

外源性着色：牙齿表面由于外源性因素（如吸烟等）积聚色素而发生的颜色变化。这些色素通常附着在牙齿的表面，如不及时清洁，会逐渐累积，导致牙齿颜色加深。同时，口腔卫生不佳导致菌斑牙石的积累，牙石可能呈现黄褐色，也会影响牙齿的外观。

增龄性变化：随着年龄增长，半透明的牙釉质不断磨损，导致牙齿内部黄色的牙本质更加明显，使牙齿显得比较黄，同时暴露的牙根也较牙釉质更黄，这是正常现象，与牙齿的表面清洁无关。

洗牙能洗掉什么

去除牙齿表面的牙菌斑、牙石和外源性色素，并磨光牙面，可以延迟菌斑和牙石的再沉积。

牙菌斑和牙石：牙菌斑是细菌和食物残渣混合形成的薄膜，长期不清洁会逐渐钙化成牙石。洗牙可以有效去除这些牙石和菌斑，使牙齿恢复到干净的状态。

外源性污渍：超声波洗牙能够清除大部分因饮食、吸烟引起的外源性污渍显著改善牙齿外观。

洗牙有哪些局限

虽然洗牙在去除牙齿表面污渍方面效果显著，但也存在局限性。

对范围大的污渍效果有限：洗牙所用的较细小的超声工作尖可能不足以将长期吸烟或饮茶导致的大面积“老烟斑”“老茶渍”彻底清除，最好配合喷砂治疗，进一步清除顽固污渍，使牙齿表面更为洁净。

无法改变内源性颜色：洗牙只能清洁牙齿表面，不能改变牙齿的内在颜色，无法改变四环素牙、因氟斑等造成的色素沉积。

不能长久美白：洗牙后的效果并非永久性的。色素一段时间后重新沉积，尤其是喜欢咖啡、茶和吸烟的人，牙齿表面的色斑可能数月内再度形成。如果对牙齿的颜色有更高的要求，可考虑家庭美白、诊室美白或贴面修复等治疗方案。

（李晓军）

19. 十年的老烟斑，为什么医生建议我洗牙还要喷砂

关键词

烟斑 喷砂 洗牙

吸烟是导致牙齿变色的主要原因之一，许多人在吸烟多年后，发现牙齿上有明显的黄褐色烟斑。不是说洗牙可以去除这些外源性色素吗，为什么医生会建议同时进行喷砂?

专家说

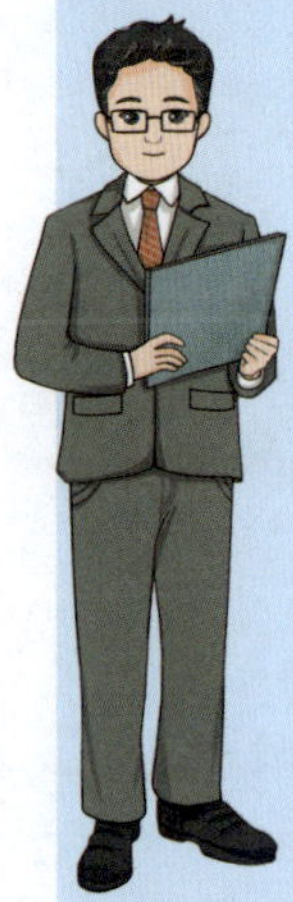

烟斑的形成

烟斑是长期吸烟造成的牙齿表面的色素沉积，主要是由烟草中的尼古丁、焦油等成分附着于牙齿表面的微小孔隙而形成。随着吸烟时间的增加，烟斑的颜色会变得更深，牙齿逐渐从浅黄色变为深黄、深褐色，甚至接近黑色，也更加紧密地黏附在牙面上，因此需要通过更彻底的清洁手段才能去除。虽然洗牙可以去除牙齿表面的一部分烟斑，但对于沉积较深或长期积累的烟斑，效果是有限的。

喷砂的作用

喷砂是以压缩空气作为动力，结合水流及细微的喷砂粉颗粒对牙齿表面进行清洁的技术。与洗牙不同，喷砂能够用更精细的颗粒更有效地清除牙齿表面的顽

固污渍，如烟斑、茶渍等。喷砂剂通常是由温和的碳酸氢钠或甘氨酸等的颗粒组成，能够在不损伤牙釉质的情况下，有效去除顽固污渍。

为什么需要洗牙与喷砂结合

长期吸烟的老年人，牙齿表面往往积累了大量的烟斑和牙石。洗牙是去除牙齿表面污渍的常规手段，然而，由于洗牙使用的超声工作尖较细小，单纯洗牙对长期积聚的大面积顽固烟斑的清洁效果并不理想。此外，长期吸烟也会导致牙釉质的损伤，使牙表面不再光滑，因此，仅通过洗牙难以彻底去除烟斑。

这时，喷砂治疗就显得尤为重要。喷砂通过空气动力驱动，用水流及更细小的喷砂粉深入清洁牙齿表面的每个细小缝隙，特别是被烟斑长期浸染的区域。喷砂不仅能够清除表面明显的深色烟斑，还能够清洁牙间隙和牙龈附近的污渍，提供更全面、更彻底的清洁效果。

洗牙和喷砂各自有不同的清洁作用，在面对较顽固的“老烟斑”时，医生通常会建议将两者结合使用。洗牙可以去除大部分的牙石和牙菌斑，喷砂能够全面彻底地清除那些顽固的、深层的烟斑色素。两者结合使用，可达到更理想的清洁效果，使牙齿恢复更洁净的外观。

（李晓军）

20. 为什么服用抗凝药物会影响牙周治疗

关键词

抗凝药物　牙周治疗　出血

许多伴有心血管疾病的老年患者通常需要长期服用抗凝药物。那么服用抗凝药物会对牙周治疗产生哪些影响？为何医生在进行牙周治疗前，需要了解患者的抗凝药使用情况？

专家说

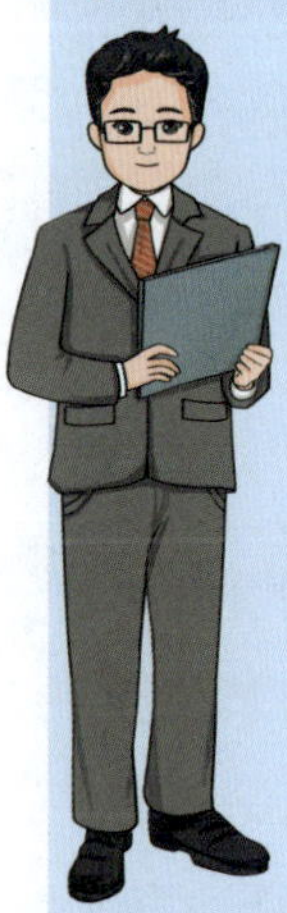

抗凝药物的作用

抗凝药顾名思义，可减少血液凝固能力，主要通过干预血液凝固过程来预防血栓的形成。常见的抗凝药物包括华法林、肝素等传统抗凝药，达比加群、利伐沙班等新型口服抗凝药。这些药物能有效地减少脑卒中、深静脉血栓等严重疾病的风险，但同时也会增加出血的风险。

牙周治疗中的出血风险

牙周治疗旨在预防、控制和治疗牙周病，其主要内容包括龈上洁治、龈下刮治、根面平整和牙周手术等。牙周炎状态的牙龈常常表现出红肿、出血等，牙周袋内壁脆弱的牙龈溃疡面组织受到轻微的刺激（如刷牙或牙周治疗），也很容易引起出血。同时，由于很多牙结石与牙龈紧密接触并延伸到牙周袋内，在去除牙石的过程中，不可避免地会使牙龈受到一定损伤，导致出血。

服用抗凝药的患者，牙周治疗过程中可能出现出血量多、难止血的情况，这不仅会增加患者治疗后的焦虑情绪，还可能导致感染等并发症。如果持续出血不止，甚至会导致血容量降低等严重情况。

应对方法

进行牙周治疗前，医生通常会询问患者抗凝药物史，了解其使用的具体药物、剂量和治疗时长。患者必须告知医生自己正在服用的抗凝药物，特别是新型口服抗凝药物，因为这些药物的代谢和半衰期与传统药物不同，需特别关注。

如果患者正在服用抗凝药，医生可能会建议患者在治疗前与其主诊医生沟通，是否需要暂时停药或调整药物剂量。某些情况下，医生可能会建议患者在进行牙周治疗之前短期停用抗凝药物。然而，这个决策必须谨慎，确保患者在停药过程中不会增加血栓风险。同时，在了解相关情况之后，医生也会选择更温和的治疗方法，避免单次诊疗时间过长，减少出血的风险，确保牙周治疗的安全顺利进行。

（李晓军）

三

口腔外科治疗

21. 为什么牙齿**劈裂**，有些需拔除，有些却能**保留**

关键词：牙劈裂　根管治疗　冠修复

随着年龄的增长，老年人牙齿磨耗愈加明显，常常会发生牙齿劈裂，给老年人进食、咀嚼和日常生活造成极大的困扰和影响。那么，劈裂的牙齿如何治疗？哪些必须要拔掉？哪些可以治疗保留？

专家说

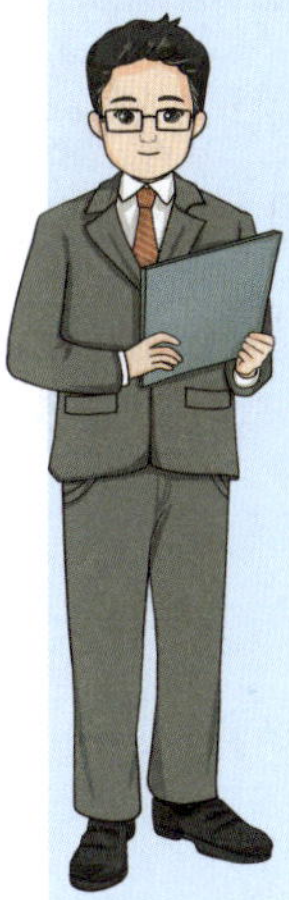

老年人的劈裂牙，哪些需要拔除，哪些可以治疗保留

老年人一旦发生牙齿隐裂或者劈裂，或者自发疼痛、冷热刺激痛、咬合不适，都应及时就诊。医生会根据临床症状及劈裂的部位对症治疗。

牙隐裂：需根据隐裂纹的深度和出现的临床症状，对症治疗。如果隐裂纹局限在釉质内，无临床症状，可以调磨过陡牙尖、边缘嵴即可；如果隐裂纹造成牙齿冷热刺激痛、自发痛、咬合痛、牙变色等，可能需要根管治疗、全冠修复、定期观察。如果隐裂纹造成牙齿疼痛且松动，有可能需要拔除患牙。

部分牙体组织劈裂：如果牙尖或边缘嵴劈裂、未累及牙髓，且断面位于牙龈上方，可以考虑拔除劈裂牙尖或者边缘嵴，调磨剩余牙体组织、圆钝化，防止尖锐牙尖、边缘嵴刺激、咬伤舌、唇、颊等软组织。患牙观察，如果出现自发痛、冷热刺激痛、咬合疼痛等不适，应及时就诊治疗。

牙根纵裂：患牙多为磨牙，即后方的大牙，多为咬合不适或者咀嚼痛就诊。原发性牙根纵裂（未处理神经治疗牙齿）可以出现冷热刺激痛、自发痛，进而牙龈反复肿胀、牙龈瘘管形成；继发性牙根纵裂，为患牙已行神经处理或者根管治疗，有局限性牙周深袋，有牙龈瘘管。X 线检查可以看到从根尖部到根管口长度不等的直线状均匀增宽影，也可见裂片从牙颈部断裂分离或移位。有的患牙可以通过调磨牙冠、截根治疗保留；有的患牙松动明显或破坏严重，需要拔除。

𬌗创伤性牙根横断

表现为患牙牙冠完整、咬合痛、叩诊痛，牙片示某根 X 线透射横折线。可以调𬌗治疗，牙髓活力正常、牙周组织正常者，观察患牙；牙髓症状明显者，需要根管治疗、根尖手术治疗，保留患牙；症状持续、无法缓解者，需拔除患牙。

（高　敏）

22. 为什么拔牙前一定要**拍片**

作为最常见的口腔外科门诊手术之一，实施牙拔除术操作之前需要对患者全身状况、口腔颌面部局部情况、既往史、药敏史等相关情况充分了解和掌握，对各种可能发生的问题和处理措施考虑周全，才能安全、顺利、稳妥地完成手术治疗。老年人身体状况更加复杂，可能会伴有高血压、冠心病、糖尿病、肾病、肝病等疾病，在拔牙治疗前，更应完善各项检查，包括X线检查。

关键词

拔牙　辅助检查

专家说

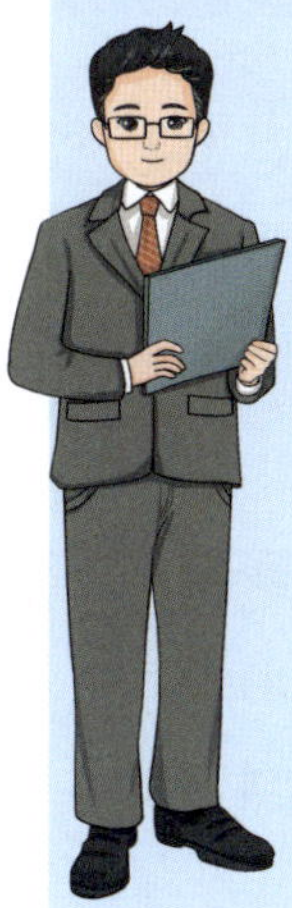

拔牙前，为什么要拍片

拔牙术，也像我们做其他外科手术一样，需要术前检查、采集病史、局部检查和全身检查，以及必要的辅助检查。X线检查作为牙拔除术非常重要的辅助检查手段，是必不可少的，有时还要进一步做口腔颌面锥形束CT（cone beam CT，CBCT）检查。老年人拔牙更应该完善各项检查，将创伤降到最低。

全身检查：掌握老年患者的基本生命体征，对患有全身性疾病者，与疾病相关的检查和结果不能遗漏。

局部检查：不应只注意患牙的状况，针对牙齿、牙龈、牙周、根尖周软硬组织、邻牙、对颌牙、邻近组织乃至整个口颌系统，都应做全面的检查，做到心中有数。

X 线检查为判断牙根的数目和形态提供直观的依据，用来判定重要解剖结构的相对位置关系，了解根周病变及骨质状况。有时，需要进一步进行 CBCT 检查，确定阻生牙、多生牙的位置，牙根形态以及与邻近组织邻牙、上颌窦、下颌神经管等位置关系。

健康加油站

不同口腔影像学检查的区别是什么

X 线检查可显示牙齿和牙槽骨的局部的形态结构，用于检查和排除龋病、根尖周病、牙周病、牙外伤的类型等，显示的局部细节优于曲面体层检查，但是不如 CBCT，CBCT 可以提供三维信息。

曲面体层检查是在一张胶片上显示双侧上颌骨、下颌骨、全口牙列及上颌窦、颞下颌关节的影像。因此，曲面体层检查对口腔颌面部组织结构的显示比较全面，但在细节展示上不如 CBCT，甚至不如牙片。曲面体层检查主要用来筛查颌骨多发病变、范围较大病变、双侧对比观察，也常用来确定智齿数目、牙根情况、位置及与下颌管、上颌窦的关系。

健康术语

口腔颌面锥形束 CT

即 CBCT，主要用来确定阻生牙、多生牙的位置、牙根形态、颌骨囊性病变的部位和范围，缺牙部位牙槽骨宽带、高度以及与邻近组织（如邻牙、上颌窦、下颌神经管等）位置关系。CBCT 可以提供口腔内组织结构的三维信息，充分的影像学信息可以为医生的临床决策进一步提供可靠的依据。

（高　敏）

关键词

拔牙　注意事项

23. 为什么拔牙后 24 小时内不能使劲漱口

拔牙后，通常大夫会嘱咐：咬棉卷 40 分钟到 1 小时，再吐出；2 小时麻木感消失后，另外一侧进食、咀嚼温软食物，可以咽口水、喝水；24 小时后漱口刷牙。为什么 24 小时内不能漱口刷牙呢？

专家说

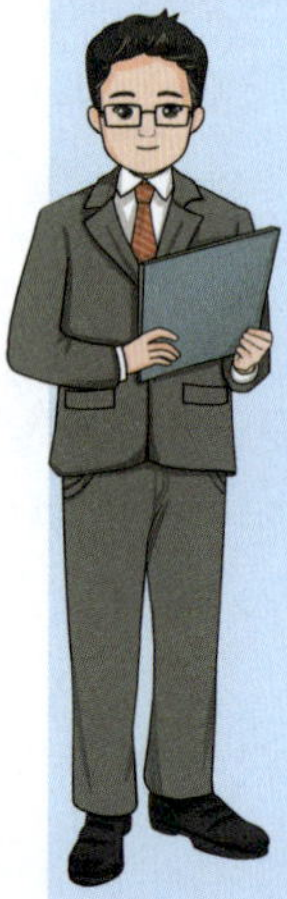

拔牙后的凝血过程

拔牙时和拔牙后，牙龈、牙槽骨均有不同程度的损伤和出血。拔牙后，由于根尖血管和牙周组织的撕裂，牙槽窝出血，血小板和纤维蛋白原组成的纤维蛋白网形成血凝块，其中的生长因子和细胞介素再引导间充质细胞、中性粒细胞和巨噬细胞迁移、消化牙槽窝内的细菌和组织碎屑，启动愈合。血块通常在拔牙后 15 分钟即可凝集，在 24 小时内完全形成。血凝块具有保护创口、防止感染、促进创口正常愈合的功能。如血凝块因故脱落，或形成不良，或无血凝块形成，则发生创口愈合缓慢、牙槽感染、疼痛等并发症的可能性大大增加。拔牙后 24 小时内，血块持续凝集中，如果在拔牙后的 24 小时内使劲漱口、刷牙，薄弱的血凝块容易脱落、形成不良，造成无血凝块，引发牙槽感染、疼痛等不良反应，拔牙伤口愈合减慢，甚至引发干槽症。老年人血管脆性增加，如果拔牙 24 小时内漱口刷牙，会增加术后出血、感染、疼痛、拔牙创愈合不良的风险。

拔牙后出血怎么办

如果拔牙 24 小时内漱口，导致创口出血、口腔渗血等情况，切勿慌乱，需要再次咬棉卷或纱布压迫止血、观察 40 分钟到 1 小时左右；如果自行不能判断出血原因，尽快赶往医院、寻求专业医生救治。

健康术语

干槽症

又称局限性牙槽骨炎、纤维蛋白溶解性牙槽炎，可以发生于任何拔牙伤口，以下颌阻生智齿拔除后发生率最高。干槽症主要表现为牙槽骨壁的骨炎或轻微的局限性骨髓炎，最主要的症状为疼痛，即拔牙后3~4天剧烈疼痛，并向耳颞部、下颌区或头顶部放射，一般镇痛药物不能止痛。若出现干槽症或疑似症状，需要及时复诊、对症处理治疗。

健康加油站

拔牙创愈合

拔牙创愈合分为三个时期：炎性期、增殖期和骨重建改建期，以及五个阶段：出血和血块形成，血块机化、肉芽组织形成，临时结缔组织基质和编织骨替代肉芽组织，原始纤维样骨替代结缔组织，成熟骨组织替代不成熟骨质、牙槽突功能性改建。

（高　敏）

24. 为什么拔牙后嘴里**有血丝**

关键词

拔牙 渗血

拔牙后 2~3 天内口腔唾液有血丝或有血腥味是正常现象，有时伴有体温偏高的现象。拔牙后嘴里有血丝或血腥味，尤其是老年人，是为什么呢？不会是出血吧？

专家说

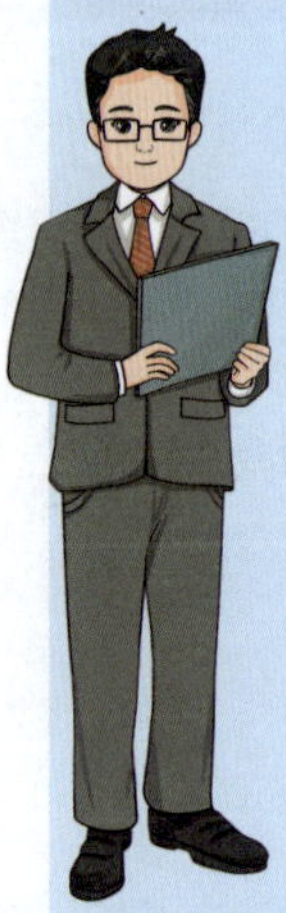

拔牙后 2~3 天口腔唾液有血丝是正常现象

拔牙时和拔牙后，牙龈、牙槽骨均有不同程度的损伤和出血。此时的血块比较脆弱、易渗血、易松脱。

口腔内持续有唾液分泌流出。拔牙后，由于唾液的冲洗和分解作用，造成口腔内有血丝或有血腥味，这些都是正常现象，不要紧张。常有患者因少量血液与大量唾液混合，总是吐口水，误认为出血而紧张、恐惧、焦虑。

拔牙后注意事项

拔牙后，患者应严格遵守咬纱卷或棉卷时限，口水尽量咽下。拔牙后 2~3 天内口腔内有血丝属于正常现象。拔牙 2 小时后，或嘴唇、舌、腭部麻木症状消失后，可进食温软食物；拔牙后 24 小时内不刷牙、不漱口、进食后可饮水；1 周内使用对侧咀嚼；拔牙后至少 1 周内勿吸烟、饮酒。缝线具体遵医嘱。拔牙后当天局部疼痛，24 小时内可配合局部冷敷，3 天内有局部肿胀，1~3 天体温偏高（不超过 38.5℃）属术后正常反应，可服用解热镇痛药缓解。如拔牙部位特殊可能数周内不能擤鼻子，具体遵医嘱。

若出现以下情况，请及时就诊

口内有持续活动性出血；出现大量血块；体温超过 38.5℃；术后肿胀、疼痛逐渐加重；3 天后突然局部疼痛，或伴颞顶、肩颈酸痛，或伴口内异味；下唇或舌麻木等神经异常情况。

（高　敏）

关键词

高血压　高血压危象

25. 为什么拔牙前需要**量血压**

牙齿疾病的治疗，大多涉及有创操作治疗，而老年人又或多或少伴有全身系统疾病。如何确保治疗的安全性呢？最重要的一点是，在拔牙前，无论年龄大小都要测量血压，了解患者的血压、心率情况。

专家说

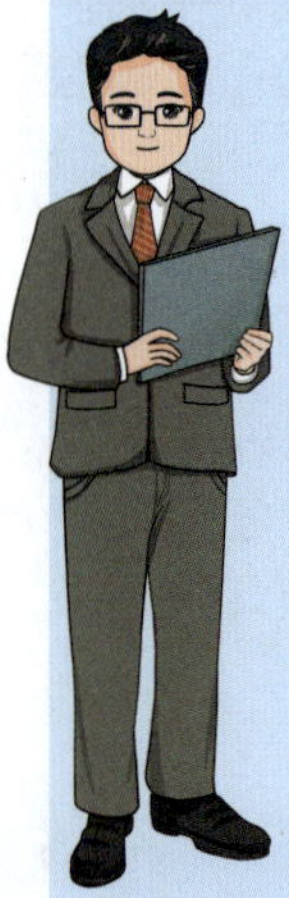

为什么拔牙要关注老年人血压

单纯患有高血压，不伴有心、脑、肾等功能不全的人，一般对拔牙手术均可以耐受。手术的激惹、精神紧张、疼痛、声响等，均可造成血压的骤然升高，如术前血压较高，可能导致高血压危象。血压过高，还会增加术后创区出血的风险，此时应先控制血压后再行拔牙治疗；如手术时间长、创伤大，血压宜控制在 150/90mmHg 以内。在关注手术当日的收缩压、舒张压、脉压差的同时，还应注意老年患者的自觉症状、既往血压最高值和近期血压的波动情况，如老年患者有头疼头晕症状、血压在既往最高水平、近来血压波动较大，这说明患者高血压病处于不稳定状态，即使当日血压未达到前述值，也应暂缓拔牙。还有一种情况，有的老年患者无高血压病史，也未曾关注血压情况，拔牙前在测量血压时发现血压高，也应先到心内科检查，稳定血压，再进行拔牙治疗。

药物可能影响血压

目前使用的很多局部麻醉药物含有肾上腺素，具有收缩血管、升高血压的作用。如果老年患者拔牙术前血压高，加之应用麻醉药物，术中再有不可控制精神紧张等因素，容易造成患者血压更高，导致高血压危象、诱发心脑血管意外等。

健康术语

高血压危象

为临床常见急诊重症，是指高血压患者受一些负性诱因影响，而出现小动脉短暂性强烈痉挛，继而诱发血压急剧升高，舒张压高于120mmHg，收缩压高于200mmHg，并可伴有进行性心、脑、肾等重要脏器损伤，引起剧烈头痛、神志模糊、心动过速等一系列症状。该疾病的发病原因比较复杂，且症状多样，患者多合并多种靶器官不同程度不可逆损伤。因此临床应为患者提供及时、准确、有效的降压处理措施，制定个性化治疗方案，减少并发症，改善预后。

（高　敏）

关键词：糖尿病　血糖控制　拔牙

26. 为什么血糖控制不好不能拔牙

老年人是糖尿病的高发人群。老年人在拔牙前，医生总是会询问血糖控制的情况，这是为什么呢？

专家说

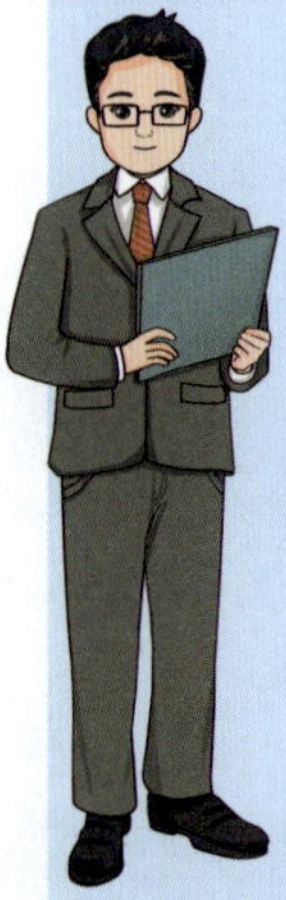

高血糖，拔牙有风险吗

高血糖会显著增加术后感染、出血不止和伤口难以愈合的风险。对于糖尿病患者或长期血糖偏高的人来说，口腔内的细菌更容易繁殖，而高血糖环境会削弱免疫系统的功能，使身体更难抵抗感染。拔牙后留下的伤口本身就是一个开放的伤口，如果血糖控制不佳，细菌可能迅速滋生，导致创口发炎、化脓，甚至引发更严重的颌面部感染或全身性感染。

高血糖还可能影响麻醉效果，并在拔牙过程中带来额外风险。例如，糖尿病患者如果空腹拔牙，可能会因为紧张或禁食导致低血糖，出现头晕、冷汗甚至昏迷。因此，通常会要求患者在拔牙前先控制好血糖水平，一般建议空腹血糖不超过 8.8mmol/L，糖化血红蛋白（HbA1c）一般不高于 6.5%，以降低手术风险。如果血糖长期不稳定，或已经出现糖尿病并发症（如肾病、视网膜病变等），拔牙的风险会进一步增加，必须在内科医生的指导下调整治疗方案，确保安全。

健康加油站

糖尿病患者拔牙前后的注意事项

如果糖尿病患者必须拔牙，应提前做好充分准备。首先，在拔牙前密切监测血糖，确保血糖水平处于相对稳定的状态。其次，与牙医充分沟通，告知自己的糖尿病史和用药情况，必要时术前使用抗生素预防感染。拔牙当天应正常进食，避免低血糖。术后护理也至关重要，包括严格遵循医生的术后指导、避免用力漱口或吮吸伤口、选择温软食物避免刺激伤口，并继续监测血糖数日以防波动。此外，糖尿病患者平时更应注重口腔健康，定期检查牙齿，控制血糖稳定，这样才能在需要拔牙时降低风险，确保安全顺利的恢复。

（肖作慧）

关键词 抗凝血药物 抗血小板药物 拔牙

27. 为什么拔牙前抗凝血或抗血小板药物**不能随意停**

很多长期服用抗凝血或抗血小板药物的患者在拔牙前都会担心："不停药拔牙会不会大出血？"但事实上，擅自停药的风险可能比拔牙出血大得多！

专家说

拔牙前随意停抗栓药的风险

抗凝血药物（如华法林）和抗血小板药物（如阿司匹林、氯吡格雷等）是心血管疾病患者的重要治疗

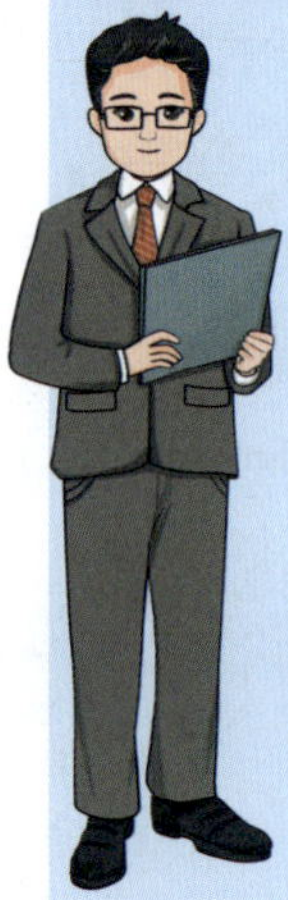

药物，能显著降低高危人群发生血栓事件的风险。临床上主要适用于以下患者：心脏支架术后患者需要维持支架通畅；房颤患者需预防心房内血栓形成；脑梗死患者要防范再次发生脑梗死；深静脉血栓患者则需阻止血栓蔓延和脱落。这些患者的共同特点是血管内环境存在持续的血栓形成倾向，抗凝血或抗血小板药物就像为他们的血液系统安装了精密的“防凝固安全阀”，通过持续调节凝血功能来维持血液的正常流动状态。

然而，擅自停用这类药物会打破这种精细平衡，导致严重后果，包括冠状动脉血栓引发急性心肌梗死，脑血管栓塞导致缺血性脑卒中，或下肢静脉血栓脱落引起肺栓塞。这些急症的致死率和致残率极高，远高于牙科治疗相关的出血风险。

服用抗凝血或抗血小板药物患者的拔牙出血的风险

相比之下，牙科治疗引起的出血通常是局部的、可见的，而且现在的口腔外科技术快速发展，医生们具备多种止血方法：如特殊的止血海绵、更加精细的缝合伤口、以及止血药物的使用等。因此，对于需要长期抗栓治疗的患者来说，维持稳定的药物浓度远比担心拔牙出血更为重要，这也是为什么临床指南强调不能擅自停用抗栓药物。

服用抗凝血或抗血小板药物患者拔牙术前应该做什么

如果您需要拔牙又正在吃这类药物，一定要记住：第一，建议不能自己擅自停药；第二，就诊时要把所有在吃的药都告诉医生，包括药物种类、剂量及服用时间等；第三，提前一周来看诊，让医生有充分的时间准备。医生会根据个体情况评估凝血功能，必要时进行血液检查，并与内科医生一同制定个性化的治疗方案。专业的事情交给专业的医生来处理，这样才能既把牙拔好，又保证生命安全。需要强调的是：擅自停药的后果可能很严重。大部分拔牙出血医生能处理，而血栓形成及全身并发症的发生则难以抢救。所以应听从医生的安排，切勿擅自停药。

（肖作慧）

关键词

心电监护　心脑血管疾病　拔牙

28. 为什么有些老年人需要在**心电监护**下拔牙

对于合并多种慢性疾病，特别是心脑血管系统疾病的老年人，在拔牙时需要接受心电监护，这是为什么呢？

专家说

有些老年人需要在心电监护下拔牙的原因

心电监护可以实时监测患者的心率、心律和心肌供血情况，帮助医生及时发现和处理可能出现的异常。许多老年患者在拔牙时需要接受心电监护，这主要是出于安全考虑。

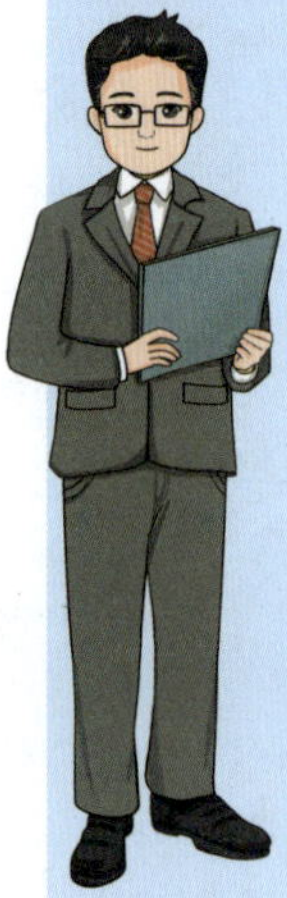

在拔牙过程中，即便是简单的局部麻醉和手术操作，也可能引起血压波动、心率变化等应激反应。对于患有冠心病、心律失常、高血压或曾接受过心脏手术的老年人来说，这些变化可能诱发严重的心脏事件。通过持续的心电监护，医生能够第一时间发现心肌缺血、心律失常等危险信号，并立即采取相应措施。

此外，心电监护还能帮助评估患者对麻醉药物的反应。特别是对于含有肾上腺素的局麻药，其可能引起心率增快、血压升高等不良反应。通过实时监测，医生可以及时调整麻醉方案，选择更安全的药物或降低药物浓度。

这种监护措施通常需要多学科协作完成。口腔医生会与心内科医生（或麻醉科医生）共同评估患者状况，制定个性化的监护方案。监护过程从术前准备开始，贯穿整个手术过程，并延续到术后观察期。在此期间，除了心电监护外，还会同步监测血压、血氧饱和度等重要生命体征。

实践证明，这种严密的监护措施大大提高了老年患者，特别是合并心血管疾病患者拔牙手术的安全性。数据显示，在接受心电监护的老年患者中，严重心血管并发症的发生率降低了 80% 以上。这充分说明，在现代医疗条件下，通过科学规范的监护手段，即使是高风险老年患者，也能在充分安全保障下顺利完成拔牙治疗。

（肖作慧）

29. 为什么拔牙 / 种牙前要问**抗骨吸收药物**的用药史

关键词

抗骨吸收药物　双膦酸盐类药物　地舒单抗

随着人口老龄化进程加快，骨质疏松症在老年人群中的发病率显著上升。这一趋势使得以双膦酸盐类药物、地舒单抗为代表的抗骨吸收药物在临床上的使用日益普遍，同时也为口腔科治疗带来了新的挑战。这类药物在改善骨密度、降低骨折风险的同时，其潜在的颌骨坏死风险给拔牙、种植等常规牙科操作带来了特殊的临床难题。

专家说

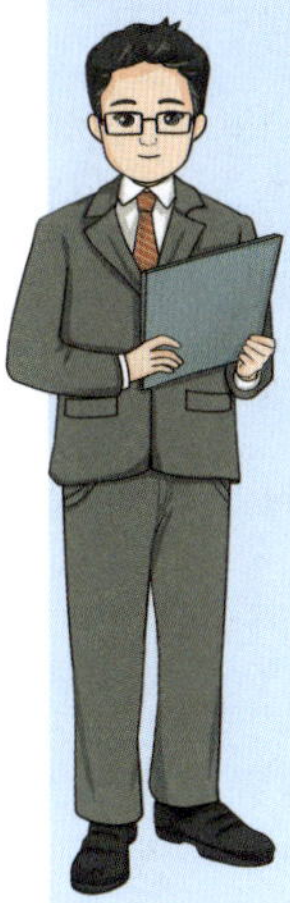

抗骨吸收药物增加颌骨坏死风险

在口腔种植或拔牙手术前，医生必须详细询问患者是否使用过双膦酸盐类药物（如阿仑膦酸钠、唑来膦酸）或地舒单抗等抗骨吸收药物，这是临床诊疗规范中至关重要的环节。这类药物虽然能有效治疗骨质疏松和恶性肿瘤骨转移，但会显著增加颌骨坏死的风险。特别是拔牙或种植牙等有创操作时，伤口会出现愈合困难、疼痛、溢脓甚至死骨形成等情况。其中颌骨坏死的风险程度与用药的药物种类、使用途径、持续时间、用药间隔等密切相关。临床数据显示，静脉注射制剂的风险明显高于口服制剂，且用药时间越长、累积剂量越大，发生颌骨坏死的概率就越高。

对于计划使用此类药物患者的建议

对于计划开始使用这类药物的患者，强烈建议在用药前完成所有必要的牙科治疗，包括拔除无法保留的患牙、治疗口腔感染以及进行全面的口腔健康维护。这些预防性措施能显著降低后续发生颌骨坏死的风险。此外，拔牙或种植牙前后短时间内都应尽量规避该类药物的使用，切勿在拔牙或种植牙后伤口尚未完全愈合时擅自开始用药。

对于已经使用此类药物患者的建议

对于正在使用此类药物的患者，口腔科治疗需要采取更为谨慎的个体化方案。首先必须进行全面评估，包括详细询问用药史（药物种类、使用途径、持续时间、用药间隔等），并结合口腔检查与影像学评估确定风险等级。对于低风险患者，可在加强预防措施的前提下进行必要治疗，但需采用微创等技术谨慎治疗，尽量减少骨组织损伤，术后密切观察愈合情况。中高风险患者（静脉用药或长期口服），需进行多学科会诊，由口腔科医生与内科医生共同制定治疗方案。

（肖作慧）

四

口腔修复治疗

30. 镶牙都有哪些方式，应如何选择

关键词

牙冠　活动义齿　固定桥　种植修复

在口腔临床中，牙齿缺损或缺失有各种不同的情况，口腔修复治疗，也就是我们俗称的“镶牙”，也因此有多种不同方式。那么面对不同的牙齿缺损情况，我们应当如何选择合适的修复方式呢？

专家说

四种常见修复方式的适用范围和特点

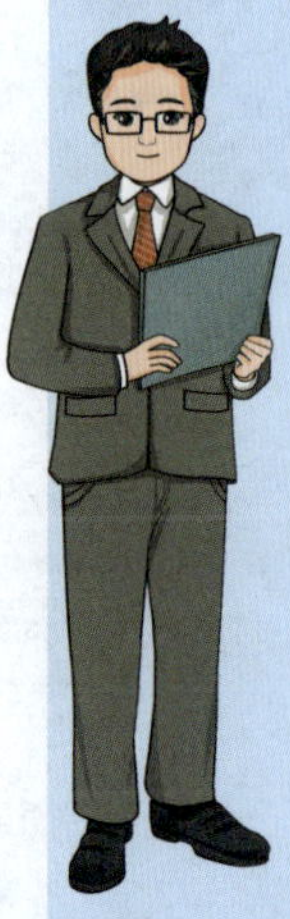

单冠修复：主要用于修复单颗牙齿的牙体组织缺损。如牙齿因龋坏、磨损、折断等原因完成根管治疗后，需要一个“帽子”（牙冠）来保护它，防止牙齿再次折断或劈裂，并恢复其形态和功能。

固定桥修复：适用于修复一两颗缺失牙，且邻牙条件较好的情况。基本原理是将缺失牙前后相邻的两颗牙齿作为“桥墩”，在其上制作牙冠，与缺失牙一起粘接于口内，形成类似“桥”的结构。它的优点是美观、稳定、咀嚼功能好，像真牙一样固定在口内，不需要摘戴，舒适度好；缺点是需要磨除部分邻牙，且对邻牙本身条件要求较高，因为是三四颗牙齿连着一起，下方易积存食物残渣且不易清洁，对口腔卫生要求较高，且固定桥一旦损坏，需要将整个桥体拆除一起处理，修复维护难度较大。

种植修复：目前最接近真牙的修复方式，适用于单颗、多颗甚至全口缺牙的情况。它通过在牙槽骨里植入“人工牙根”，然后安装牙冠，不需要依赖邻牙。种植牙的优点是稳固、耐用、咀嚼功能好、美观、对邻牙没有损害。不过，种植牙费用较高，手术过程相对复杂，且需要一定的愈合时间。

上述三种修复方式均为固定义齿。固定义齿是一种通过粘接或固定方式永久性安装在患者口腔内的修复体，用于替代缺失的天然牙，恢复咀嚼、发音和美观功能。与活动义齿不同，固定义齿一旦安装完成，患者无法自行取下，需由口腔医生通过专业工具拆卸。

活动义齿修复：适合缺牙较多，或者口腔条件不适合做固定桥和种植牙的情况。它可以自行摘戴，方便清洁，邻牙磨除很少，适用范围广，费用相对较低。但是初戴时可能有异物感，需要患者逐步适应，咀嚼效率不如固定桥，需要每餐饭后取下清洗，并且需定期更换。

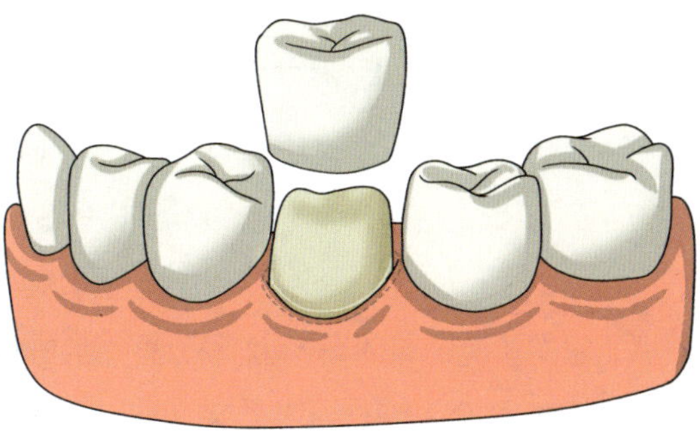

单冠

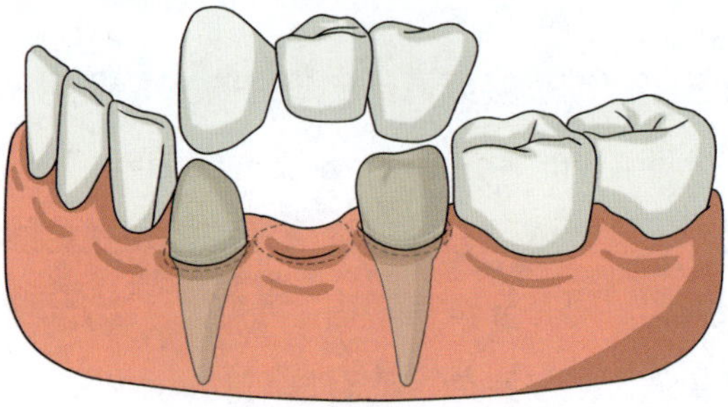

固定桥

（阎　旭）

关键词：口腔健康　镶牙　检查

31. 为什么镶牙前需要做很多准备工作

镶牙，是恢复牙齿功能和美观的重要手段。在进行镶牙之前，患者往往需要经历一系列繁琐的准备工作，如全面口腔检查、制定修复方案、治疗口腔现有疾病等，这些镶牙前的准备工作对后续治疗都有至关重要的作用。

专家说

口腔检查与评估：镶牙前应进行全面的口腔检查，包括必要的 X 线检查，以了解牙齿、牙槽骨和颌骨的健康状况。医生会根据检查结果制定个性化的镶牙方

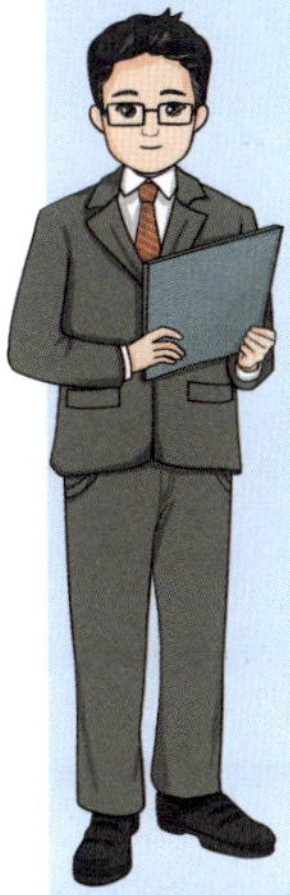

案，选择合适的修复方式（如活动义齿、固定义齿或种植牙）。

拔牙：如果口腔内存在无法保留的残根、残冠或松动牙，需要在镶牙前拔除。拔牙后，牙槽骨需要一定时间进行愈合，通常建议等待 3 个月左右，待牙槽骨稳定后再进行镶牙。对于特殊情况（如种植牙），可能需要更长的愈合时间。

洗牙：洗牙是镶牙前的重要步骤之一，主要用于清除口腔内的牙菌斑、牙结石和色素沉着，减少口腔内的细菌数量，治疗并预防牙周炎症，以利于后续的镶牙操作。

补牙：镶牙前需要对口腔内的龋齿、楔状缺损等进行治疗，恢复牙齿的形态和功能，同时防止龋齿、楔状缺损等疾病进一步发展。

根管治疗：当牙齿的龋坏或损伤波及牙髓时，需要进行根管治疗。根管治疗后的牙齿通常会变得脆弱，一般需要进行冠修复加以保护。

咬合调整：在镶牙前，还需要对口腔内的咬合关系进行评估和调整，如果存在咬合过高、过低或不均匀的情况，需要通过调磨等方式进行纠正，以确保修复体安装后能够与天然牙形成良好的咬合关系。

心理准备：镶牙是一个相对复杂的治疗过程，患者需要有良好的心理准备，积极配合医生的治疗。了解不同镶牙方式的优缺点和可能的并发症，有助于患者做出更明智的选择。

（阎　旭）

32. 为什么“杀神经”后需要及时**做牙冠**，有时还需要**“打桩”**

关键词

根管治疗　牙冠　桩核修复

在口腔临床中，根管治疗后的牙齿修复是一个重要环节。许多老年人不理解，杀完神经后牙齿已经不疼了，为什么还要做牙冠保护，有些牙齿还需要“打桩”？

专家说

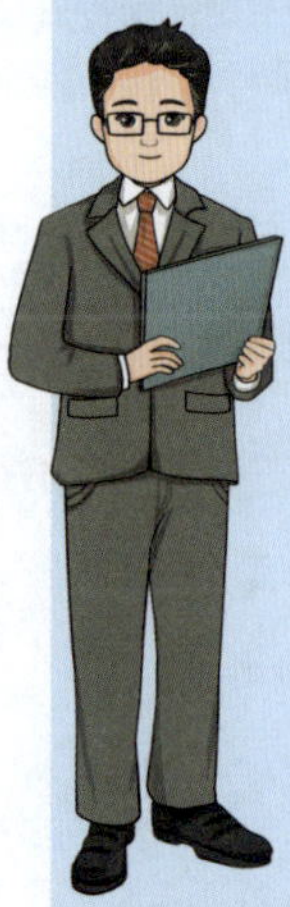

根管治疗后的牙齿和正常牙齿有什么差异

正常牙齿的牙髓富含神经与血管，能敏锐地感知冷、热等刺激，还可为牙齿提供营养，维持其良好的韧性和弹性，有效分散和承受咀嚼力。牙齿进行根管治疗后对冷、热等刺激不再敏感，失去牙髓营养支持的牙齿如同干枯的大树，脆性增加，抗折能力显著下降。此外，根管治疗在开髓、预备根管的过程中不可避免地磨除部分牙体硬组织，使牙齿变得更加脆弱。

根管治疗后的牙齿为何要做牙冠修复

根管治疗后的牙齿抗折断能力减弱，折裂风险显著增加，一旦折裂可能面临拔牙风险。牙冠修复能有效降低牙齿折裂风险，更好地恢复患牙的解剖形态及咀嚼功能。因此，建议在根管治疗后及时进行牙冠修复以对患牙进行保护。

哪些牙齿根管治疗后还需要“打桩”

有些牙齿根管治疗后剩余牙体组织过少，甚至只剩下牙根，如果将牙齿缺损部分用材料充填上直接做牙冠，后期使用过程中可能会因固位力强度不足导致牙冠脱落甚至牙齿折裂。经过医生的评估，如果牙根有足够长度且牙周组织健康，可以通过“打桩”的桩核来更好地恢复牙齿形态，并增加强度，如同在盖房子过程中使用地基和钢筋，使牙齿更加稳固。

健康术语

桩核冠

由桩、核和牙冠三部分组成。桩是插入根管内的部分，主要起稳定和固位功能，类似于“打地基”；核是固定在桩上的部分，核与桩融为一体延伸至临床牙冠恢复缺损牙体组织，类似于“钢筋架”，为牙冠提供支持与固位。

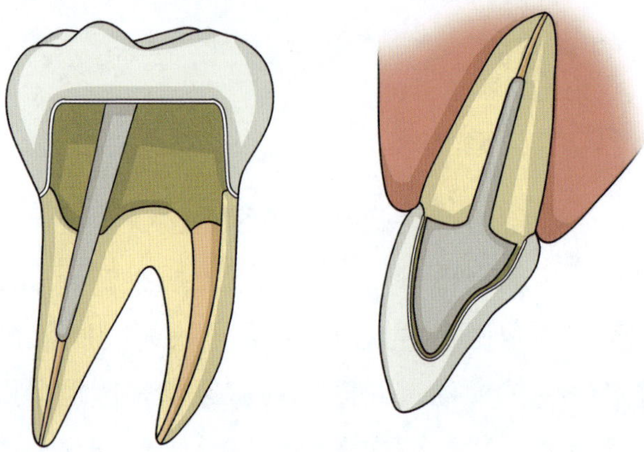

桩核冠示意图

（裴丹丹）

33. 为什么做牙冠时需要把**牙齿磨小**

牙齿因各种原因在根管治疗后常需要做冠修复，医生却告知需要把做牙冠的牙齿磨小（牙体预备）。牙齿已经残缺不全，继续磨除牙齿似乎很可惜，可不可以不磨牙齿做冠？

专家说

做牙冠需要进行牙体预备的原因

去除病变组织：对于龋病，需去除腐烂的牙体组织和软化的牙本质，以免患牙继续龋坏。

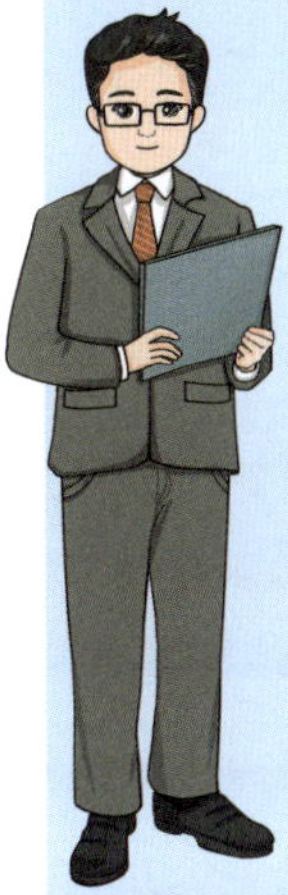

去除菲薄无支持的牙体组织：需要去除窝洞边缘没有足够支持的牙体组织，使保留的牙体组织足以抵抗咬合力而不致破碎。牙体组织剩余较少的时候可以增加桩核的设计共同承受咀嚼压力。

为牙冠预留空间：牙齿磨小可以为后续牙冠预留制作空间，使其具备一定的厚度抵抗咬合力，同时能够恢复正常牙冠外形和色泽透明度等美观性能。

为牙冠提供良好的固位形：为了使牙冠能顺利就位且边缘密合，需要磨除牙齿轴面的倒凹，并按照牙冠的解剖外形均匀磨除牙齿各面组织，形成一定的固位形，为牙冠提供有效的固位力，防止牙冠在使用过程中松动脱落。

健康术语

牙体预备

为了获得修复体重建所需的位置空间，修复治疗前需要对牙体按一定的标准和要求调磨预备。

印模制取

在临床修复治疗时，采用印模材料和印模托盘来制取口腔有关组织阴模的相关技术操作，包括可摘修复印模技术和固定修复印模技术。

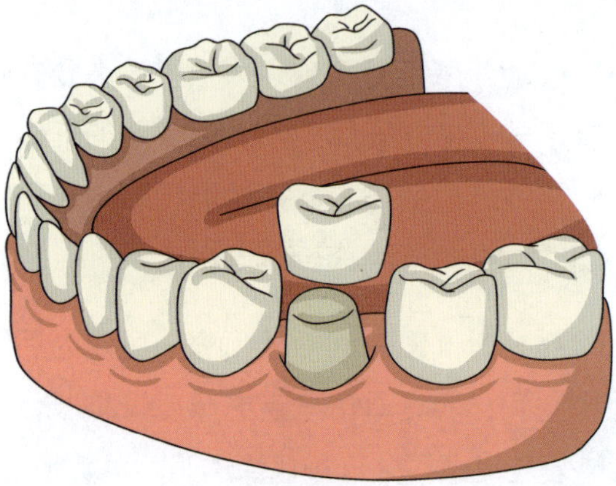

牙体预备

（刘晓秋）

34. 牙冠分为哪些类型，该如何选择

临时牙冠　金属冠　烤瓷冠　全瓷冠

随着年龄增长，老年人因各种原因导致的牙体缺损增多，牙冠修复是常见的治疗手段，而牙冠类型繁多，老年人如何选择适合的牙冠呢？

专家说

常见牙冠材料有哪些种类

常见的牙冠主要分为临时牙冠、最终修复牙冠。临时牙冠是在牙齿预备后至最终修复牙冠完成期间戴用的过渡性牙冠，通常为树脂材料；最终修复牙冠是经过精确设计和制作的可长期戴用的牙冠，常见的材料为金属、烤瓷及全瓷等。

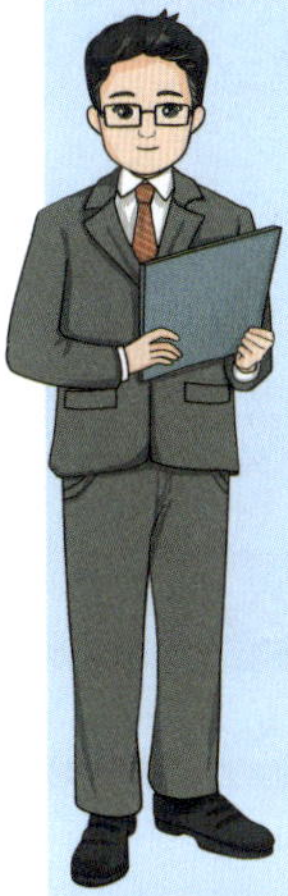

金属冠：由金属材料制成，可分为贵金属冠、非贵金属冠、钛合金冠以及纯钛冠等。金属冠强度高、耐磨损、磨牙量少、且价格较低，但美观性不足，可能使牙龈着色，部分金属可能会引起过敏反应，同时可能会影响 MRI 检查结果。

烤瓷冠：由金属基底冠和外部烤瓷层构成，根据金属的不同，烤瓷冠又可分为贵金属烤瓷冠、非贵金属烤瓷冠等。烤瓷冠兼具金属的强度和烤瓷的美观性，价格适中，但部分金属基底可能引起过敏反应、牙龈着色以及影响 MRI 检查结果，在使用的过程还存在瓷裂的风险。

全瓷冠：由陶瓷材料构成，具体分为氧化锆、氧化铝、玻璃渗透陶瓷等。氧化锆全瓷是近年来广泛应用的高性能陶瓷材料，具有极高的强度，能够承受较大的咀嚼压力；氧化铝全瓷和玻璃渗透陶瓷透光性好，颜色自然逼真，与天然牙极为相似，但强度相对有限。全瓷冠不存在金属成分，因此不存在牙龈着色以及金属过敏问题，也避免了对 MRI 检查的影响，具有优异的生物相容性，对牙龈刺激小，不足之处是价格相对较高。

老年人如何选择牙冠材料

老年人牙冠材料的选择需要根据牙齿条件、美观要求、咬合力、经济承受能力等各方面情况，做出适合自己的选择。具体来说，前牙区修复：对美学要求高的老年人，建议选择全瓷冠中的氧化铝全瓷 / 玻璃渗透陶瓷冠；后牙区修复：要求能够承受较大的咀嚼力，选择高强度的氧化锆全瓷冠为佳。金属冠适用于后牙区咬合力较大，美观要求不高，且对所选金属不过敏情况。烤瓷冠兼顾美观和价格适中的优点，但存在力量大时易崩瓷、牙龈易着色等缺点。老年人需综合考虑自己的实际需求，并征求医师的专业意见，做出合理的选择。

（裴丹丹）

关键词
修复材料
MRI
CT

35. 口腔**修复材料**会影响 MRI、CT 检查吗

老年人经常会因全身健康问题进行 MRI 或 CT 等影像检查，而很多老年人口内可能有各种材料的牙冠等，是否会影响 MRI 和 CT 检查呢？

专家说

牙冠对 MRI 或 CT 检查的影响

MRI 和 CT 检查是目前临床应用较多的影像诊断工具。MRI 和 CT 的影像失真均会影响疾病诊断。牙冠对 MRI 和 CT 检查的影响，取决于牙冠的材料和范围。

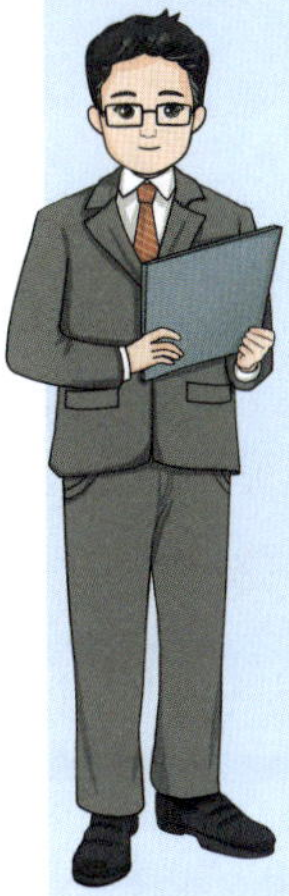

部分金属材料易造成 MRI 伪影，口腔金属材料中铁磁性金属如铁、镍、钴等产生的MRI伪影均较明显，不同金属产生的伪影范围大致排序为：纯钛 < 金钯 < 银钯 < 钛锆合金 / 钛合金 < 镍铬、钴铬。不同牙冠材料在 CT 影像中产生的高亮度伪影和条索状伪影范围排序为：纯钛 < 氧化锆 < 镍铬 < 钴铬 < 金钯 < 银钯，聚合瓷全冠和玻璃陶瓷全冠不产生伪影。

专家建议，口腔内有活动义齿或牙冠时，在进行 MRI 或 CT 检查前，要注意以下事项。

（1）口内如戴有活动义齿，需要在 MRI 或 CT 检查时摘下义齿。

（2）患者或家属要清楚患者口内所戴牙冠的材料、部位及范围等，必要时咨询原修复医师，并将上述信息完整告知放射医师。放射医师会根据牙冠的材料类型、部位、与所检查部位的位置关系、影响等情况做出综合判断，并决定是否需要拆除原修复体。

（3）纯钛、氧化锆、玻璃陶瓷、高分子材料基本不影响颅脑部位的影像学检查结果，做固定义齿时可以优先考虑。

（刘晓秋）

36. 为什么**拔牙后**要及时**镶牙**

关键词

拔牙　镶牙　牙齿缺失

在老年人群中，常常因各种原因需要拔除口内的坏牙及松动牙齿。牙齿拔除后，医生会建议老年朋友要及时镶牙，那么为什么拔牙后要及时镶牙呢？

专家说

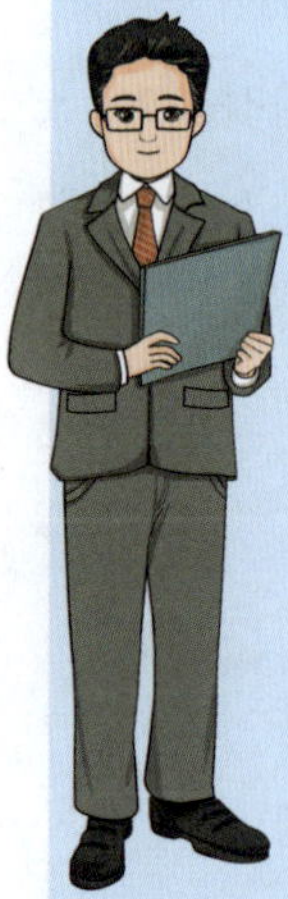

老年人拔牙后不及时镶牙的危害

影响余牙健康：拔牙后，缺牙部位失去支撑，邻牙会逐渐向缺隙倾斜，而对颌牙因失去咬合接触会向缺隙处伸长。牙齿倾斜或伸长易导致食物嵌塞，从而导致或加重龋坏、牙周炎等病变。缺牙后，剩余牙齿需要承担更多的咀嚼负荷，这可能导致牙齿过度磨损、牙周组织创伤等。

影响咀嚼功能：牙齿缺失会导致咀嚼功能下降，尤其是磨牙或者多个牙齿的缺失，不仅影响咀嚼功能，还有可能因此增加胃肠消化负担。

影响美观：牙齿对维持面部轮廓具有重要作用。缺牙后，牙槽骨因缺乏咀嚼刺激会逐渐萎缩，导致面下部高度变短，面颊部和周围肌肉松弛，唇、颊部内陷，口角下垂，面部皱纹增多，整体面容显得苍老，严重影响面部美观。

影响发音： 前牙缺失会影响发音功能，导致发音不清，影响老年人的日常交流。

影响颞下颌关节健康： 牙齿缺失会导致咬合关系紊乱，咬合力量不均衡，增加颞下颌关节的负担。长期缺牙还可能引发颞下颌关节紊乱综合征，表现为关节疼痛、弹响、张口受限，甚至头痛等症状。此外，单侧咀嚼习惯的形成也会加重关节负担，进一步损害其功能。

因此，老年人牙齿缺失后应及时进行修复。

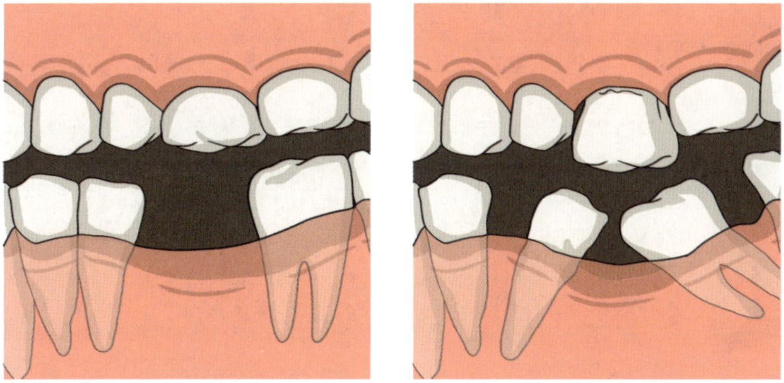

牙齿移位前示意图　　牙齿移位后示意图

（阎　旭）

37. 拔牙后多久可以镶牙

关键词

镶牙时机 过渡义齿

老年人牙齿拔除后需要及时进行修复，以恢复口腔功能和美观。那么拔牙后，到底多长时间才能够镶牙呢？

专家说

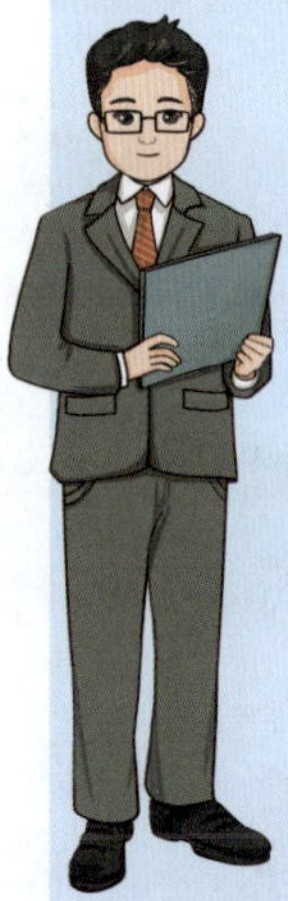

拔牙后合适的镶牙时机

老年人拔牙后镶牙的时间因个人情况而异，通常需要至少三个月。拔牙后形成的创口需要经过骨组织改建、软组织修复等过程，整个过程完成并稳定下来一般需要三个月左右。如果过早地镶牙，拔牙处牙槽骨伤口尚未稳定，会导致伤口过早受到义齿压力，影响伤口愈合，也极易导致义齿压疼；后续牙槽骨继续改建吸收，原义齿就会与牙槽嵴不贴合，影响义齿的使用寿命。

影响拔牙创口愈合时间的因素

拔牙创口的愈合时间受多种因素的综合影响，主要包括患者的年龄、全身健康状况、拔牙前炎症程度、拔牙创伤大小以及术后护理等。年龄越大，组织再生能力越弱，愈合速度越慢。患有糖尿病、骨质疏松症等系统性疾病的患者，由于血液循环和代谢功能受损，愈合时间会显著延长。拔牙前存在严重炎症或牙周炎的患者，其拔牙创愈合也更容易受到干扰。此外，拔牙时的创伤程度、拔牙窝大小、局部血供以及拔牙后的感染情况等都会影响愈合过程。因此，术前控制炎症、减少拔牙创伤、术后保持良好的口腔卫生和遵医嘱用药是促进拔牙创顺利愈合的关键。

不同镶牙方式的时机

活动义齿和固定桥通常在拔牙后 3 个月进行修复。种植牙因涉及骨愈合与牙槽骨重塑，镶牙时间较长，一般为拔牙后 3~6 个月。前牙区缺失可在拔牙后 4~6 周进行早期种植。

关键词

缺牙 固定桥 基牙

健康术语

过渡义齿

在牙齿拔除后至正式修复体完成之前的时间内，为恢复患者美观及部分咀嚼功能，而制作的短时间内戴用的临时性修复体。

（阎 旭）

38. 为什么缺牙多时不建议做**固定桥修复**

在口内缺牙较少时，有些患者制作了固定桥修复体。固定桥修复戴用舒适、咀嚼功能较强，也不用取下清洗。但有些老年人缺牙比较多时，医师却说不能做固定桥修复，这是为什么呢？

专家说

固定桥的适用条件

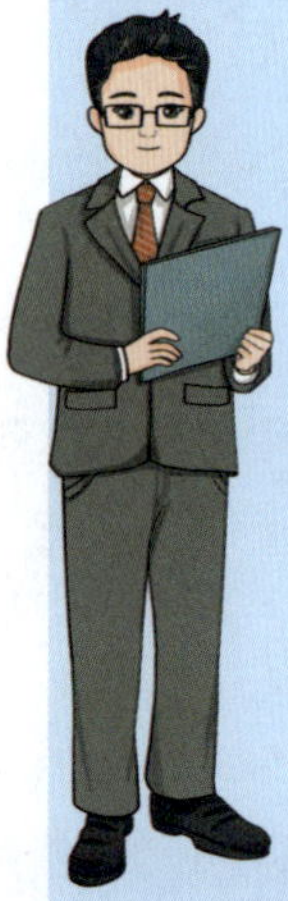

固定桥是由固位体、桥体和连接体三部分组成的固定义齿，固位体是在余留健康天然牙上制作的牙冠、嵌体等，通过粘接剂粘固于天然牙上，此天然牙称为基牙；桥体是用以恢复缺失牙形态与功能的人工牙部分；固位体和桥体通过连接体连接。

固定桥修复时，基牙既要承担自身受到的咀嚼压力，还要分担桥体受到的压力。因此，为了确保基牙的健康，临床上固定桥修复有着严格的适用范围。

缺牙的数目：固定桥最适合于牙弓内有少数牙缺失，或者少数牙的间隔缺失，即 1~2 个牙缺失。

缺牙的部位：前牙或后牙区 1~2 牙缺失，或者少数牙的间隔缺失，且基牙的数目和条件符合条件时，可以考虑固定桥修复。如果上下前牙的咬合力不大，基牙牙周条件良好，缺失 3~4 个牙时也可以设计前牙固定桥。

基牙的条件：固定桥修复时，对基牙的要求比较高，如基牙的牙冠位置、牙根长度及冠根比例、牙周健康程度等都有明确要求。临床上医师需根据具体情况综合考虑，才能决定是否选择固定修复。

不合理固定桥修复体的危害

如果缺牙较多，基牙等口腔状况不符合条件，但仍选择了固定桥修复，就会导致基牙负担过大，在使用一段时间后，会出现基牙疼痛松动、牙槽骨吸收、基牙继发龋甚至牙冠或牙根折断等，最终导致修复体的松动、脱落，修复失败。这样就对基牙造成不可逆的损伤，反而得不偿失。因此，老年人缺牙比较多时，常常考虑活动义齿或者种植修复，不宜设计固定桥修复。

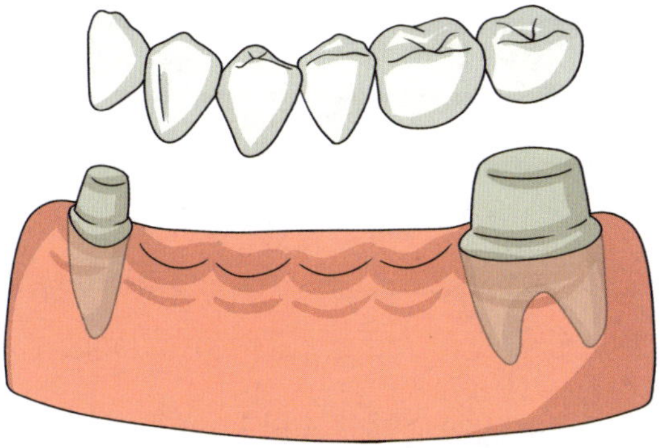

不合理的固定桥修复使基牙不堪重负

（刘晓秋）

关键词

活动义齿

39. 什么是活动义齿

随着年龄的增长，由于各种口腔疾病的发生，老年人口腔内可能有较多的牙齿缺失。为了恢复咀嚼功能，提高生活质量，我们就需要佩戴可摘局部义齿，也就是常说的活动义齿。

专家说

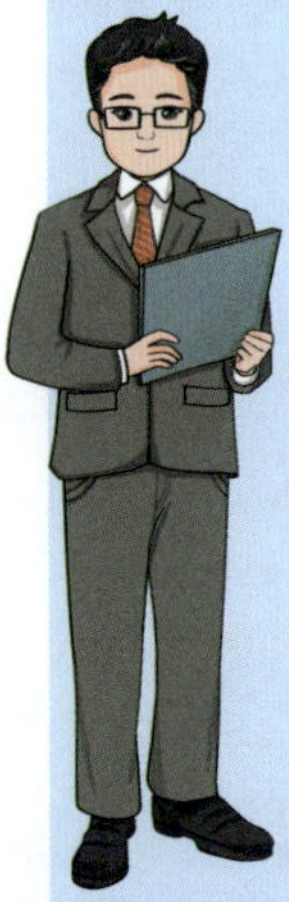

什么是活动义齿

活动义齿是一种可以自行摘戴的牙齿修复装置，主要用于老年人牙齿缺失后的功能恢复和外观改善。那么活动义齿到底是什么样的呢？

活动义齿的组成

人工牙：活动义齿中呈现为牙齿形态的白色牙齿部分，可以是一颗或多颗。通常采用树脂材料，用来替代缺失的天然牙，恢复咀嚼功能并模拟天然牙的外观。

基托：活动义齿的底座，通常由树脂材料制成，颜色接近牙龈的粉红色，它与牙龈和牙槽骨黏膜紧密贴合，起到支撑人工牙和保持活动义齿稳定的作用。

连接体：将义齿的各个部分连接在一起，确保整体的强度和稳定性。

固位体：通常是金属材质的小部件，形状类似小钩子，可钩在邻近的健康牙齿上，帮助固定义齿，使其在口腔中保持稳定。

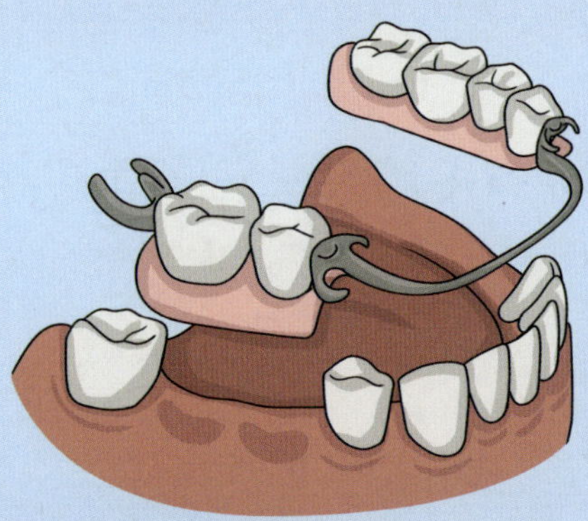

活动义齿

活动义齿的优点

经济实惠：相比于固定义齿，活动义齿的价格较为亲民，更适合预算有限的患者。

可摘戴性：患者可以根据需要随时摘戴，便于清洁和维护。

适用范围广泛：无论是单颗牙缺失还是全口无牙，活动义齿都能有效恢复咀嚼功能。

活动义齿的缺点

舒适度欠佳：初戴时可能会有异物感，需要一段时间来适应。

稳定性不足：由于其“活动”的特性，稳定性不如固定义齿，特别是在咀嚼较硬食物时，可能会发生晃动，咀嚼效率也相对较低。

维护要求高：需要定期取下清洗，以防止细菌积聚和牙周病的发生，尤其在夜间睡眠时，建议摘下义齿，以保护口腔健康。

（阎　旭）

40. 老年人的活动义齿有哪些类型

关键词：胶连式　铸造支架式　类型选择

许多老年人牙齿缺失后常常需要佩戴活动义齿，然而，面对众多的活动义齿材料，老年人往往一头雾水，不知如何选择。那么，老年人应该如何选择活动义齿的材料呢？

专家说

常用的活动义齿有哪些类型

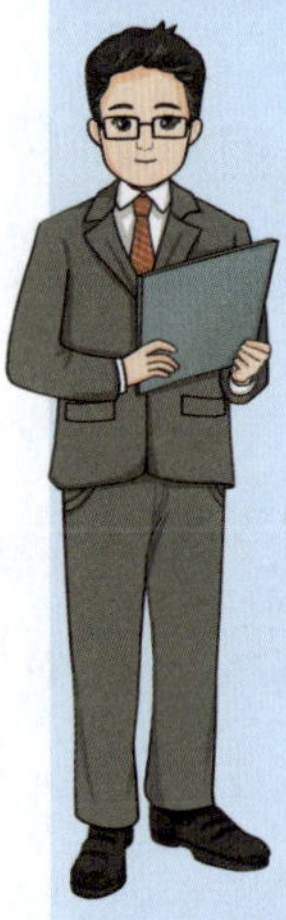

胶连式活动义齿：由树脂基托将义齿各部分连接在一起，以弯制钢丝卡环固位。其色泽近似黏膜，较美观，制作简单，价格较低，便于义齿修理和重衬，但强度低，体积较大，异物感较强，材料易老化。

铸造支架式活动义齿：由金属整体铸造的支架和少量的树脂基托构成。其精度高，强度大，不易折断，材料薄巧，不易老化，舒适感强于胶连义齿，但铸造工艺复杂，价格相对较高，修理困难。

根据金属材料的不同，铸造支架义齿分为钴铬合金、钛合金及纯钛。钴铬合金支架强度和硬度高，可承受较大咀嚼力且不易变形，但密度大，较重。钛合金支架强度与钴铬合金相当或略低，高于纯钛支架，密度介于两者之间，佩戴舒适，对口腔组织的刺激性小。纯钛支架强度及硬度相对较低，能更好地与口腔组织贴合，薄且轻，异物感小，患者舒适度高，生物相容性极佳，但价格较高。

老年人如何选择活动义齿材料

老年人选择活动义齿材料时，应根据医生对自己口腔状况（如余留牙数量和状况、牙槽骨吸收程度等）的评估，结合佩戴舒适度、美观性以及经济状况来综合考虑。缺牙多、余留牙健康情况差、牙槽嵴严重吸收的老年人，宜选择胶连式活动义齿，便于义齿的调改和修理；对于舒适性和义齿强度要求较高，或修复空间受限、树脂基托无法提供足够义齿强度的老年人，建议选择金属铸造支架式活动义齿；对于美观度、舒适度、强度皆有较高要求，经济能力尚可的老年人，则可选择纯钛活动义齿。

（裴丹丹）

关键词

活动义齿　骨突修整

41. 为什么有人做活动义齿前还要进行骨突修整

很多人在镶活动义齿前都会遇到这样的问题，已经按照医嘱在拔牙后等待了很长时间，但是在准备镶牙时，却被医生告知还需要做骨突修整，类似于建造楼房前的地基平整工作。那么，骨突必须要修整吗？修整骨突后多久可以开始镶活动义齿呢？

专家说

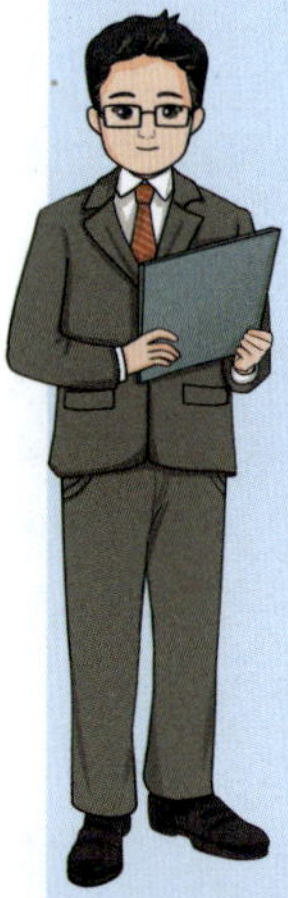

骨突如何形成

骨突是牙槽嵴上突起的骨组织，主要分为两类，一类骨突是正常颌骨上的骨性隆起，另一类骨突是拔牙后骨质吸收不均形成。

骨突必须要修整吗

牙槽骨骨突是否需要修整，需视具体情况而定。

需要修整的情况：对于形状不规则、表面锐利且压痛明显的骨突，一般需在修复前行外科修整，以免义齿戴用时压迫骨突，导致骨突表面的黏膜红肿、破溃、疼痛，严重影响义齿戴用；或者由于骨突过大，影响义齿修复，造成义齿无法就位时，也需要进行骨突的修整。

无需修整的情况：当骨突较小、无疼痛症状，且处于拔牙后恢复期内，不影响口腔功能和义齿修复时，可尝试局部手法按摩方式促进骨突的吸收，从而减轻其对活动义齿的影响。

禁忌情况：老年人如存在严重心脑血管疾病、血液疾病等手术禁忌证，无法耐受骨突修整手术时，一般不建议修整。

骨突修整后多久可以镶活动义齿

一般来说，骨突修整术后一个月就可以镶活动义齿了。对于伴有糖尿病的老年人，其牙槽骨愈合速度可能会稍微减慢，骨突修整后的愈合时间可相对较长。

健康术语

牙槽骨修整术

通过外科手术方法去除妨碍义齿修复的牙槽骨异常结构，以使牙槽嵴外形光滑平整，方便义齿修复。适用于牙槽嵴严重突出、吸收不均导致的尖锐骨缘或隆起等。

关键词 活动义齿 牙体预备

健康加油站

进行牙槽骨修整术后应该注意些什么

术后两小时后方可进食，食物应以软食、半流食为主，避免过辣、过烫的食物。手术后可给予漱口液含漱，保持口腔清洁，避免感染。术后局部肿胀是正常现象，冰敷可以减轻局部疼痛、术后水肿和炎症反应。术后 5~7 天拆线，定期复诊检查伤口愈合情况。术后一个月左右可以复诊检查，进行活动义齿修复。

（裴丹丹）

42. 为什么做活动义齿需要磨其他牙齿

当口内缺失部分牙齿时，活动义齿是一种被广泛应用的修复方案。医生在制取活动义齿模型前，通常需要对口内其他的牙齿上进行调磨。这种调磨是必须的吗？会对健康的牙齿有损伤吗？

专家说

做活动义齿为何要调磨其他牙齿

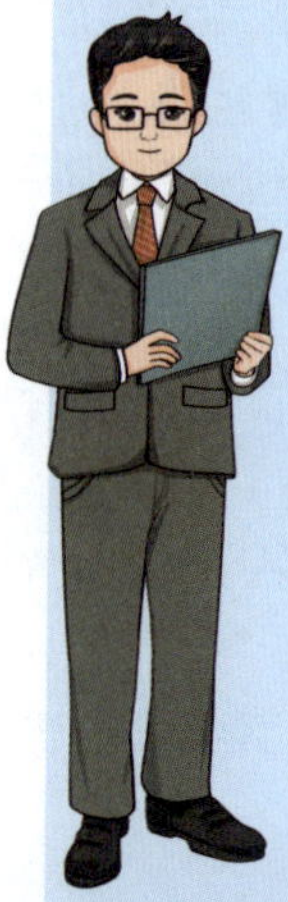

活动义齿体积较大，且需要依靠周围牙齿来固定，做活动义齿前调磨牙齿是为了确保活动义齿取戴方便、稳定、舒适。

义齿设计：活动义齿需要依靠周围的牙齿来固定，在健康的牙齿上需要放置支托、卡环等部件，调磨牙齿可以为这些部件创造空间，避免佩戴义齿后影响牙齿的咬合，使义齿更加稳固。

邻牙倾斜影响义齿就位：老年人缺牙时间长，相邻的牙齿会向缺隙侧倾斜移位，会妨碍义齿的摘戴。这种情况下需要调磨牙齿，以确保义齿能够顺利就位与取戴。

创造修复空间：老年人长期缺牙后，缺牙位置的对颌牙会因为失去对抗咬合力的力量而逐渐伸长，导致活动义齿修复空间不足。此时需要对伸长的牙尖或切端进行调磨，从而给活动义齿创造充足空间，保障义齿修复效果。

调磨会损害健康的牙齿吗

虽然做活动义齿需要磨其他牙齿，但磨牙的程度通常很小，一般只有 1~2 毫米，不会影响正常牙齿的使用功能。同时，医生在进行磨牙处理时，会根据患者的具体情况和义齿设计要求，采取适当的磨牙方法和技术，尽量保留健康牙齿组织。牙齿敏感和疼痛是磨牙后常见的反应，通常会在几天或几周内逐渐消失，术后应避免食用冷热酸甜类刺激性食物，也可以使用脱敏牙膏减轻敏感的症状。

（裴丹丹）

43. 为什么镶活动义齿要**多次就诊**

关键词：活动义齿　就诊次数

许多老年人因为缺牙选择活动义齿修复，由于身体原因行动不便，因此非常关心就诊次数。为什么镶活动义齿不能一次完成，需要就诊很多次呢？

专家说

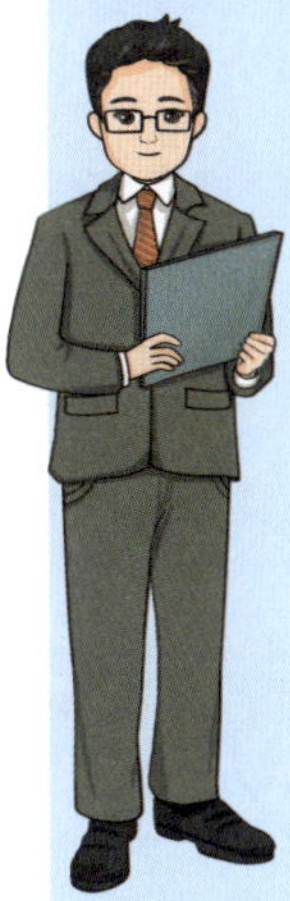

老年人镶活动义齿需要就诊多次的原因

活动义齿制作复杂且精细，需医生和技师密切协作完成，整个治疗过程步骤多，需按序完成且需要间隔一定的时间。很多老年人病情复杂、治疗难度大、耗时久，加上身体机能逐渐下降，长时间治疗可能会引发低血压、低血糖、头晕等不适情况。另外，镶牙的过程中需要老年人张口配合医生，长时间张口还可能造成颞下颌关节紊乱。所以，为保证义齿制作的精准性，同时兼顾老年人身体承受能力，保障治疗安全、有效，老年人镶活动义齿需要多次就诊。

镶活动义齿的具体流程

口腔检查与治疗方案制定：医生通过全面的口腔检查，结合X线片、CBCT等影像学检查，确定缺牙部位、余留牙齿情况、牙槽骨吸收程度及口腔卫生状况等，根据老年人的要求及检查结果的综合分析进而制定科学合理的治疗方案。

牙体预备与印模制取：医生根据活动义齿设计方案对余留牙齿进行必要的调磨后，用口腔印模材料和石膏模型翻制牙齿和牙列形态，并记录咬合关系和颌位关系。

活动义齿制作：义齿制作中心的技师根据医生的治疗方案和石膏模型进行活动义齿制作。

初戴与调改：活动义齿制作完成后，医生需检查活动义齿在口腔内的就位情况、稳定性、与黏膜的贴合程度以及咬合关系的恢复等，该过程可能需要多次调整，以确保义齿佩戴稳固并实现良好的咬合功能。

定期维护：活动义齿的定期维护也非常重要，建议每年至少复诊一次，以便医生根据情况变化对义齿进行必要的调改，确保其长期使用效果。

（裴丹丹）

44. 如何**正确摘戴**活动义齿

活动义齿主要的特点就是方便摘戴。老年人在使用活动义齿时，每天需多次进行摘戴动作，因此熟练掌握活动义齿的摘戴方法至关重要。活动义齿如何正确摘戴呢？

专家说

活动义齿的戴入

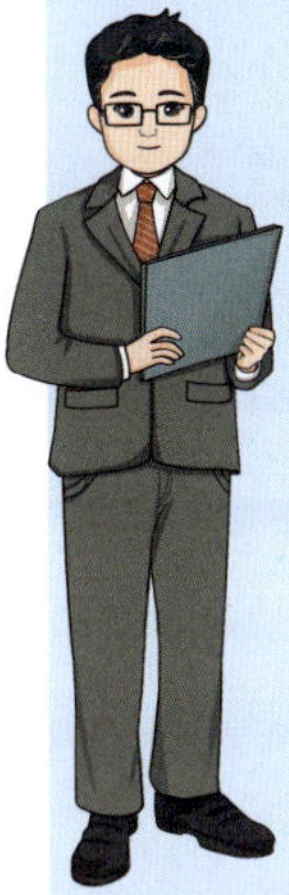

一般来说，活动义齿戴入时，先分清上下颌义齿及戴入的方向，再将义齿完全放入口内，调整好位置，使义齿的人工牙对准口内缺牙位置。然后轻轻按压双侧人工牙的表面或基托，使义齿顺利就位。戴入后再轻轻咬合牙齿，确定义齿已完全就位。

义齿戴入时，用手指尽量双侧同时均匀用力。如果义齿无法顺利就位，应取出义齿，重新调整义齿的位置和方向，确认无误后再戴入。切勿用蛮力或用牙齿使劲将义齿咬合入位，这样极易导致义齿的卡环变形、折断或者义齿基托的折断，也极易导致基牙的损伤。

戴入义齿时，还要注意将嘴唇或颊部的黏膜用手指推开，避免义齿挤压这些部位造成黏膜损伤。

活动义齿完全戴入的判断标准

义齿戴入后，轻咬牙齿，如双侧牙齿能均匀咬合、没有咬合高点，且口腔黏膜没有明显压疼，说明义齿已完全就位。

活动义齿的摘取

取下义齿时，先确定义齿卡环或义齿基托边缘的位置，再用手指尖或指甲钩住义齿的卡环或基托边缘，沿着义齿戴入的反方向拉动义齿，即可将义齿顺利取下。义齿摘取时，应双侧均匀用力，将义齿双侧同时取下。

义齿摘戴方法需反复练习才能熟练。老年人在初戴义齿时不要着急，耐心尝试，逐步掌握。如确实无法戴入或无法取下，应及时联系医师进行处理，切忌自行调整义齿的卡环和基托，以免对活动义齿造成不可弥补的损伤。

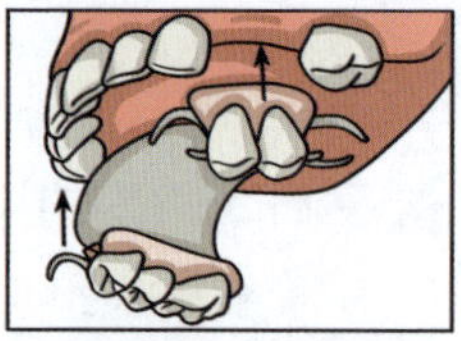

对准缺失牙（上颌义齿）

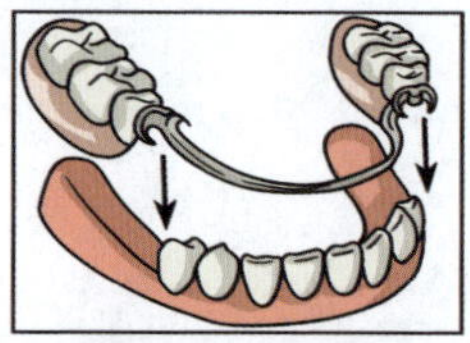

对准缺失牙（下颌义齿）

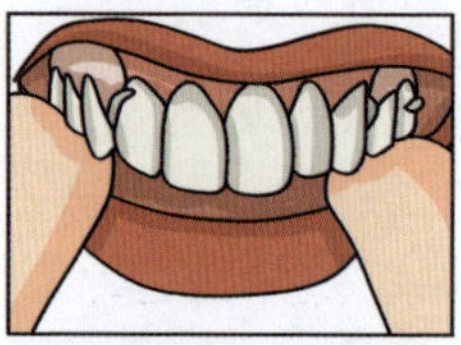

上颌：用拇指向上轻轻加压

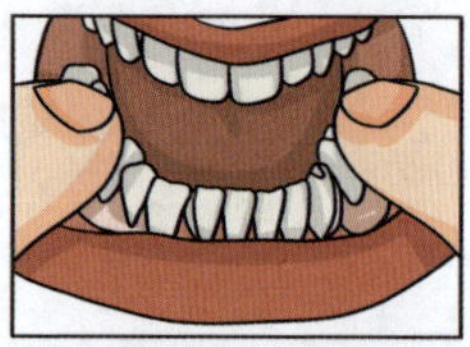

下颌：用拇指向下轻轻加压

义齿戴入

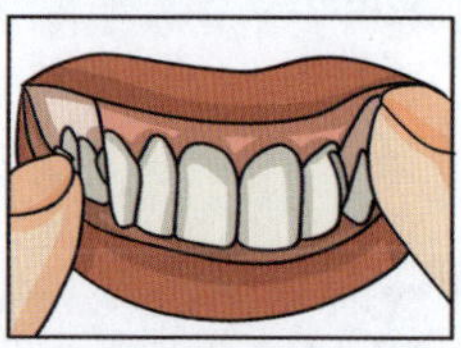

上颌：用食指钩住卡环或基托边缘向下方向拉动

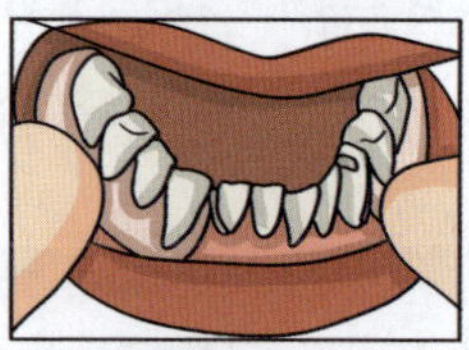

下颌：用拇指顶住卡环或基托边缘向上方推动

义齿摘取

（周崇阳）

45. 刚镶好的活动义齿会给人带来哪些不适

关键词

活动义齿　异物感不适

许多老年人刚开始佩戴活动义齿时，会出现异物感、感觉舌头无处安放、说话不清楚，甚至会有恶心、口水多、压痛不适等情况，那么为什么镶完活动义齿后会出现这些情况呢？

专家说

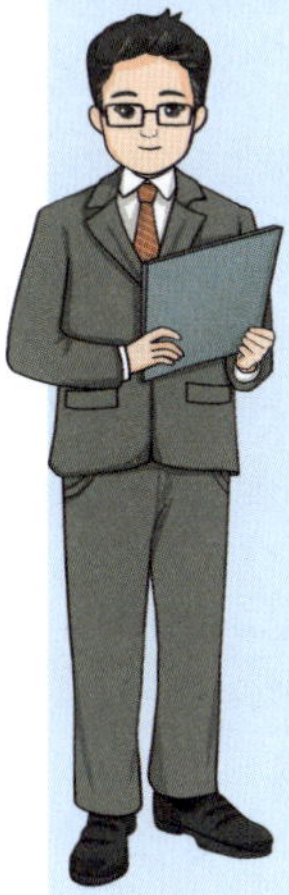

活动义齿戴入口内初期易造成异物感、恶心、口水多

活动义齿由人工牙、基托和固位体组成，基托和卡环固位体占据了较多的口内空间，因此刚戴入时异物感明显，感觉舌头活动受限；如果后牙缺失，上颌义齿基托需要延伸到软腭处，下颌义齿需要延伸到舌根附近，患者可能会觉得恶心不适。基托覆盖范围较大，刺激唾液腺分泌更多唾液。

活动义齿修复对口腔发音功能的影响

口腔参与发音，是语音的共鸣器官，因此戴入活动义齿后口腔的形态变化对语音有显著影响。

人工牙的位置：人工前牙的唇舌向位置关系、长短、覆盖关系、人工后牙的颊舌向位置关系均会影响唇齿音、唇音、舌齿音、舌腭音和齿音的清晰度。

基托的位置和结构：基托覆盖口腔内切牙乳头、腭皱等，使舌尖在发音时失去了正确定位的标记，致使发音不准。如果腭部基托表面没有模拟口腔上腭前部正常的腭皱形态，可能形成哨音。基托使得说话时舌与腭之间的间隙变狭窄，导致语音功能恢复比较缓慢。

初戴活动义齿后可能出现压痛

口腔黏膜具有一定的弹性，活动义齿初戴后，在咀嚼压力下，义齿基托可能出现轻微下沉，在黏膜较薄或者有骨突的地方，黏膜受到压力较大，可能出现黏膜红肿溃疡等改变，造成疼痛不适，需要请医生调整义齿，适当恢复后疼痛即可消失。

健康加油站

活动义齿初戴后的注意事项

（1）初戴活动义齿时，口内可能暂时会有异物感、恶心等不良反应，有时发音亦可能受到影响，同时也会感到咀嚼不便，一般经耐心戴用 1~2 周后即可改善。

（2）摘戴义齿不熟练，需要耐心练习。

（3）初戴义齿，一般不宜吃硬食。若是前牙义齿，也不宜大力咬切食物，最好先吃软的小块食物。

（4）初戴义齿后，如黏膜压痛，可暂时取下义齿泡在冷水中，复诊前 2~3 小时再戴上义齿就诊，以便医师能准确地找到压痛点，以利于对义齿进行调改。

（5）饭后和睡前应取下义齿刷洗干净，用清水蘸牙膏刷洗即可。为减轻口腔软硬组织负荷，最好夜间不戴义齿，取下义齿浸泡在冷水或义齿清洁液中，但切忌放在开水或乙醇溶液中。

（6）如感觉戴义齿时有不适的地方，应及时复诊，不要自己动手修正，以免影响修复体质量。若义齿发生损坏或折断时，应及时修理，并同时将折断的部分带来复诊。

（7）每天按时刷牙，学会使用间隙刷和冲牙器，保持口腔清洁，最好每年复诊一次。易患龋齿者、牙周病患者及牙槽嵴萎缩患者检查频率应更高。

（刘晓秋）

关键词

活动义齿　无法就位

46. 为什么很久没用的活动义齿，会戴不上

许多老年人因活动义齿有明显的异物感，且每天进餐后需要摘戴清洗，感觉不便而不愿意佩戴活动义齿，将义齿束之高阁，很久之后想再次使用义齿，却发现义齿已经无法就位了。那么，为什么很久没用的活动义齿突然戴不上了呢？

专家说

很久没用的活动义齿无法戴入的主要原因

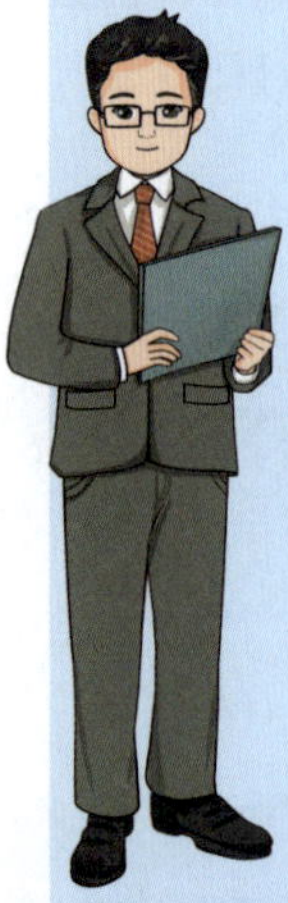

口内变化：牙齿缺失后，两侧的邻牙失去依靠，会向缺牙区倾斜移动。大部分缺牙区两侧的邻牙是活动义齿的基牙，用来放置卡环提供固位。如果长时间不佩戴义齿，基牙向缺牙间隙移位会比较明显，导致义齿卡环与移位的基牙不匹配，人工牙和基托也可能已经宽于变小的缺牙间隙，此时，义齿无法戴入。

义齿变化：除了口腔组织的变化，义齿存放不当也会引起尺寸变化。如果不戴义齿时没有放置在清水中，而是干燥存放，可能造成义齿基托部分变形，再次使用时，义齿与口腔组织外形不匹配，无法戴入。

解决办法

义齿制作完成后，老年人需要坚持戴用适应义齿，有问题及时到医院解决。

（1）活动义齿制作后患者不愿意戴用主要是因为有异物感，此外，唾液增多、恶心和发音不清和可能出现的压痛也影响了一部分患者的戴用体验，上述感觉在患者初戴义齿时较明显，经过一段时间适应和调整后，上述现象一般可以逐渐消失，因此，老年朋友需要增强使用义齿的信心，积极佩戴义齿，适应后就可以自如地使用义齿咀嚼食物了。

（2）如果长时间未戴用的活动义齿无法戴入，需要请医生检查该义齿是否能继续使用，如经过医生调整仍无法戴入，说明已经不适合现有的口腔情况，需要在评估新的口腔条件后重新制作义齿。一般活动义齿使用大约 5~7 年或者口腔内出现新的问题影响义齿使用时，需要修理或更换新的义齿。

（刘晓秋）

关键词

无牙 全口义齿 种植体

47. 口内一颗牙都没有了，怎么办

许多老年人因各种原因导致口内全部牙齿缺失，没有牙齿无法正常吃东西、说话不清楚、看着苍老了很多，有什么办法能恢复到以前的状态呢？

健康术语

无牙颌

上颌和 / 或下颌牙齿全部缺失的颌骨称为无牙颌。

专家说

全口义齿可以帮助无牙者恢复咀嚼、发音和美观

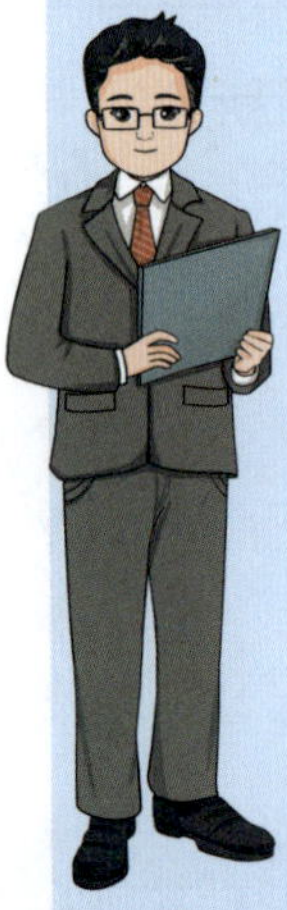

没有牙了可以采用三种方式镶牙，包括传统全口义齿、种植支持式覆盖全口义齿、种植全口固定义齿。

传统全口义齿：全口牙齿缺失后，传统的镶牙方式是设计制作全口义齿。传统的全口义齿通过吸附力等物理作用吸附在口腔黏膜上，进食后需要取下清理干净。传统的全口义齿制作无创伤，过程相对简单、快捷，且费用相对低廉，但义齿有比较大的基托，初戴时异物感比较明显，需逐步适应。同时，在牙槽骨吸收明显、口干等口腔条件不佳的老年人中，义齿吸附力较弱，义齿的固位和稳定性较差，咀嚼功能会受到明显影响。

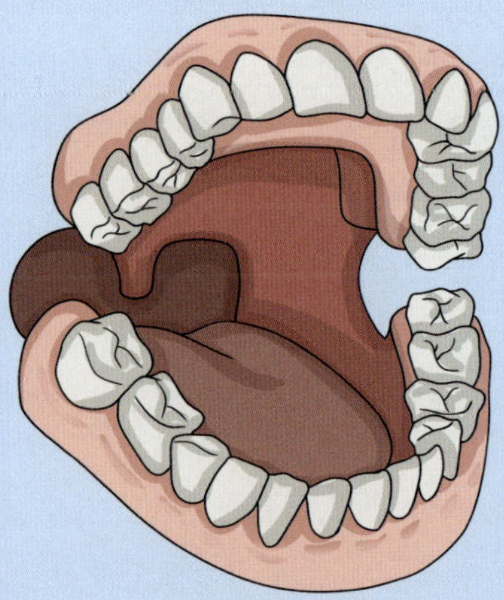

传统全口义齿

种植支持式覆盖全口义齿：除了传统的全口义齿，患者还可以根据自身口腔条件选择种植全口义齿。其又分为种植支持覆盖全口义齿和种植支持固定全口义齿。种植支持覆盖全口义齿适合大部分无牙患者，一般在颌骨上植入 2~4 颗种植体，通过种植体上的固位装置与覆盖义齿对应部分之间的磁性吸引、凸凹相嵌等，连接在一起，辅助全口义齿稳固地发挥功能，进食后需要取下清理。此类义齿因有种植体辅助固位和支撑，义齿稳定性良好，也能承担较大的咀嚼力，因此咀嚼效率高于传统全口义齿，但价格相对较高，且需要进行种植手术。

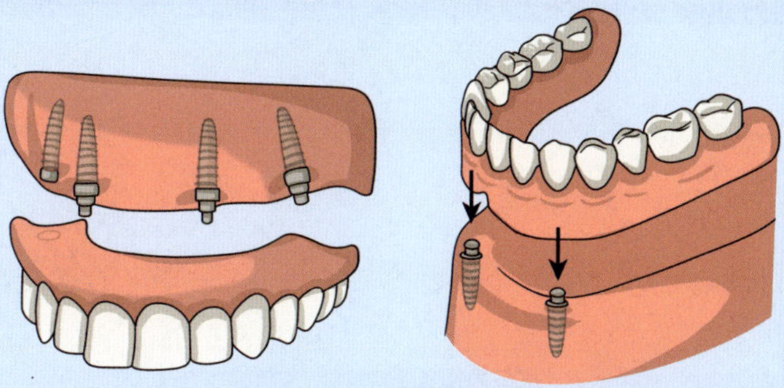

种植支持式覆盖全口义齿

种植全口固定义齿：当全口无牙的老年患者全身健康条件及上下颌骨条件都比较好时，还可以选择种植支持的全口固定义齿。在上下颌骨上分别植入 4~8 颗种植体，种植体与上面的义齿通过螺丝或者粘接固定在一起，义齿不能取下。此类义齿的形态、大小与天然牙相似，舒适度最佳，咀嚼功能强，但需要在口内清理和维护，对口腔清洁的要求高，费用较高。

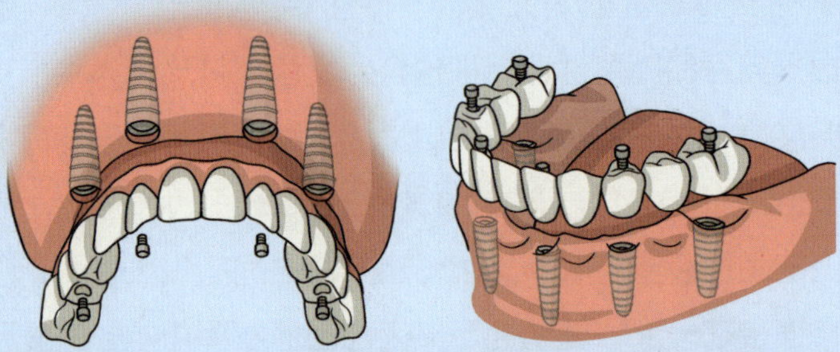

种植全口固定义齿

老年人全口缺牙后可以结合自身条件选择上述三种全口义齿，更好地享受美食和健康，融入社会生活。

（刘晓秋）

关键词 全口义齿 初戴

48. 戴用全口义齿有哪些注意事项

全口义齿做好了、医生帮我戴上了，是不是回家就可以正常吃饭了？如果我的牙床萎缩了，全口义齿还能正常使用吗？

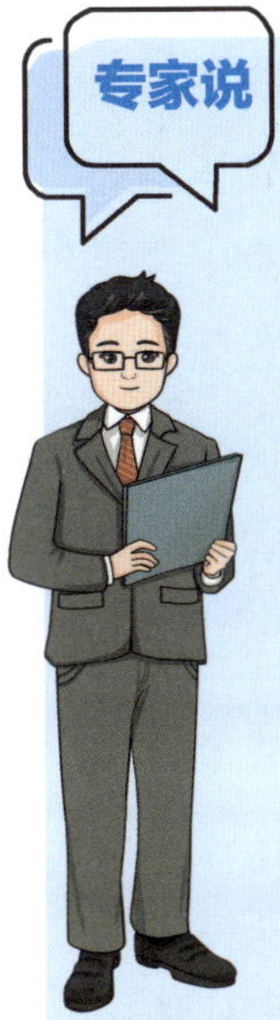

全口义齿的固位特点

与固定义齿和可摘局部活动义齿相比较，传统全口义齿的固位力相对较小。全口义齿在口腔中就位后，其固位力主要来源于两个方面：其一为吸附力、表面张力和大气压力等物理作用，义齿基托与黏膜之间的接触面积和密合程度，唾液的质和量，口腔黏膜的性状，基托的制作材料，咬合力的大小与方向，基托边缘封闭性等均影响固位力；其二是指全口义齿在行使咀嚼、发音等功能时，其周围唇颊舌肌与基托磨光面之间的作用力，舌体及周围组织状态、基托外表面的形态和人工牙排列的位置也会影响到全口义齿的固位。

戴牙注意事项

全口义齿戴好后，医生应帮助患者对义齿使用有正确的认识和了解，指导患者循序渐进地适应义齿，从而尽快地发挥其功能。如果患者较年轻、健康情况较好、适应能力强，咀嚼功能恢复得也快些；如患者口腔条件较差、年龄大而且身体较弱，对义齿的耐受性和适应能力都要差些，咀嚼功能的恢复也会慢些。

（1）有的患者初戴义齿时会有异物感，甚至出现不会咽唾液、恶心欲呕、发音不清楚等现象，要尽量将义齿戴在口中练习使用，大约两周这些症状即可消失。

（2）有的患者因长期缺牙等情况会有下颌习惯前伸或偏侧咀嚼等不正确的咬合习惯，在初戴义齿时，常不容易咬到正确的位置，从而影响义齿的固位和咀嚼功能的恢复。患者在家里需要先练习做吞咽动作，用双侧后牙咬合，不良习惯咬合纠正后再开始进食。

（3）全口义齿戴用需遵循循序渐进的原则，初期可不必着急用义齿咀嚼，可在平时戴用，根据个人适应能力，逐步延长戴用时间；基本适应后再用义齿咀嚼食物，先吃软的小块食物，少食黏性、过硬、过大食物，锻炼一段时间后，再逐渐吃一般食物。由于全口义齿的特点，使用时注意咀嚼运动要慢，不要大张口，尽量用两侧后牙同时咀嚼食物，不要用前牙咬切，同时注意学会用嘴唇、舌头及颊部肌肉控制义齿。

只要老年朋友勤于练习、逐步适应，大部分全口义齿可以发挥常规的咀嚼和美观功能，让全口缺牙的老年朋友享受生活的乐趣。

（刘晓秋）

五

口腔种植治疗

49. 什么是种植牙

关键词：种植牙　流程　骨结合

随着年龄的增长，老年人口腔问题愈发普遍，其中牙齿缺失较为常见。缺牙可能会影响进食、发音、美观，导致生活质量下降。种植牙是目前常见的一种修复缺牙的方法，被誉为“人类的第三副牙齿”。那么，什么是种植牙呢？

健康术语

种植体骨结合

种植体骨结合是指种植体表面与周围的骨组织之间在结构和功能上的直接结合，没有纤维长入。稳定的骨结合是种植牙成功的基础。

专家说

种植牙由哪些部分构成

种植牙，也称种植义齿，并不是真的“种”下牙齿的种子，而是将代替天然牙根的钛金属种植体植入牙槽骨，待其与骨组织生长结合牢固后，再在上方安装牙冠，以恢复牙齿的形态和功能。

种植牙主要由三部分构成：牙槽骨内的种植体、位于上部的人造牙冠和中间连接两者的基台。可以形象地将其想象成一棵大树，地下的树根好比种植体，树干如同基台，最上方的树枝就是暴露在口腔中的牙冠。

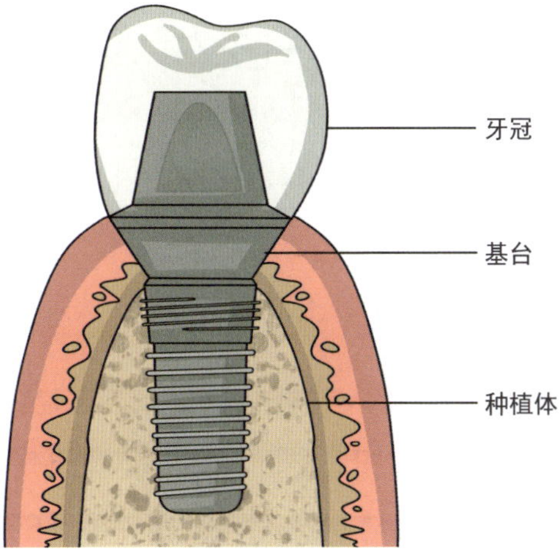

种植牙的构成

健康加油站

种完牙可以做 MRI 吗

众所周知，在做 MRI 时不能佩戴任何金属物品。种植牙虽然是金属材料，但是种植体和基台都是由钛金属制成，不会对检查产生影响。牙冠材料有全瓷和金属烤瓷两大类，全瓷材料为非金属，不影响检查；而不同种类的金属烤瓷牙对成像有不同程度干扰。因此，若选择全瓷材质的牙冠，是不会影响做 MRI 的。

（张士文）

50. 年纪大了，还能做种植牙吗

关键词

老龄患者 种植牙

随着年龄的增长，老年人往往会面临口腔和全身健康的多重挑战，导致种植治疗的风险增加。然而，年龄本身不是决定能否种牙的主要因素，只要老年人的身体状况能够满足种植牙的基本条件，他们同样能够享受到种植牙带来的诸多益处。

专家说

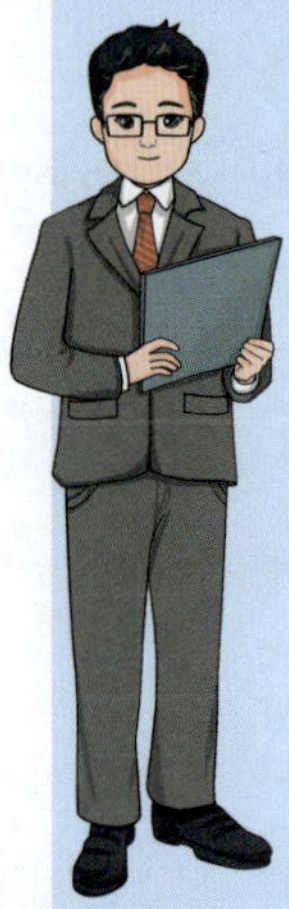

老年患者种牙的影响因素

全身性疾病：老年患者常见的慢性系统性疾病可能会对种植治疗带来手术风险或远期失败风险。如对于血糖控制不佳的糖尿病患者，一般建议先稳定血糖后再行种植手术，避免血糖高导致的感染和种植失败；对于严重心血管疾病的患者，应在内科会诊评估后决定是否可行种植手术，以防发生严重的术中及术后并发症，如心、脑血管意外等。

长期用药史：若患者服用抗骨质疏松、抗凝血、皮质类固醇、化疗药物等，需特别告知医生。这类药物可能引发种植术后严重的不良反应，甚至可能成为种植治疗的禁忌证。

口内情况复杂：老年缺牙患者的口内情况往往远比年轻患者复杂，医生经常会遇到口内不同区域的多颗牙缺失还伴有邻牙松动、不良修复体的情况，这要求医生不仅需要解决眼下的问题，还需要考虑到未来数年患者口腔状况的变化带来的清洁和维护需求。

口腔功能退化：包括咬合和咀嚼功能下降、牙周状况不佳以及唾液分泌减少引起的口干等，这些情况增加了术后维护的难度。

自理能力及认知功能的退化：如果患者患有帕金森病、阿尔茨海默病或风湿性疾病等，可能会影响患者对治疗方案的理解以及术后自我护理的能力。

老年患者种牙的注意事项

由于老年患者可能存在上述影响种牙的不利因素，因此需要对其进行术前口腔局部条件及全身状况的全面评估。复杂的病例还需要联合内科及麻醉科等共同评估手术风险，手术优先选择创伤较小的术式，尽量缩短手术时间。对于有心血管疾病、手术时间较长或身体耐受性较差的老年患者可以考虑镇静手术，术后当天需密切监测血压、心率等指标，术后饮食以常温、高蛋白的软食为主，避免过热或过硬食物。

健康云课堂

视频 3：年纪大了能不能种牙

（袁　泉）

51. 为什么有些人拔牙**当天能做**种植牙，有些不能

关键词
拔牙 重建 即刻种植

种牙，听起来像种树一样简单，实际上却有着复杂的考量。不同的老年人在拔牙后种植牙的时间上存在差异，到底是拔牙当天就种还是需要拔完牙等待一段时间，因人而异。

专家说

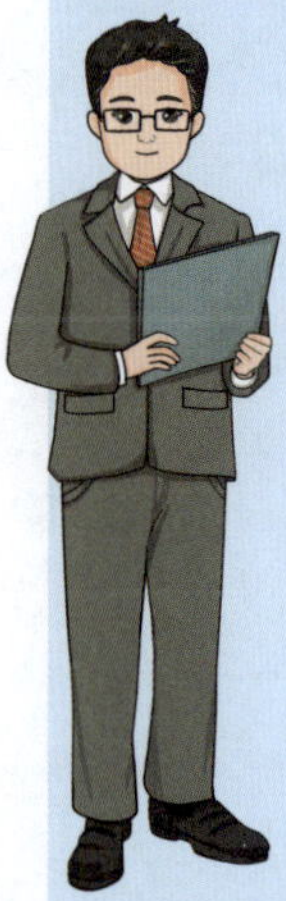

拔牙后 3~6 个月再来种牙的原因有哪些

拔牙后牙槽骨在不断改建。研究表明，拔牙后由于失去了功能性压力的刺激，缺牙区周围的牙槽骨发生吸收和萎缩，前 3 个月内牙槽骨改建程度变化最大，6 个月时拔牙窝完全愈合，之后骨吸收速度减慢，趋于稳定。在牙齿缺失后，原有牙槽窝也会长入新生的骨质，因此常规种植建议等拔牙窝 3~6 个月愈合后再行种植手术。

哪些人可以在拔牙当天种牙

即刻种植，也称为即拔即种，是指在拔牙的同时直接植入种植体的技术。这种方式避免了传统种植需要的愈合等待期，可以减少就诊次数和创伤，还能及时安装临时牙冠，更快恢复美观，适合门牙。

然而，大部分患者不适合即刻种植。这种技术对患者自身的条件要求较高，如具备充足的骨量、良好的牙龈条件、患牙周围不能有炎症等。同时，即刻种植对医生的技术水平也有较高要求，需要经验丰富的专业医生操作。

健康加油站

等待种牙期间可以做什么

如果医生认为您暂时不能种牙，不用着急，这段等待时间，您可以先治疗其他可能影响种植效果的口腔问题，比如牙周病和龋病。在日常生活中要养成良好的口腔卫生习惯，学会使用牙线和间隙刷等清洁工具。如果您有吸烟习惯，建议尽早戒烟。如果您有可能影响种植治疗的全身基础疾病（如高血压、糖尿病等），也要积极配合治疗。这些准备工作都能帮助您为后续的种植手术创造更好的条件。

健康术语

牙槽骨吸收

在正常情况下，咬合力作为有利刺激，能够使牙槽骨的吸收与形成保持动态平衡，以维持正常的牙槽骨高度。缺牙或牙齿功能丧失后，这种平衡被打破，牙槽骨吸收大于新生，导致牙槽骨高度降低、宽度变薄，并且这个过程是不可逆转的。

（张士文）

口腔健康系列

52. 为什么有时候与活动义齿相比，**种植牙更好**

关键词

活动义齿 种植牙 优势

在口腔修复领域，传统活动义齿曾长期占据主导地位，为无数缺牙老年患者提供了一种经济且有效的解决方案。随着种植技术的日益成熟，种植牙以其独特的优势，正在逐渐改变人们对牙齿修复的传统认知，越来越多的老年人开始倾向于将种植牙作为首选的修复手段。

专家说

种植牙相较于活动义齿的优势有哪些

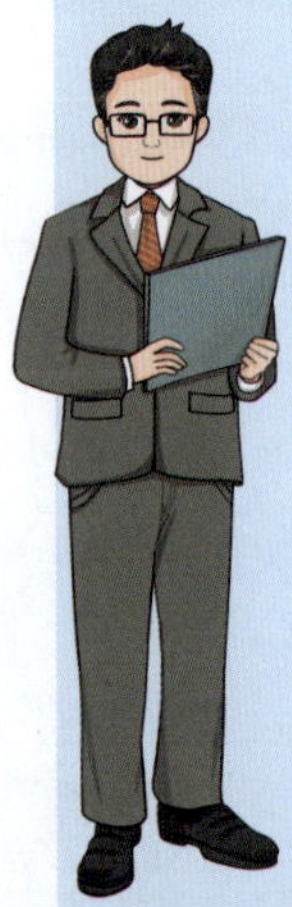

更加稳定舒适：种植牙就像天然牙一样，通过人工牙根牢固地植入牙槽骨中，吃饭说话都很稳定。而活动义齿可能会因为制作不够理想或使用时间太久而出现松动，甚至在进食时脱落，影响生活质量。

咀嚼效果好：种植牙的咀嚼功能接近天然牙，不仅能让患者更好进食，咀嚼时产生的力量还能通过种植体传导到牙槽骨，帮助预防骨吸收。相比之下，活动义齿由于材料和结构的限制，咀嚼效果相对较差。

使用寿命长：只要保持良好的口腔卫生和定期维护，种植牙可以达到类似天然牙的使用寿命。而活动义齿的使用寿命因其材质而异，一般在 3~8 年，通常需要定期更换。

佩戴更自然：种植牙的外观和感觉都更接近天然牙。相比之下，活动义齿因为有金属卡环或塑料基托，可能会有一定的异物感，也可能会影响发音。

种植牙的劣势

治疗周期长：从种植体植入到最终安装牙冠，全部流程通常需要几个月至一年的时间。

费用较高：种植牙的费用包括种植体、基台、牙冠、生物材料等耗材和手术费、影像检查费等，总体价格较高，且不同品牌和类型的种植体价格差异较大。

手术风险：尽管目前认为种植牙五年成功率超过 90%，但任何手术都存在风险。种植手术可能存在感染、出血、神经损伤、上颌窦穿孔、邻牙损伤等并发症，对于口腔卫生条件不良或骨量不足的病人，可能在术后发生种植体周围炎、种植体松动脱落等问题。因此，患者在选择种植牙时应充分了解手术风险，并在专科医生的指导下做出决策。

（张士文）

53. 为什么种植牙有时候要**植骨**

关键词：植骨　术后反应　骨粉

有些人会奇怪，明明我只想种牙，医生为什么叫我先植骨，而别人不用？前面讲到，种植牙依靠与牙槽骨结合获得强大的力学支持，如同树根需要足够多的土壤作为支持。然而因松动、牙折、龋坏等原因拔除牙齿后，常常伴随牙槽骨的吸收，导致骨量的不足。我们可以通过植骨来增高、增厚“土壤”，提高种植牙的稳定性和成功率。

专家说

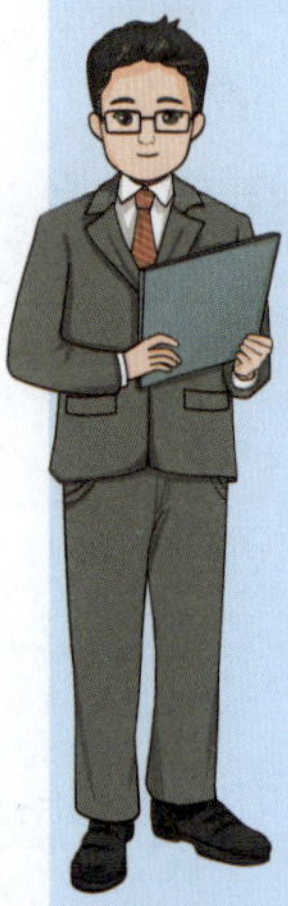

什么是植骨

植骨，即骨增量技术，可以简单理解为把骨粉填进骨缺损部位，必要时再覆盖一层生物膜，阻止软组织长入、防止骨粉流失，使其与自体牙槽骨慢慢融为一体。植骨和种植体植入手术可同时开展也可分期进行。当骨缺损较严重时常分期进行，一般需要等植骨术后至少 6 个月复查，判断骨粉是否已经成骨，再行种植体植入手术。骨增量技术包含多种手术方式，具体术式由医生根据患者情况进行选择。

植骨术后反应会很大吗

植骨手术和普通种植手术都在局部麻醉下进行，术中患者能感受到的只是操作时间延长而已，并无明显疼痛，但是植骨术后肿胀和疼痛反应会比常规种植手术略大，通常 3~5 天后肿痛逐渐减轻。植骨术后反应程度与植骨量的大小、手术时长、患者的愈合能力等都有一定的关系。

健康加油站

植骨术后护理要注意什么

术后当天不刷牙，只用漱口水含漱后吐出。术后第二天开始刷牙、漱口，但尽量避开手术区域，避免压迫植骨部位。术后 24 小时内间断冷敷，口服抗生素 3~5 天。注意保持口腔卫生，避免进食过硬过烫的食物。术后 1 周内避免剧烈运动，如唱歌、游泳等。植骨术后若有骨粉的外漏并伴有液体渗出或流脓，应及时到口腔科就诊。

健康术语

骨粉

口腔科采用的骨粉材料主要包括患者自身骨组织、异种骨粉（如小牛骨粉）和人工合成骨粉。常用的骨粉呈细颗粒状，结构和化学成分与人骨极为相似，和自体血液混合后，骨粉可以形成稳定的支架结构，作为诱导成骨的引导媒介，使自体的新生骨长入，不需要二次手术取出。

（张士文）

54. 为什么种植牙之前需要拍 CT

关键词

CT 评估　三维重建　辐射

确定种牙方案前，医生首先要进行口内检查，但肉眼无法检查到牙槽骨情况，还需要进行影像学检查，因此拍摄 CT 是非常关键的一步。通过 CT，医生能够获得详细的口腔和颌骨解剖结构信息以及牙槽骨状态，最终确定是否有条件进行种植手术。

专家说

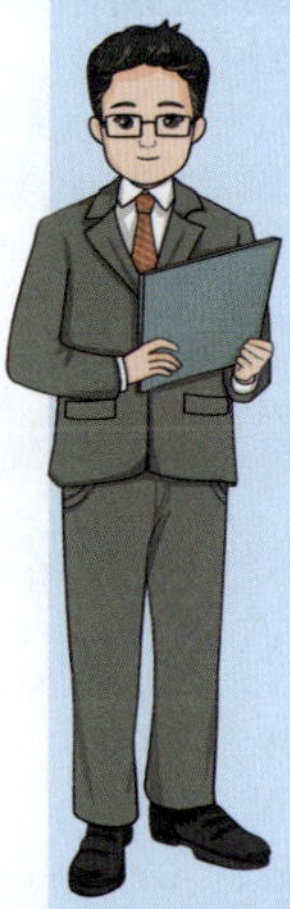

什么是牙科 CT 机

牙科 CT 机是一种低辐射量的小型三维影像设备，目前广泛应用于口腔医学各领域。它能够清晰地显示牙齿、颌骨等硬组织，提供高分辨率的三维影像，适合于口腔和颌面部的成像。

为什么种植手术前要先做 CT 检查

一是为了评估牙槽骨状态，在三维方向上精确测量骨量、密度和骨质的情况，为制定合理的种植方案提供依据，确定是否需要进行植骨或其他预处理治疗；二是为了识别和避开重要的解剖结构，如下颌神经管、鼻窦腔等，以减少手术风险；三是使用 CT 数据进行 3D 建模，在种植手术前可以模拟植体在颌骨内的最佳摆放位置，帮助医师评估种植体的适配性，在手术前就制定后期修复方案，减少植入误差。

为什么种植治疗整个周期内需要多次拍片

对于需要种植牙的患者，第一次就诊检查时通常需要做 CT 以评估种植体植入条件，设计手术方案；在一期种植手术后，需要当天拍片检查种植体植入的位置、角度和深度是否合适，并且留下影像学资料，同二期手术前恢复情况做对比；待术后 3~6 个月，患者拍片检查种植体与周围牙槽骨的结合情况，监测种植体的愈合情况，确保种植体获得良好的骨结合后，再行二期手术；戴牙后，医生通过牙片判断牙冠、基台与种植体是否完全就位。

口腔局部 CT 的辐射大吗

口腔局部 CT 的辐射剂量与全身 CT 相比要小得多。在日常生活中我们每天都在接受辐射，牙科 CT 相对于日常背景辐射来说，在可接受的安全范围内。实验表明，做一次牙科 CT 检查所产生的辐射量相当于长途飞行 12 个小时所承受的辐射量。在牙科 CT 检查中，医护人员会提供防辐射的防护衣、防护围脖，专门保护敏感器官如甲状腺，最大限度地保护患者。

（张士文）

55. 为什么做种植牙前需要先治疗其他坏牙

关键词：龋齿　牙周病　残根

在进行种植牙手术前，有必要提前治疗其他坏牙，这些准备工作可以确保种植牙手术的顺利进行，最大限度地减少并发症的发生，提高手术的成功率和患者的术后恢复效果。

专家说

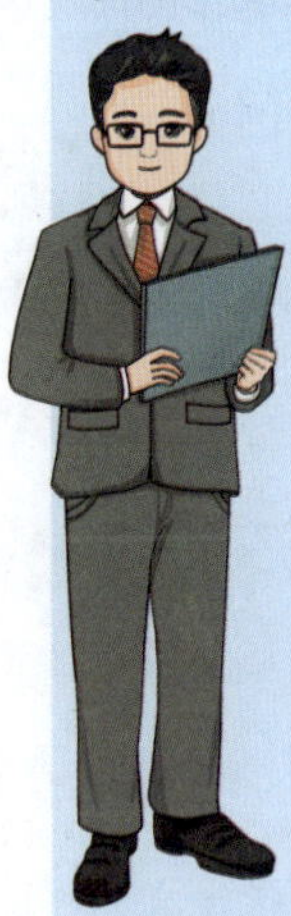

做种植牙前需要先治疗哪些口腔问题

牙周病：牙齿缺失的老年人大多存在不同程度的牙周问题。牙周病导致了牙齿周围骨质的破坏，影响了种牙的基础条件，也增加了植骨材料及种植牙感染、种植体松动甚至脱落的风险。因此，为了给种植牙提供健康的牙周基础，通常建议患者先至牙周专科就诊，进行专业的洁治。

龋齿：龋坏的牙齿是细菌的滋生地，如果不尽早处理，不仅耽误了天然牙的最佳治疗时间，引起牙齿疼痛、牙髓炎症等，还可能作为感染源扩散至种植区域，增加种植术后感染的风险。在种植术后伤口愈合过程中，患者可能因疼痛不敢清洁牙齿，进一步导致口内感染加重，可能会加快龋坏的速度，形成恶性循环。

残根：对于不能行使功能、没有保留意义的残根，建议尽早拔除。残根可能存在感染的风险，影响种植牙手术的愈合。此外，残根感染可能导致邻近牙槽骨的吸收，影响种植体的植入稳定性和长期效果。

健康加油站

种植牙术前准备有哪些

口腔种植专科检查：包括牙齿、牙周、颌骨、软组织、颞下颌关节等的情况，做好术前记录。

术前影像：进行三维 CT 检查，以获取详细的颌骨解剖结构和骨质骨量，为种植手术规划提供必要的数据。

既往史、现病史调查：了解患者全身健康状况、有无手术禁忌证以确保手术的安全性；了解缺失时间、原因及对种植修复的理解及需求等。

口腔准备：患者术前 2~4 周内需要进行全口牙周洁治，完成余留牙口腔治疗（如需要补牙、拔除残根或治疗牙周病等），建议吸烟患者戒烟或减少烟量摄入。

全身检查：患者需要进行常规查血检查，此外患有基础疾病患者需控制好血糖、血压，保证手术安全，避免出现严重并发症。

（袁 泉）

56. 为什么种植牙会食物嵌塞，如何减少嵌塞

关键词

嵌塞　种植牙　食物嵌塞

食物嵌塞是种植修复后常见的并发症，食物嵌塞可能由多方面的因素导致。在了解种植牙食物嵌塞的原因后，患者应加强口内卫生维护，尽可能减少嵌塞的发生。

专家说

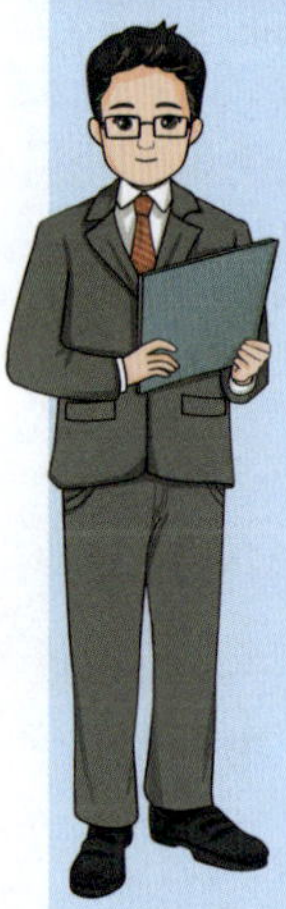

导致种植牙食物嵌塞的原因

种植牙自身因素：种植牙与天然牙的区别之一是前者不存在位于牙根与牙槽骨之间的一层纤维组织，也叫牙周膜。在受到咬合力或外力时，天然牙由于存在牙周膜，具有一定的弹性，对咀嚼力起到缓冲作用，减小对颌骨的创伤。而种植牙因为不存在牙周膜结构，与牙槽骨结合后相对固定，不易移动。这种差异可能导致咬合时出现干扰，使邻牙移位、产生缝隙，从而导致食物嵌塞。

邻牙因素：天然牙存在颌骨运动引发的生理性移位，导致牙齿前移，可能造成种植牙与邻牙邻接变松，容易食物嵌塞。缺牙后，牙龈软组织由于牙槽骨吸收，可能会发生黏膜退缩的情况，导致龈乳头高度降低，也会使得种植牙与邻牙之间的间隙变大。不仅如此，若邻牙存在牙体缺损、龋坏，导致

种植牙与邻牙不能形成正常的邻面接触关系，也容易造成食物嵌塞。

牙冠设计问题：如果种植牙的设计或位置不当，可能会导致与邻近牙齿之间的接触面积不合理，这是医生需要解决的问题。邻接过松，会增加食物嵌塞的概率；邻接过紧，会导致食物残渣无法清洁，更容易嵌塞在牙缝与牙龈中。

种植牙食物嵌塞的解决方法

种植牙后食物嵌塞是一个常见的问题，但通过正确的护理和治疗，可以有效减少其发生。建议患者戴牙后定期复查，检查种植牙邻接关系，及时调整咬合关系。日常生活中，饭后及时漱口，每晚使用牙线和牙间隙刷等工具，每次进食后清理牙缝，减少食物残渣的滞留。

如果食物嵌塞问题是由龋坏、牙周炎、牙龈萎缩等口腔疾病引起的，应及时寻求治疗。对于邻牙有龋坏的患者，需要对邻牙进行治疗和修复，恢复邻牙与种植牙的正常接触区。对于牙周炎患者，需要定期随访维护，建议至少每年进行一次牙周治疗，以去除牙结石，保持口腔清洁。

（袁　泉）

57. 为什么种植体植入后让**少戴活动义齿**

关键词

过渡性义齿　活动义齿　佩戴

从植入种植体到戴上牙冠，这中间通常需要 3~6 个月的愈合，过渡性义齿在此发挥一定作用，能满足患者对功能和美观的需求，对医生来说还可以观察患者的咬合情况，了解患者的修复需求。

专家说

在种植体植入后有哪些方法暂时恢复牙齿美观

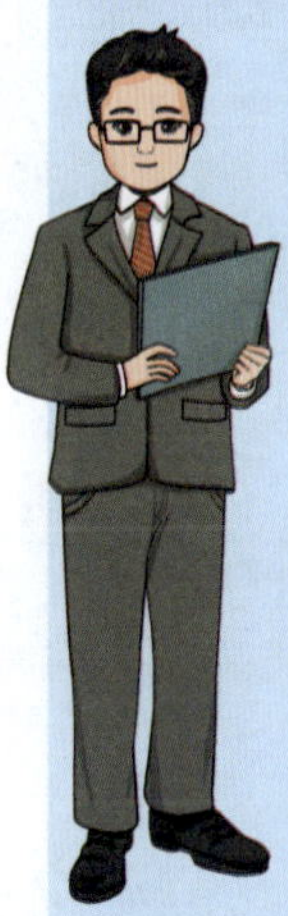

常见的过渡性义齿包括粘接固定桥、活动义齿和树脂临时牙。

粘接固定桥包括两种情况，一种是邻牙也需要做冠修复，那么可利用邻牙做树脂固定桥，稳定性好；另一种是当两侧邻牙完好，可以用酸蚀粘接技术将带翼的临时牙固定到邻牙的腭侧面而不破坏邻牙，这种方法粘接性较差，容易脱落。

利用金属卡环、树脂基托固位的活动义齿，易于调改，但不可避免地对种植区产生压力，因此戴入前医生应适当调磨活动义齿。

缺牙数量少且位于美学区，还可以采用依靠种植体固位的树脂临时牙，但对种植体植入时的稳定性要求很高，且存在干扰种植体愈合的风险。

活动义齿对种植牙有哪些不利影响

种植体稳定性：种植体植入后，需要 3~6 个月的时间与牙槽骨结合，形成稳固的基础。在此期间，佩戴活动义齿可能会对种植体造成压迫，影响其稳定性和愈合。

牙槽骨吸收：活动义齿在咀嚼时可能产生较大的力量，对剩余的牙齿和牙槽骨造成过度的压力，导致牙槽骨吸收和萎缩，严重影响种植牙的稳定性。

牙龈和牙周健康问题：种植体植入后，牙龈形态、牙槽嵴形态已发生明显改变，强行戴活动义齿会对牙龈黏膜产生压痛。若活动义齿清洁不到位，还容易滋生细菌，增加种植牙术后感染的风险。

种植术后佩戴活动义齿作为过渡义齿的注意事项

种植体植入后牙龈形态和牙槽嵴高度都较术前发生明显变化，因此旧的活动义齿一定要经医生检查并调磨后才可使用，使得调改后的活动义齿在牙龈、牙槽骨上无压痛。建议患者在这段时间尽量吃软食，减少佩戴活动义齿的时间且夜晚不佩戴，避免压迫种植部位，仅用于美观功能佩戴。

（袁　泉）

58. 使用**免疫抑制剂**的患者能做种植牙吗

关键词

免疫抑制剂 感染

对于正在使用免疫抑制剂的患者，是否可以进行种植牙手术需要谨慎评估。免疫抑制剂会对种植牙手术的愈合过程产生不利影响，可能增加感染和排斥反应的风险。

专家说

使用免疫抑制剂的患者不建议做种植牙的原因

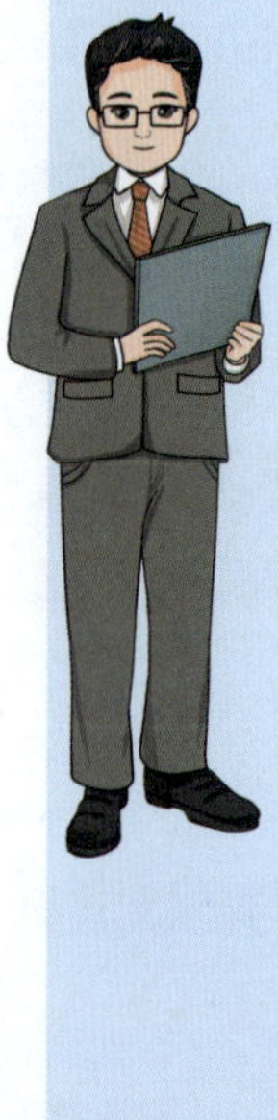

影响骨代谢和愈合过程：许多免疫抑制剂对骨代谢有影响，可能会增加骨质疏松、骨折等疾病的风险，抑制骨再生的同时促进骨吸收，为骨与种植体的结合带来了潜在危害。骨结合是种植牙成功的关键，如果骨代谢受到抑制，种植体与骨组织的整合变得不牢固，导致种植体松动甚至手术失败。

增加感染风险：免疫抑制剂会降低患者的免疫力，使得患者更容易发生感染。种植牙手术是一个侵入性过程，使用免疫抑制剂的患者可能无法有效抵抗术后可能发生的感染，从而增加种植失败的风险。

潜在的排斥反应：免疫抑制剂主要用于预防器官移植后的排斥反应。在种植牙的情况下，这种药物可能会增加种植体被身体视为异物而发生排斥的风险。

药物相互作用：免疫抑制剂可能与种植牙手术后使用的药物（如抗生素）发生相互作用，影响药物的疗效。

全身状况的稳定性：移植后全身情况的稳定对于种植牙的成功至关重要。使用免疫抑制剂的患者需要确保全身状况稳定，才能考虑进行种植治疗。

（袁　泉）

关键词

并发症　复查　维护

59. 为什么种植牙不是一劳永逸的

许多患者都以为戴了种植牙以后就能用一辈子，永远不会坏。事实上，种植牙不是一劳永逸的解决方案。种植牙手术后的护理和维护对于确保种植牙的长期成功使用至关重要。

专家说

种植牙修复后可能发生的并发症

机械并发症：如基台 / 螺丝 / 种植体松动、折断，牙冠松动崩瓷等一系列由于受力、机械强度等因素导致的并发症。当出现这些并发症时，可能需要更换部

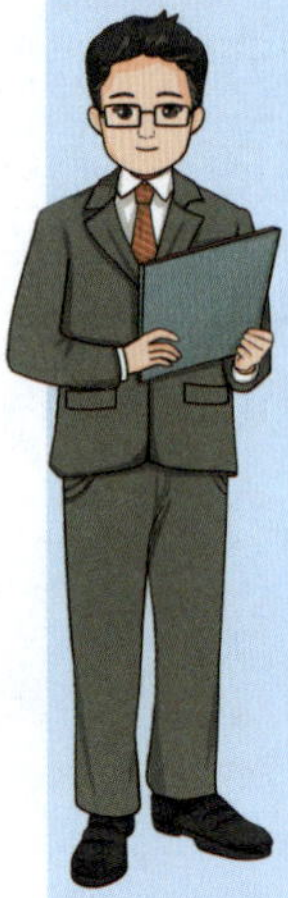

件，有的患者甚至需要拔除种植体重新种入。为了预防这些并发症，患者应养成良好的咀嚼习惯，不要经常吃过硬的食物，一旦发生牙冠松动、牙面崩瓷等情况，应及时复诊。

生物并发症：如种植体周黏膜炎和种植体周围炎等与菌斑控制不良存在关联的并发症，种植体周围感染也是造成种植治疗远期失败的常见原因。患者须加强口腔卫生保健意识，正确刷牙，使用牙线，定期于种植医生处复查，并定期进行牙周洁治。

多久复查一次种植牙

种植义齿修复完成戴牙后的 3 个月和 1 年后各进行复查一次，主要检查种植体周围的牙龈健康状况、咬合情况、种植体的稳定性等。从第 2 年开始，每年复查 1~2 次。复诊时间并非一成不变，可根据检查结果调整复诊计划，必要时适当缩短间隔时间。复查的目的在于全面了解种植牙及口腔内其他牙齿的健康状况，及时发现问题并进行干预，从而延长种植牙的使用寿命。

（袁　泉）

60. 以前做的种植体周围牙龈红肿，牙齿松动，该怎么办

关键词

种植体周围黏膜炎　种植体周围炎

与天然牙类似，种植牙也有可能出现各种炎症。

专家说

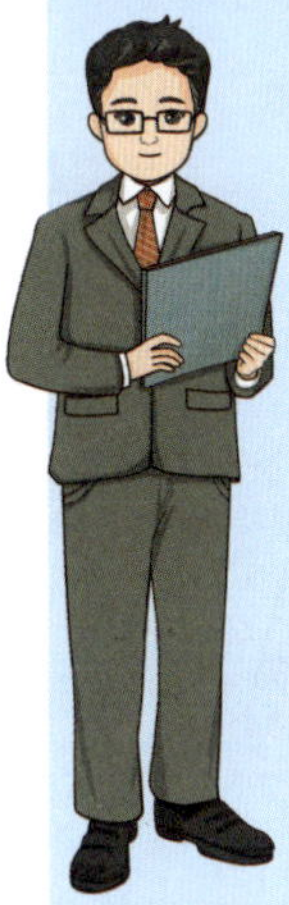

种植牙发炎了有什么症状

早期的种植体周围炎症表现为种植体周围黏膜炎，炎症局限在种植体周围的牙龈，表现为牙龈红肿、充血，按压牙龈有松软的感觉。出现以上症状，应尽快就医，及时控制炎症，从而遏制炎症的进展。

若在种植体周围牙龈红肿后置之不理任其发展，则容易发展成为种植体周围炎。此类炎症范围波及种植体周围骨质，容易对骨造成不可逆性破坏，从而导致更大范围的红肿、疼痛、渗血、溢脓甚至种植体松动，最终导致种植失败，种植牙功能丧失。

需要注意的是，种植牙出现松动时，应第一时间联系医生就医，由医生检查后判断是牙冠松动、牙齿折断还是种植体松动。松动后的种植体更易引发局部炎症。

种植体周围发炎了该如何处理

不建议自行口服消炎药处理。如若炎症是由一过性的刺激引发，如短暂外伤、尖锐食物嵌塞等，应在炎症区域去除刺激因素，进行冲洗后上药抗炎治疗，并密切观察；若种植体周因牙冠修复体设计不当、粘接剂过多或长期清洁不佳引起种植体周软组织较大范围发炎，应拆除牙冠修复体后去除刺激因素，改善清洁方法，改良牙冠修复体清洁通道，局部牙龈消炎后再安装牙冠；如果牙冠松动，应确保种植根健康的情况下，加力拧紧；如果发生种植体周围炎，导致骨吸收，在拆除牙冠和基础抗炎治疗后，视情况进行种植体暴露或种植体周围植骨，这些需要在手术室完成；而如果种植体牙根发生大面积炎症导致种植体松动，则需尽快拔除失败种植体，防止骨破坏进展。

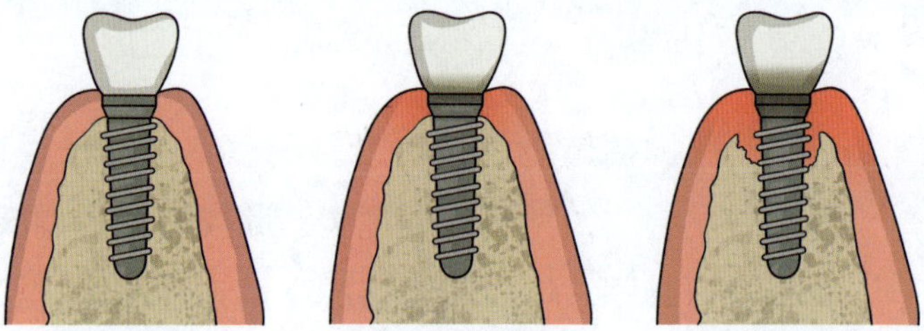

健康种植体　　种植体周围黏膜炎　　种植体周围炎

（肖作慧）

第四章

老年人口腔健康的自我保健

一

与口腔健康相关的好习惯与坏习惯

1. 为什么需要**定期**进行口腔**检查**

关键词

早发现　早干预　早治疗

许多老年人往往只在自己口腔出现明显问题，比如牙龈肿胀、牙齿疼痛时，才考虑去医院看看，但从口腔健康维护角度远远不够。

专家说

对于老年人来说，定期口腔检查有以下的好处

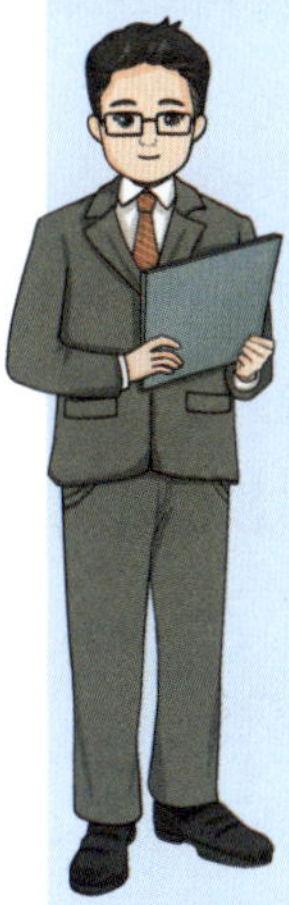

首先，定期在专业机构的口腔检查可以使老年人获得专业的口腔健康指导。在信息爆炸的时代，现在各种口腔健康信息纷繁复杂，难以辨别真伪，而专业的口腔医生可以根据老年人的具体情况，提供个性化的口腔健康建议，包括饮食习惯、刷牙频次、正确刷牙方式等。同时，定期接受口腔健康检查，也有助于督促老年人形成更好的口腔卫生习惯，预防口腔疾病的发生。

其次，定期的口腔检查有助于早期发现和治疗口腔疾病。口腔大夫常说的一句话是："无论是龋病、牙髓炎症还是牙周炎症，在疾病发现的当下开始治疗，是最好的时机"。通过及时的诊断和治疗，老年人可以避免疾病的发展和恶化，降低治疗难度和减少治疗费用。

此外，定期的口腔检查还有助于口腔癌症的早期筛查。老年人是口腔癌的高发人群，通过定期的口腔检查，可以及时发现并处理潜在的口腔癌症风险，保障老年人的生命安全。

因此，老年人应该克服“讳疾忌医”的心理，养成良好的口腔保健习惯。定期进行口腔检查，不仅可以维护口腔健康，还能提高生活质量，让老年人享受更加健康、美好的晚年生活。同时，社会各界也应该加强对老年人口腔健康的关注和宣传，提高老年人的口腔健康意识，共同推动老年人口腔健康事业的发展。

健康加油站

口腔疾病的三级预防

口腔疾病的三级预防包括一级预防（病因预防），通过口腔健康教育、控制危险因素（如减少糖摄入、使用含氟牙膏、局部涂氟等）及增强口腔抵抗力，预防疾病发生；二级预防（临床前期预防），通过定期口腔检查、早期诊断和治疗（如龋齿充填、牙龈炎洁治等），防止病情发展；三级预防（临床预防），针对已发病者进行治疗，防止并发症，恢复口腔功能（如牙髓炎治疗、牙体修复等）。三级预防体系可有效降低口腔疾病发生率和严重程度，提升口腔健康水平。定期口腔检查是了解一级预防措施和实现二级预防的重要措施。

（黄　颖）

2. 为什么老年人需要**定期洗牙**

关键词：菌斑　牙结石　慢性牙周炎

对于老年人来说，由于手部精细活动能力的下降，口腔自我清洁能力是逐步下降的。定期洗牙（一年至少洗一次牙）有助于帮助老年人进行彻底的口腔卫生清洁。

专家说

老年人坚持定期洗牙的好处

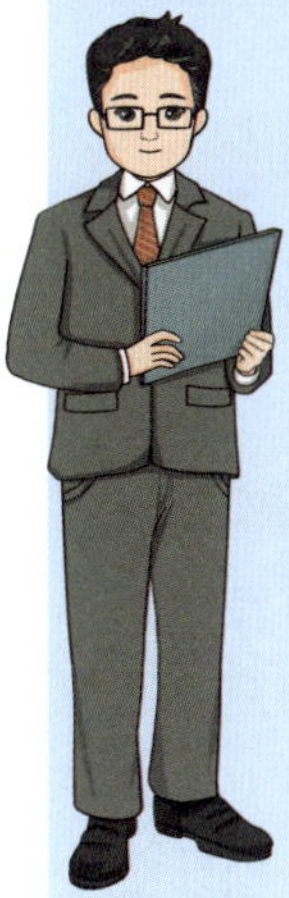

有助于控制口腔局部炎症，促进牙周组织的健康：即使认真刷牙还是会有一些地方刷不到，时间长了，这些地方会残留菌斑、滋生牙石，这些菌斑和牙石是引起牙周炎的主要原因。牙周炎导致牙龈疼痛、出血和口腔异味，严重时使患者的牙齿松动、移位，甚至脱落，所谓“老掉牙”就是因牙周炎引起的。因此，需要通过定期洗牙，把这些菌斑和牙石清除干净。

消除口臭，减少社交困惑：引起口臭的原因是多方面的，包括口腔卫生的原因和消化系统的疾病等。牙科研究表明，大约有 85% 不洗牙的人存在口臭。良好的口腔卫生是预防口臭必不可少的第一步。而洗牙是消除因口腔卫生原因引起的口臭的最佳途径。

有助于减少其他全身性疾病的发生，促进全身健康：最近的研究表明，牙周局部组织的炎症物质和微生物可以进入血液，播散到全身，从而增加心脑血管疾病、糖尿病和类风湿关节炎等全身系统性疾病的风险。定期洗牙并进行牙周维护治疗有助于保持牙周健康，并可能降低老年人罹患心脏病、脑卒中以及其他系统性疾病的风险。

健康加油站

洗牙后的注意事项

牙齿敏感：洗牙后，部分人可能会感到牙齿敏感，尤其是在吃冷热食物时，这是正常的，建议使用抗敏感牙膏，并尽量避免食用过冷过热的食物，防止牙齿受到突然温度刺激。

饮食注意：在刚完成牙周治疗的一段时间内，尽量避免食用容易着色的食物，比如茶、咖啡和碳酸饮料，以防止牙齿表面色素沉积。

牙龈状况：洗牙后部分人可能会出现牙龈退缩，从而显得牙齿变长，这是洗牙后由于炎症消退导致的牙龈形态变化，无需担心。

口腔卫生：洗牙虽然能清除大部分牙菌斑和牙结石，但是不能替代日常刷牙和使用牙线，建议养成日常良好的口腔卫生习惯，坚持每天早晚刷牙，使用牙线清洁牙缝。

（黄　颖）

3. 老年人**选对饮食**，对口腔健康有帮助吗

关键词

低糖饮食 高纤维饮食 合理膳食

人人都知道“牙好胃口好”，吃得好，身体棒。老年人的膳食结构对口腔健康产生很大影响。由于老年人味觉的增龄性改变，老年人偏爱吃甜食，但事实上，高糖饮食严重影响口腔健康。比如，高糖饮食是龋病形成的重要膳食因素，另外，饮食中过量糖的摄入可以诱发和加重炎症，增加牙周炎症，加重牙龈出血。

专家说

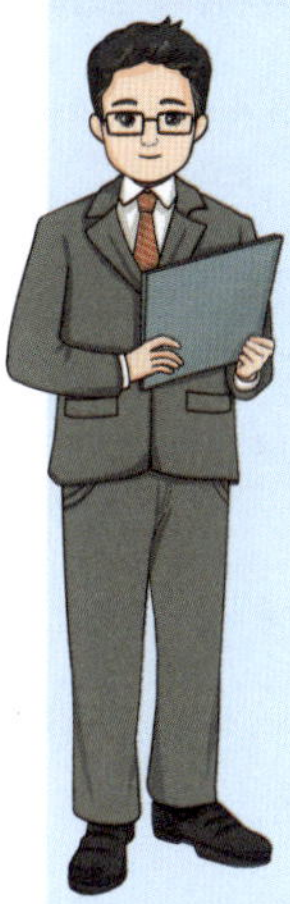

选对饮食，对于保护老年人口腔健康至关重要

减少糖类的摄入：龋病是正常有益的口腔微生物稳态被破坏的结果。糖类可以作为细菌代谢的底物，在代谢过程中，可以为细菌提供营养，被细菌分解后还可以产生酸性环境，有利于细菌的增殖。糖类代谢产生的酸性物质还会造成牙齿釉质脱矿，由此导致龋病。糖类致龋性与其产酸能力成正相关，致龋性最强的是单糖和双糖，也称游离糖。这些糖常作为添加糖，添加到糖果、蛋糕、饼干、甜品和饮料中。所以，从健康角度来说，老年人的饮食结构中，应该减少糖类的摄入。

选择高膳食纤维饮食：膳食纤维具有清除附着于牙齿上的食物残渣、增强口腔的自洁的作用，可以很好地保护口腔健康。膳食纤维含量较高的食物是全谷物食物、水果和蔬菜，所以要尽量保证食物的完整性，既能增加膳食纤维摄入又能锻炼咀嚼功能。充分的咀嚼运动对于改善老年人的认知水平也是有帮助的。

保持水分，预防口腔干燥：由于年龄相关的增龄性改变，口干是老年人常见的症状。口腔干燥会增加口腔疾病的患病风险，如口腔黏膜炎症和牙周炎症。老年人应保持充足的水分摄入，以保持口腔湿润。此外，适量饮茶和咖啡也是补充水分的好方法。

软食选择，减轻牙齿负担：对于牙齿磨损严重的老年人，应选择易于咀嚼和消化的软食，以减轻牙齿的负担。同时，避免过硬、过黏的食物，这些食物可能对牙齿和牙龈造成损伤。

合理膳食，健康基石：老年人每天的饮食应包括五谷杂粮、鱼、肉、蛋、奶及奶制品、蔬菜及新鲜水果，建议丰富饮食种类，保证各类食物的摄入，均衡营养。

养成每次进食后进行口腔清洁的好习惯：保护口腔除了注意饮食习惯还要注意口腔清洁，每天至少刷牙两次；如果有条件，尽量做到每次进食后都进行口腔清洁，这样会更好的减少菌斑的堆积，保持口腔健康。

（黄　颖）

4. 老年人口腔健康和全身营养的关系

关键词

口腔健康　全身营养　膳食补充

随着年龄的增长，老年人的口腔健康问题逐渐增多，这些问题不仅影响咀嚼功能和进食体验，还可能对全身营养状况产生影响。

专家说

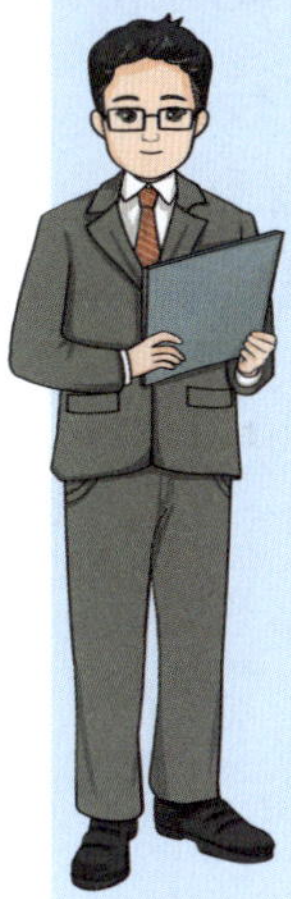

营养不良会加重口腔问题

蛋白质和维生素缺乏影响口腔组织修复：蛋白质是维持口腔黏膜和牙龈健康的重要营养素。若摄入不足，可能导致牙龈萎缩、伤口愈合延迟。维生素 C 缺乏（如坏血病）会使牙龈出血、牙齿松动；维生素 D 和钙摄入不足则可能加剧骨质疏松，影响颌骨和牙齿的稳固性。此外，B 族维生素（如 B_{12}、叶酸）不足可能引发舌痛、味觉异常，进一步影响食欲和营养吸收。

微量元素的缺乏与口腔疾病相关：锌、铁等微量元素的缺乏可能导致口腔黏膜病变，如口角炎、舌炎等。

高糖饮食增加龋齿风险：营养不良并不一定指营养不足，也可能是不均衡的饮食结构。例如，过多摄入精制糖和碳水化合物会促进口腔细菌繁殖，加速龋齿和牙周病的发生。

如何通过合理补充营养和正确口腔护理改善全身健康

合理营养是健康的物质基础，平衡膳食才是合理营养的唯一途径。平衡膳食要注意食物的多样化，谷物为主，多吃新鲜蔬菜水果，常吃奶类、豆类，适量吃补充蛋白质的鱼肉、鸡肉、鸡蛋和瘦肉，少盐少油，限量饮酒，食物多样才能保持合理营养促进口腔健康。选对食物的基础上，烹饪方式的选择也很关键。

首先，应选择适合老年人口腔状况的食物。富含维生素和矿物质的食物：新鲜水果（如香蕉、猕猴桃）、深色蔬菜（如菠菜、胡萝卜）有助于维持口腔黏膜健康。高蛋白、高纤维食物：鸡蛋、酸奶、豆类、燕麦等，可补充蛋白质和膳食纤维。软而不烂的食物：在选择食材基础上，选择蒸煮炖等方式，可以有助于影响吸收，如蒸鱼、炖肉、豆腐、煮熟的蔬菜，既能保证营养，又易于咀嚼。

其次，必要时可补充营养制剂：对于因口腔问题导致进食困难的老年人，可在医生指导下使用营养补充剂（如蛋白粉、多元维生素等），以确保足够的营养摄入。

口腔健康与全身营养可形成良性循环

老年人的口腔健康和全身营养状况相互影响，形成循环。良好的口腔健康有助于充分咀嚼和消化食物，保证营养吸收；而均衡的营养又能增强口腔组织的抵抗力，减少疾病发生。因此，老年人应重视口腔护理，调整饮食结构，通过科学的饮食和口腔保健，老年人不仅能享受美食，还能维持良好的身体状态，提高生活质量。

（张珊珊）

5. 怎么进行口腔肌**功能训练**

随着年龄增长，老年人的口腔肌肉功能会逐渐衰退，这可能导致咀嚼无力、吞咽困难、发音不清等问题。科学的口腔肌功能训练能有效改善这些状况，提高老年人的生活质量。

关键词

吞咽困难　口腔肌功能训练

专家说

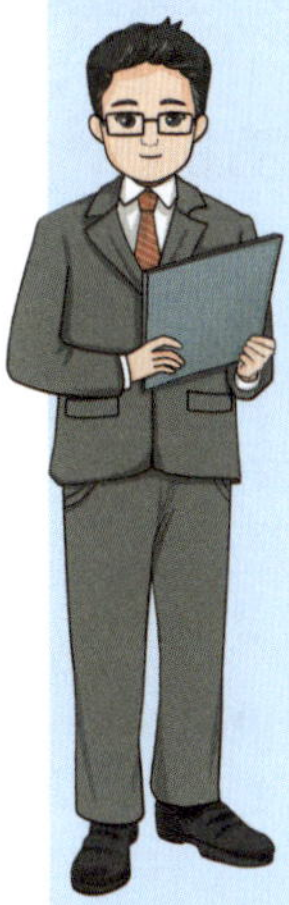

适合老年人的口腔肌功能训练方法

训练前需要做好充分准备。首先要选择安静舒适的环境，避免外界干扰。老年人可以采取坐姿，背部要有良好支撑，或者采用 30~45° 的半卧位，但切记不要平躺着训练。训练前还要做好口腔清洁，刷牙或漱口，确保口腔内没有食物残渣，这样既能保证训练效果，又能避免误吸风险。

基础训练适合大多数老年人。唇部训练可以通过抿唇 - 微笑练习来进行，也可以做吹气练习，比如吹蜡烛或者吹动小纸片，这能增强唇部力量。舌肌训练可以做舌尖抵物练习。颊肌训练可以做鼓腮漱口动作，还可以用细吸管吸食较稠的液体如酸奶，来增强颊肌力量。

对于口腔功能较好的老年人，可以进行一些进阶训练。抗阻训练是很好的选择，比如用嘴唇含住压舌板，另一端挂小夹子等轻物，保持 5 秒钟。发音强化训练也很有帮助，可以大声朗读“pa、ta、ka、la”等音节，每天练习 5 分钟。

为了使训练更有趣，可以加入一些趣味性活动。唱歌或朗读诗歌是不错的选择，最好选择节奏轻快的歌曲，重点要清晰发音。面部表情模仿游戏也很有趣，比如模仿大笑、噘嘴、鼓腮等表情。还可以玩吹泡泡或吹口琴的游戏，这些都能锻炼呼吸和唇部控制能力。

日常训练时要注意适度，安全是第一位的，避免发生呛咳或过度疲劳。营养补充也很重要，训练前后要小口喝水保持口腔湿润，还要适当补充蛋白质防止肌肉退化。如果出现频繁咳嗽、声音嘶哑等情况，要立即暂停训练并咨询医生。

训练时要遵循几个重要原则：一定要循序渐进，慢慢增加难度到抗阻训练；采用少量多次的方式效果更好，短时间、高频训练比长时间训练更有效；结合老年人的兴趣爱好，通过唱歌、游戏等方式提高他们的训练积极性。需要特别注意的是，如果老年人患有帕金森病、中风后遗症等疾病，一定要在专业康复师指导下进行个性化训练。

只要坚持科学训练，就能有效改善口腔功能，提高进食、说话和吞咽能力，让老年人的生活更加舒适健康。

（黄　颖）

6. 推荐老年人**叩齿**吗

关键词

叩齿

有些老年人把叩齿作为口腔功能训练的一部分，不过叩齿动作需要格外谨慎，不建议盲目自行练习，为什么这么说呢？

专家说

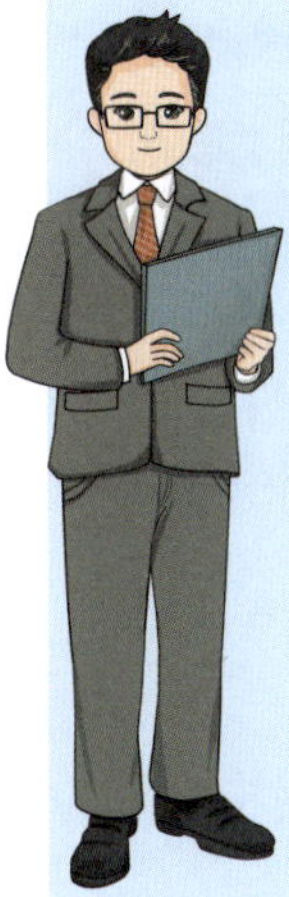

为什么不建议老年人频繁进行叩齿

坚信叩齿有益的人认为，每天叩齿 1~2 次，可以促进牙周血液循环、增进牙周组织健康，长期坚持可固齿强身。但事实上，牙齿作为硬组织，从萌出开始后就承担了咀嚼功能。一个成年人正常的咀嚼力大小大概在 23~68 千克，所以不需要额外的叩齿，牙齿周围的牙周组织已经受到了足够大小的力学刺激，所以不建议老年人盲目、过度进行叩齿练习。不建议频繁叩齿的具体原因如下。

首先，从牙齿健康角度来看，老年人普遍存在牙龈萎缩、牙根暴露等问题。随着年龄增长，牙齿的支持组织逐渐退化，此时若进行频繁的叩齿动作，可能会加重牙周支持组织的负担。同时，长期、过度叩击还容易造成牙齿磨耗，加重牙齿敏感症状，影响正常进食。

其次，颞下颌关节也是需要重点关注的部位。过度叩齿会给颞下颌关节带来额外负担，可能引发关节弹响、疼痛等症状。对于原本就有颞下颌关节紊乱的老年人，叩齿训练更可能加重现有症状。

再者，老年人的咬合关系往往不够理想。很多老年人存在缺牙或佩戴义齿的情况，咬合关系已经失去平衡，在这种情况下进行不规律的叩击动作，可能进一步加重咬合紊乱，影响义齿的固位和稳定，反而降低咀嚼效率。

特别需要注意的是，老年人处于某些特殊疾病状态时，比如活动性牙周炎患者、口腔急性炎症期患者等，这些人群进行叩齿可能会带来额外的健康风险。

对于希望加强口腔功能的老年人，建议选择更安全的替代训练方式，比如使用专业的硅胶咬合训练器进行轻柔的咬合训练，或者通过循序渐进的咀嚼锻炼来增强口腔肌肉力量。总之，锻炼要在专业口腔医生的评估和指导下，根据个人口腔状况选择最适合的训练方案。

（黄　颖）

关键词　口腔癌　抽烟　喝酒

7. 老年人长期吸烟饮酒会导致口腔癌吗

很多老年人多年来养成了吸烟饮酒的不良习惯，长期抽烟喝酒与老年人口腔癌的高发生率有关吗？

专家说

为什么吸烟饮酒会增加口腔癌的风险

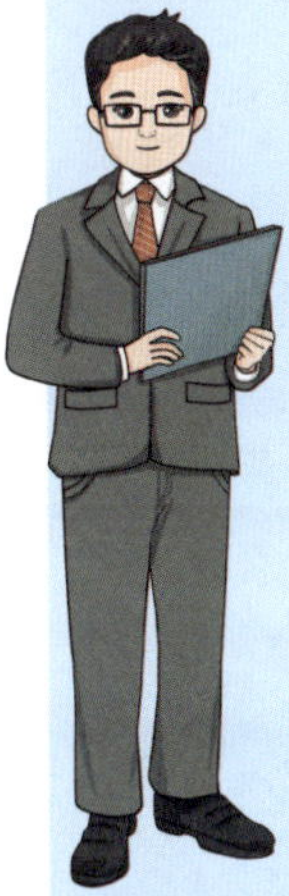

老年人长期吸烟和饮酒会显著增加口腔癌的发病风险，这一结论已被大量医学研究所证实。

烟草中含有苯并芘、亚硝胺等多种强致癌物质，这些物质会直接损伤口腔黏膜细胞的 DNA，导致细胞异常增殖和癌变。研究表明，每天吸烟超过 20 支的人群患口腔癌的风险比不吸烟者高出 5~10 倍，且吸烟年限越长，风险越高。对于有数十年吸烟史的老年人来说，其口腔黏膜长期受到烟草中有害物质的刺激，细胞发生恶性病变的可能性大大增加。

酒精虽然本身不是直接致癌物，但其代谢产物乙醛具有明确的致癌性。长期大量饮酒会破坏口腔黏膜屏障，使细胞更容易受到致癌物质的侵害。更严重的是，吸烟和饮酒具有协同致癌效应，同时有这两种嗜好的人群患口腔癌的风险比单一嗜好者高出 15 倍以上。这是因为酒精能够溶解烟草中的致癌物质，使其更容易渗透到口腔黏膜深层，加剧对细胞的损害。

老年人由于身体机能衰退，其患口腔癌的风险更为突出。首先，多年的吸烟饮酒史使得致癌物质在体内持续积累；其次，随着年龄增长，口腔黏膜变薄、修复能力下降，对有害刺激的抵抗力减弱；再者，老年人免疫功能普遍降低，对异常细胞的清除能力下降，这些都增加了癌症发生的可能性。临床上常见的情况是，老年患者往往忽视口腔黏膜的早期病变，如长期不愈的溃疡、白斑或不明原因的肿块，等到出现明显症状时才就医，此时病情往往已发展到中晚期。

预防口腔癌的关键在于改变不良生活习惯。即使是在老年阶段戒烟戒酒，仍能显著降低发病风险。研究表明，戒烟 10 年后，口腔癌的发病风险可降至接近非吸烟者水平。此外，老年人应特别注意口腔健康，每 6~12 个月进行一次专业口腔检查，及时发现并处理可疑病变。

（黄　颖）

关键词：嚼槟榔　口腔黏膜纤维化　口腔癌

8. 为什么**嚼槟榔**很危险

老年人可能见过街坊邻居嚼槟榔，或者自己也有这个习惯，但您知道吗，这个小小的槟榔果，可能会给口腔带来大麻烦。

专家说

嚼槟榔的危害有哪些

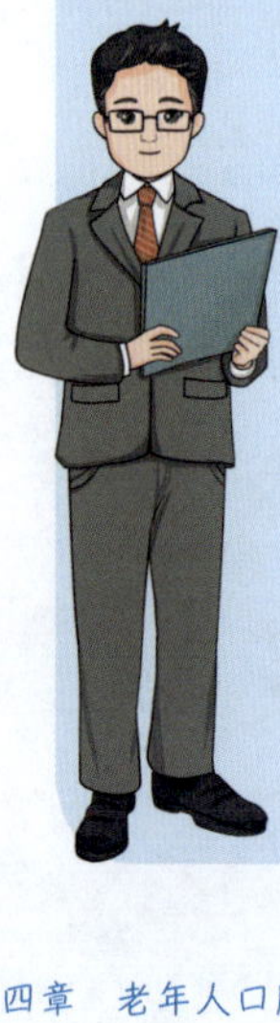

槟榔在我国的部分南方地区使用广泛，为世界卫生组织国际癌症研究机构致癌物清单 I 类致癌物。长期嚼食槟榔会有哪些危害呢？

口腔黏膜受损：长期嚼食槟榔会反复摩擦、刺激口腔黏膜，即槟榔果壳本身的粗纤维以及坚硬的果核对口腔黏膜造成机械刺激。槟榔中还含有多种有害化学成分，其中槟榔碱是最危险的物质之一，它会直接刺激口腔黏膜，导致口腔黏膜纤维化。长期咀嚼槟榔患者可能会发现自己的口腔内壁逐渐变硬、变白，嘴巴越来越张不开，连吃饭都变得困难。这就是典型的槟榔危害的初期表现。

口腔癌风险增加：更可怕的是，长期咀嚼槟榔会大大增加患口腔癌的风险。在食用槟榔盛行的地区，大于 50% 的口腔癌是由食用槟榔导致的。很多老年朋友还习惯边嚼槟榔边抽烟，或者配着酒一起食用，这种组合的危害更加惊人。烟草、酒精和槟榔三者协同作用，会使致癌风险暴增 100 倍以上，就像往伤口上撒盐，让口腔黏膜遭受多重打击。口腔癌一旦发生，治疗过程极其痛苦，可能需要切除部分舌头或颌骨，造成永久性的功能障碍。即便手术成功，五年生存率也较低，更不用说治疗期间要承受的痛苦和高额医疗费用。为了保护您的健康，我们强烈建议：立即戒除咀嚼槟榔的习惯。

牙齿损伤：由于槟榔果壳粗大的纤维及粗颗粒添加剂，长期反复咀嚼槟榔造成的牙体组织磨耗在临床十分常见。磨耗会带来一系列的并发症，如牙本质过敏、牙隐裂等。同时，咀嚼槟榔会产生一种持续过大的咀嚼力，与根折的发生密切相关，因此咀嚼槟榔者发生根折的现象较为普遍。

牙周问题：长期咀嚼槟榔者，牙齿不仅会因磨耗严重失去原形态学特征，随时间变化其颜色亦可能由黄色变为红棕色甚至黑色。槟榔嚼块中的某些金属色素进入口腔后，可沉积于牙表面或渗入牙体组织，形成不易去除的色斑，大而厚的色斑沉积物为菌斑积聚提供粗糙表面，形成包绕在牙颈部的黑色斑块。

（黄　颖）

二

口腔清洁的正确方法

9. 老年人的**牙刷**应该如何**选择**

关键词：牙刷 清洁 选择

做好口腔清洁是预防常见口腔疾病发生发展的重要手段。无论是口腔就诊前后还是日常生活当中，口腔卫生都需要仔细呵护，因此选择合适的牙刷尤为重要。老年人应该怎样选择牙刷呢？

专家说

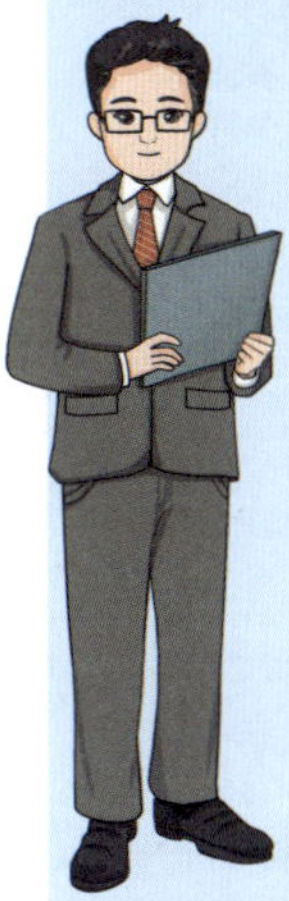

老年人选择牙刷有哪些注意事项

刷毛软硬度和形态：老年人牙周疾病患病率高，刷毛可以选择软硬适度的牙刷毛。太硬的刷毛可能会对牙齿和牙龈造成机械损伤，而太软的刷毛清洁效率低下，无法全面清除菌斑。刷毛要选择顶部磨圆的，可以减少对牙齿和牙龈的损伤，更适合老年人使用。

刷头大小：建议老年人选择中等或小头牙刷，牙刷头大约能覆盖 2 颗牙的宽度，这样的刷头更容易深入口腔的后部，清洁牙齿内外和后部难刷的部位，如智齿周围。过大的刷头可能会因无法放置在牙齿内侧面和后部而遗漏清洁牙面。

牙刷手柄：建议选择手柄易于握持的牙刷，有防滑设计的手柄可以增加握持的稳定性，减少刷牙时手部的疲劳。

手动牙刷和电动牙刷如何选择

我们医生常规推荐使用手动牙刷作为日常口腔清洁工具，对于手部灵活性较差的老年人、需要家人或看护者代为刷牙的老年人，电动牙刷可以提供更高效的清洁，并且使用起来更加方便。无论使用哪种牙刷，都需要学会正确的使用方法，把刷头放到正确的位置以清洁菌斑和牙齿。有些电动牙刷还有压力感应指示工具，有助于控制手部刷牙力度，预防过度用力损伤牙齿和牙龈。

牙刷更换频率

无论使用何种牙刷，都应每三个月更换一次，或当刷毛出现磨损时及时更换。电动牙刷的刷头也需要定期更换，机械刷柄可以重复使用。

健康加油站

水平颤动拂刷法

正确的刷牙技巧非常重要，我们推荐使用水平颤动拂刷法。这种刷牙方法可以有效清除牙菌斑，还不会对牙齿和牙龈造成损伤。刷牙时将牙刷毛放置于牙齿与牙龈交界处，与牙长轴呈 45°，指向牙龈方向，轻微按压，让部分牙刷毛进到牙和牙龈之间的龈沟里，沿牙齿排列轻轻短距离水平方向颤动 3~5 次，颤动之后再转动手腕，带动牙刷柄拂刷牙面，可以想象将菌斑从牙龈沟拂刷出来的动作。在大约 2~3 颗牙的范围内，先水平颤动 3~5 次后，转动拂刷牙面，一次算是一个循环，每个位置至少重复一次，再移到下一个位置，注意牙刷每次都重叠移动一颗牙。刷牙要有一定的顺序，面面俱到。

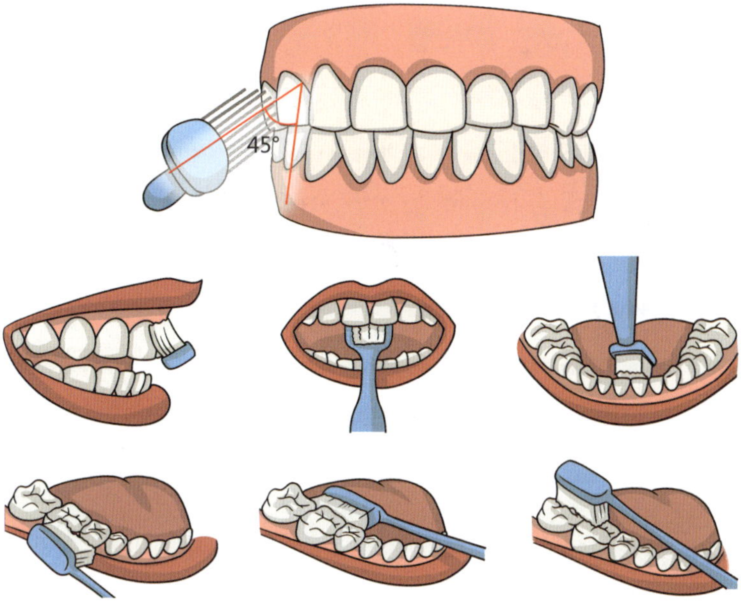

水平颤动拂刷法

（张珊珊）

10. 为什么同一把牙刷 **不能长期使用**

关键词
牙刷更换 口腔卫生 牙刷磨损

牙刷是日常口腔护理中不可或缺的工具，但许多人可能不知道，牙刷并不能长期使用。

专家说

为什么要定期更换牙刷

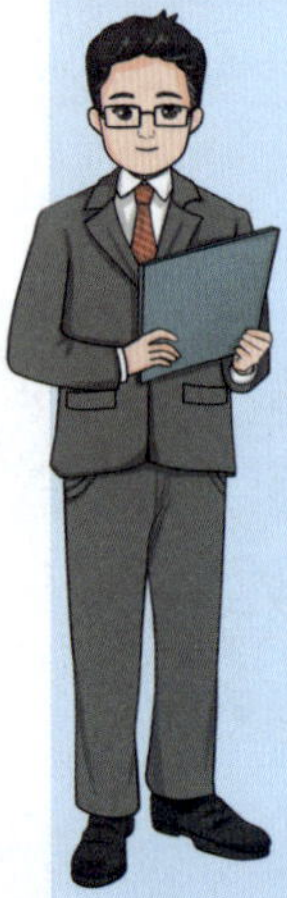

牙刷是一种消耗性的口腔护理品，刷毛大多是塑料制品。材料特性决定了刷毛的磨损问题，随着使用时间的增长，牙刷的刷毛会逐渐磨损，变得粗糙，清洁效率降低，无法有效清除牙菌斑。磨损的刷毛可能会损伤牙龈和牙齿，导致牙龈出血、牙齿敏感等问题。同时，长期使用的牙刷上容易积累细菌，即使定期清洗也无法完全去除，增加口腔感染的风险。

定期更换牙刷非常重要。首先能够保证牙刷的清洁效率，有效清除牙菌斑，预防口腔疾病；其次，使用新牙刷可以减少对牙龈和牙齿的损伤，保护口腔健康。最后还可以减少细菌，新牙刷上的细菌数量较少，减少感染风险。

何时应该更换牙刷

当牙刷的刷毛出现分叉、弯曲或磨损时，就应该更换。即使刷毛没有明显磨损，也建议至少每三个月更换一次牙刷，或者更换电动牙刷的刷头部分。病毒感染后，如不能保证牙刷清洁干燥，牙刷上可能残留病毒，建议病愈后更换新牙刷。

牙刷保养建议

第一，轻柔刷牙，避免用力过猛，以减少刷毛的磨损。可使用带有压力控制器的电动牙刷，控制刷牙力度，提高刷牙效率。第二，注意刷头的清洁干燥，每次刷牙后，用清水冲洗牙刷，甩干水分，刷头朝上放置放在通风处晾干，切不可将刷头朝下插入口杯中。第三，避免共享，牙刷是个人用品，避免与他人共享，以防交叉感染。

希望老年朋友们能够认识到长期使用同一把牙刷的潜在风险，并养成定期更换牙刷的好习惯。正确的口腔护理习惯对于维护口腔健康和提升生活质量至关重要。

（张珊珊）

关键词

牙膏 老年人 口腔健康

11. 老年人应如何**选择牙膏**

牙膏是老年朋友们口腔护理时经常需要使用的重要帮手，选择合适的牙膏对于维护老年人口腔健康尤为重要。那么如何选择适合老年朋友们的牙膏呢?

健康术语

含氟牙膏

是指添加了氟化物的牙膏。氟化物能够增强牙齿的抗酸能力，促进牙釉质再矿化，有效预防龋齿。牙膏中常见的氟化物包括氟化钠、单氟磷酸钠、氟化亚锡和有机氟化物等。使用含氟牙膏是预防龋齿的简单有效方法，还可预防牙齿敏感，尤其适合龋齿高发和牙齿敏感的人群。

专家说

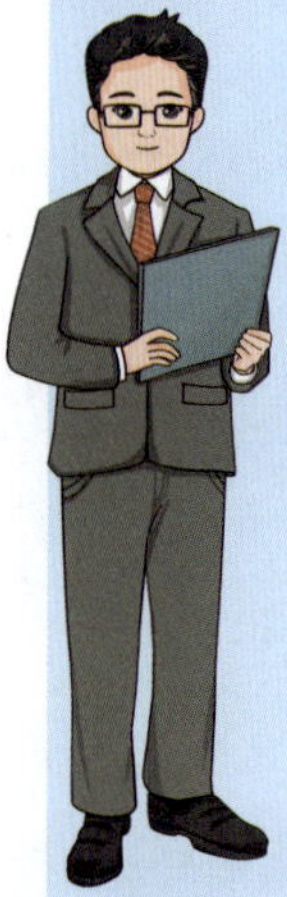

牙膏的成分

牙膏的主要成分包括摩擦剂、保湿剂、表面活性剂、甜味剂、香料、防腐剂和活性添加剂。摩擦剂用于清洁牙齿表面污垢；保湿剂（如甘油、山梨醇）可以防止牙膏硬化；表面活性剂帮助产生泡沫，增强清洁效果；甜味剂和香料改善口感和气味；防腐剂则防止变质。此外，牙膏还可能添加氟化物、抗菌成分或美白成分等活性添加剂，以预防龋齿、改善口腔健康或提供其他功能。

如何选择牙膏

牙膏通过物理和化学作用辅助清洁牙齿，预防口腔疾病。老年朋友们可以参考以下因素选择合适的牙膏。

有效成分：老年人在选择牙膏时，建议优先考虑含有氟化物的牙膏。氟化物有助于预防龋齿，增强牙齿的抗酸能力。对于牙齿敏感的老年人，可以选择含有抗敏感成分的牙膏。

避免刺激性成分：牙膏中易刺激口腔黏膜的成分包括月桂醇硫酸钠、薄荷醇、过氧化氢、高浓度氟化物及部分防腐剂和摩擦剂。这些成分可能会对口腔软组织造成刺激。如果老年人的口腔黏膜较为敏感，应避免使用这类牙膏。不知如何避免时可以更换牙膏看能否缓解症状。

牙膏的口味：老年人的味觉可能有所减退，选择口味温和、不刺激的牙膏更为合适，可以选择含有天然成分的牙膏，如薄荷、茶树油等，这些成分既能提供清新口感，又能减少对口腔的刺激。

牙膏的稠度和包装：老年人在使用牙膏时，可能会因为手部灵活性下降而感到不便，选择稠度适中的牙膏，可以更容易地挤出并控制用量，避免浪费。选择易于打开和挤压的牙膏包装也是非常重要的，一些牙膏采用翻盖设计，可以方便老年人单手操作。

（张珊珊）

12. 老年人如何才算刷好牙

关键词

刷牙频率　口腔卫生　老年人

口腔健康对于老年人的生活质量有着重要影响，日常的口腔护理习惯，尤其是刷牙，是维护口腔健康的关键。我们为什么建议老年人每天至少需要刷两次牙呢？如何才算正确刷牙？

专家说

为什么每天至少刷两次牙

刷牙的主要目的是清除牙菌斑，牙菌斑是导致龋齿和牙周病的主要原因，牙菌斑会在牙齿表面不断形成。有研究表明大约每 8~12 小时，牙菌斑就聚集趋

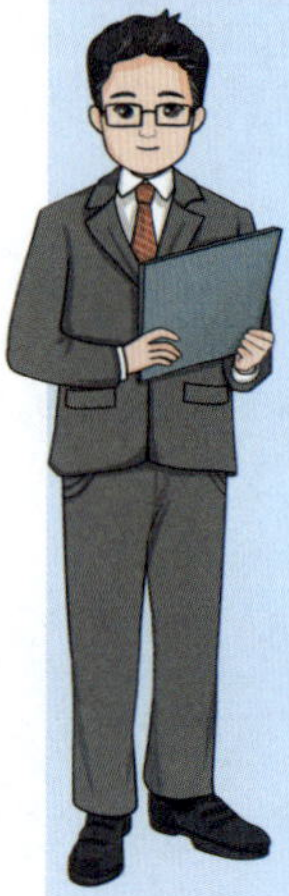

于成熟并有一定的黏附特征，不易与牙齿表面分离，并开始产生酸等细菌代谢产物，造成牙面脱矿。每天至少刷两次牙有助于及时清除牙菌斑，减少口腔疾病的风险。刷牙还可以减少口腔细菌，口腔中的细菌会在进食后迅速繁殖，尤其是在夜间。我们建议每天至少刷两次牙，尤其是晚上睡前的那次，可以减少细菌数量，降低患病风险。同时，每天刷两次牙还可以清除口腔中的食物残渣和异味，保持口气清新，帮助老年人提升社交自信。

如何才算刷好牙

首先每天至少刷牙两次，每次至少两分钟，建议早晚各一次，晚上刷牙尤为重要，因为它可以清除一天中积累的牙菌斑；使用水平颤动拂刷法，确保清洁牙齿的内外表面以及咬合面，面面俱到；选择软硬适度的牙刷，可以减少对牙龈的刺激和损伤；每三个月更换一次牙刷或刷头。干净的牙如用触觉灵敏的舌头去舔一下，会有光滑的质感，不会粗糙。除了刷牙，还应使用牙线或间隙刷清洁牙缝，以清除牙刷难以触及的牙菌斑。刷牙后建议使用漱口水，进一步减少口腔中的细菌。

希望老年朋友们能够理解每天至少刷两次牙的重要性，并掌握正确的刷牙方法。良好的口腔卫生习惯对于维护口腔健康和提升生活质量至关重要，记得定期进行口腔检查，及时发现并处理口腔问题。

（张珊珊）

13. 牙齿为什么不能横着刷

刷牙是最重要的口腔护理方法，许多老年人习惯于横向刷牙，但这种刷牙方式并不科学，还会给牙齿和牙龈造成损害。那么为什么不能横着刷牙呢？

关键词

横刷　刷牙方法　牙龈健康

专家说

横刷牙的危害

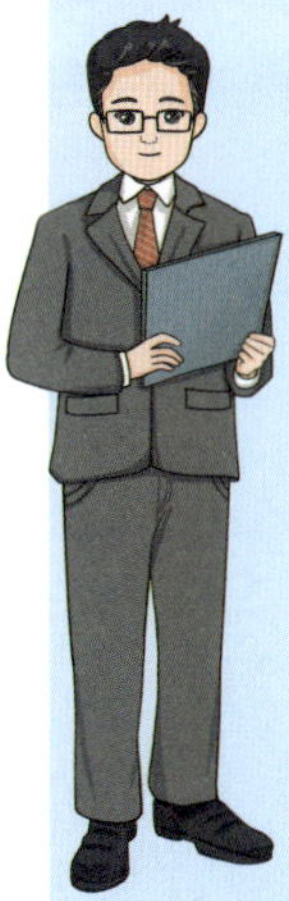

横着刷牙，即所谓的“拉锯式”刷牙，会导致牙龈受损，牙齿颈部的牙釉质和牙本质被磨损，在牙齿颈部形成楔状缺损。长期横刷还可能导致牙龈退缩，牙齿敏感，甚至牙神经暴露和牙齿折断。

正确的刷牙角度应该是将牙刷毛与牙面呈 45°，就是刷下牙时斜向下，刷上牙时斜向上，这样可以有效清洁牙齿和牙龈交界处的牙菌斑，同时减少对牙龈的刺激和损伤。刷牙时力度要适中，避免用力过猛。很多成年人，尤其是男性，容易用较大的力量刷牙，牙刷毛在较短时间内明显损耗，仅仅几周或者 1 个月就刷成了“爆炸头”样，这提示我们刷牙力量过大了。使用有压力指示功能的电动牙刷可以帮助我们控制刷牙的力度，避免用力过度。

希望老年朋友们能够认识到横着刷牙的危害，并掌握正确的刷牙方法。正确的刷牙习惯对于维护口腔健康至关重要，不仅能预防龋齿和牙周病，还能保持口腔的舒适度和功能性。记得定期进行口腔检查，及时发现并处理口腔问题。

（张珊珊）

14. 为什么建议老年人使用牙线

关键词

牙线　牙线棒　间隙清洁

随着年龄的增长，老年人的牙龈可能会退缩，牙齿间隙变大，普通刷牙很难彻底清除牙缝中的食物残渣和牙菌斑。因此，使用牙线、间隙刷和冲牙器等辅助清洁工具对于老年人来说尤为重要。这些工具为什么重要，又该如何选择呢？

专家说

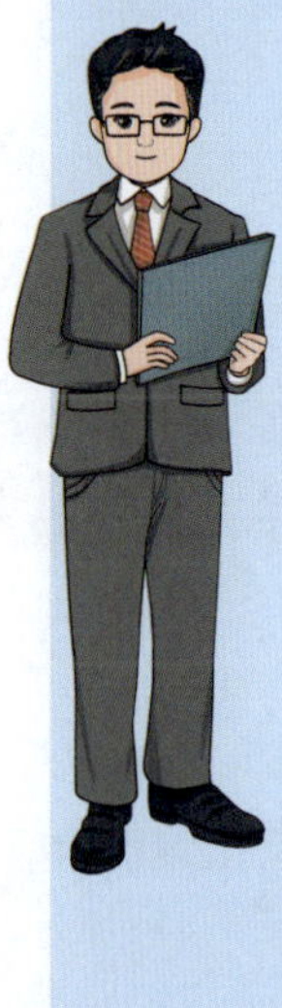

认识牙线

牙线是一种由尼龙、涤纶等材质制成的细线，主要用来清洁牙齿邻面。牙线的直径一般不超过0.15mm，远远小于两颗牙的生理动度范围，可以在不损伤牙齿的同时，清除塞在牙缝中的食物残渣，也可把牙齿邻面的牙菌斑刮下来，预防牙龈炎、龋病等口腔疾病的发生。

牙线有很多种，机械牙线包括卷轴型牙线和带有支架的牙线棒；线的种类包括含蜡牙线、不含蜡牙线、膨胀牙线等，从线上所附的物质上分类还可以分为无味普通牙线和增加矫味剂或者氟化物的牙线，如薄荷味牙线、水果味牙线、含氟牙线等。

牙线的使用

牙线是一种简单有效的清洁牙缝的工具，适用于大多数老年人，建议选择柔软、易于操作的牙线。对于手指灵活性较差的老年人，可以选择带有手柄的牙线，使用方法是将牙线轻轻滑入牙缝，沿着牙齿曲线上下移动，清除牙菌斑和食物残渣。

卷轴式牙线使用方法是，首先将牙线拉出长约 30~40 厘米，相当于成人前臂的长度，将牙线在左右手中指第一指节处，各绕两圈以固定，然后在不同部分为别以双手拇指和食指按照部位需要撑紧牙线。正常情况下相邻两颗牙齿紧密接触，牙线要前后做拉锯样动作或水平左右拉锯样动作进入牙缝中，不要过分向下加压以免损伤牙龈。将牙线的两端拉向一侧牙紧贴牙面，使其略成 C 形包绕牙面上下反复刮擦清除牙面上的菌斑，每个部位重复 3~4 次，随即稍微将牙线拉高离开牙龈，再把牙线紧贴另一侧牙齿的邻面，拉到最低位置，包绕牙面，重复以上的动作，再做拉锯样动作把牙线慢慢拉出。

叉拭牙线是将一段牙线固定在牙线棒上，使用比较简单。将牙线顺着牙缝的方向做拉锯式动作，使牙线划入牙缝间，不要过分向下加压以免损伤牙龈，将牙线拉向一侧牙齿紧贴牙面，使其略呈 C 形包绕牙面上下反复刮擦，清除牙菌斑。有的牙线棒适合用于前牙，有的牙线棒更适合用于后牙。

（张珊珊）

15. 为什么建议老年人使用**间隙刷、冲牙器**

关键词

间隙刷　冲牙器　选择

口腔清洁的重点是彻底清洁牙菌斑，单纯依靠刷牙仅能清除牙齿表面约 70% 的牙菌斑，剩下 30% 的牙菌斑存在于牙齿相邻的缝隙里。除牙线外，这些位置的牙菌斑可以靠间隙刷、冲牙器等牙间隙清洁工具进行有效去除。

专家说

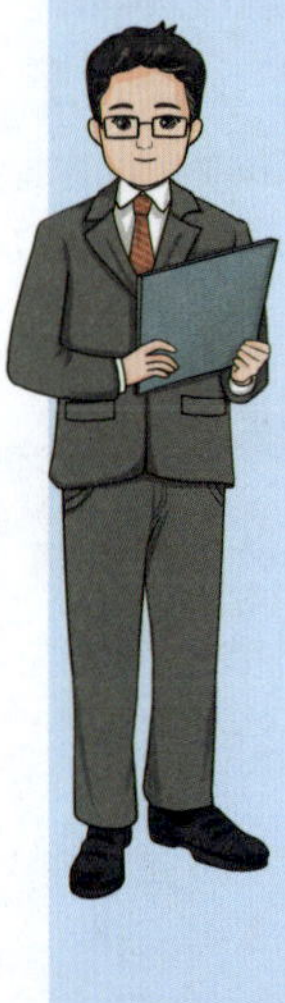

间隙刷的使用

间隙刷适用于牙缝较大的老年人，可以用来清除两颗牙齿邻接面的牙菌斑。间隙刷是一根可弯曲的金属丝，上面布满柔软的刷毛，按照刷头大小有不同型号，也有不同手柄便于握持。间隙刷有不同大小的刷头，应根据牙缝的大小选择合适的间隙刷。正常情况下牙齿紧密排列，牙间隙内充满牙龈乳头，不需要使用牙间隙刷，用牙线清洁邻面即可。

当出现较大的牙间隙时，可选用大小适合的间隙刷来清除牙缝间嵌塞的食物和邻面牙菌。使用方法是，将间隙刷插入牙缝，轻轻旋转，清洁牙缝中的食物残渣和牙菌斑。间隙刷的刷头要微微避开牙龈插入，以免损伤牙龈，注意只插入有刷毛的部分，像拉锯一样，前后移动间隙刷 3~4 次即可，同时避免牙间隙刷的手柄或塑料部分碰到牙龈。

使用间隙刷时也可以使用含氟牙膏，使用后可用水清洗刷头，并放置在通风处干燥。当刷毛出现分叉、松弛或金属丝弯曲较大时，应尽早更换。学习使用间隙刷需要花点时间，只要老年人坚持练习就可以掌握。为保持牙龈的健康和预防牙龈疾病，最好在每天晚上彻底清洁牙缝一次。每日使用，终身受益。

冲牙器的使用

冲牙器是一种使用水流清洁牙缝的工具，适合手部灵活性较差或有深度牙周袋的老年人。建议选择水流压力可调的冲牙器，以适应不同的清洁需求。冲牙器使用方法如下：将冲牙器喷头对准牙缝，调节适当的水压，让水流冲洗牙缝，清除牙菌斑和食物残渣。需要注意的是，冲牙器不能完全替代传统的牙线进行牙齿邻面的机械清洁。

希望老年朋友们能够认识到使用牙线、间隙刷和冲牙器的重要性，并学会正确选择和使用这些工具。良好的口腔卫生习惯对于维护口腔健康和提升生活质量至关重要。记得定期进行口腔检查，及时发现并处理口腔问题。

（张珊珊）

16. 刷牙时需要刷舌头吗

关键词：舌头清洁　口腔卫生　舌苔

在日常口腔护理中，许多老年朋友可能会忽略舌头的清洁。然而，舌头的卫生状况对整体口腔健康有着重要影响。那么如何正确进行舌头清洁呢？

专家说

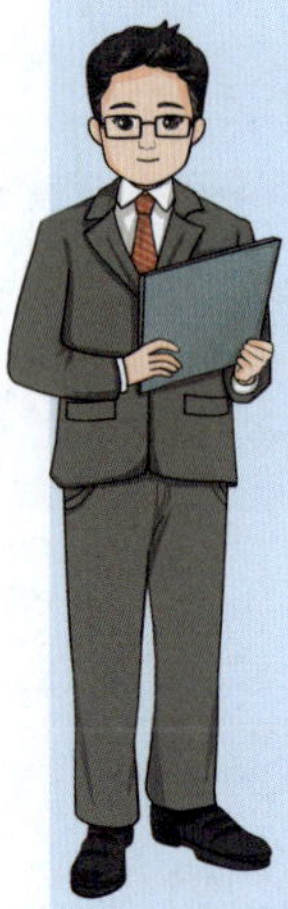

舌头是口腔的重要组成部分

舌头是我们口腔中的软组织，舌头清洁非常重要。在刷牙结束时刷舌头，可有效地减少口臭，舌头表面的舌苔是细菌、食物残渣和死亡细胞的集合体，这些物质的分解会产生异味，导致口臭。刷舌头还可以预防口腔疾病，舌苔中的细菌可能引起口腔感染。定期刷舌还可以改善味觉，清洁的舌头有助于保持敏锐的味觉，享受各种食物的味道。

如何刷舌头

市面上有专门的舌苔刷，也叫刮舌器，可以有效地清除舌苔。使用时，将舌头尽量伸出，舌苔刷放在舌背后部 1/3 处，由内向外轻轻向外刮，反复 3~5 次。如没有购买舌苔刷，还可以使用软硬适度的牙刷轻轻刷洗舌头表面，方法与舌苔刷相同，注意力度要轻，避免损伤舌组织。建议每天刷牙时顺便清洁舌头，可以减少口臭，保持口腔卫生。

刷舌头的注意事项

刷舌头时建议力度适中，避免用力过猛，损伤舌头。刷舌头后用清水漱口，清除舌头表面的残留物。如果是使用舌苔刷，也要每次刷头朝上放置在空气流通处。要定期更换或消毒，以保持卫生。我们希望老年朋友们能够认识到刷舌头的重要性，并学会正确的清洁方法。舌头的清洁是日常口腔护理不可忽视的一部分，养成习惯，长期受益。

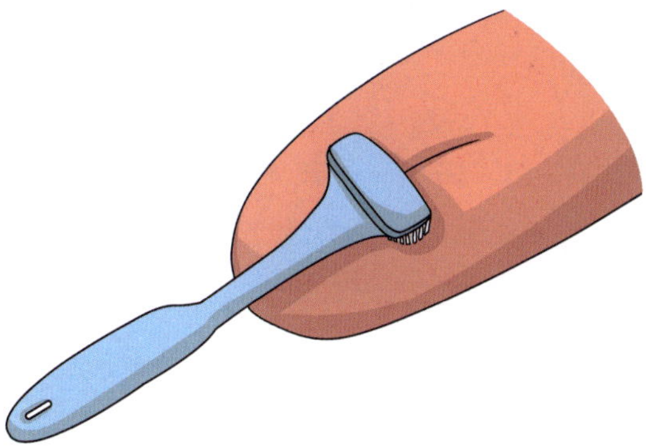

刷舌方式

（张珊珊）

17. 为什么漱口
不能代替刷牙

关键词

漱口 刷牙 口腔健康

许多老年人认为漱口是一种简单方便的口腔清洁方式，可以替代刷牙。然而，这种想法是错误的。那么为什么漱口不能代替刷牙，怎么样才是正确漱口呢？

专家说

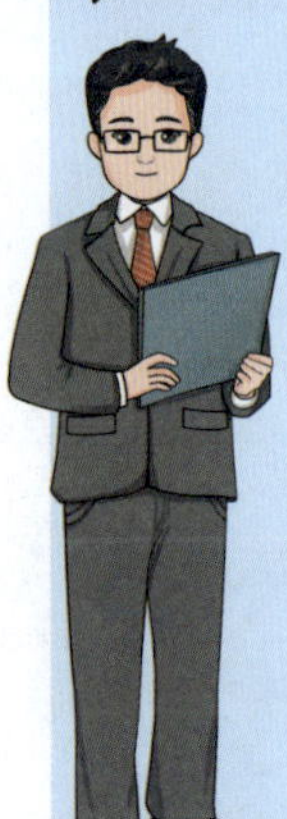

漱口的作用

漱口，尤其是使用含氟漱口水漱口，可以帮助减少口腔中的细菌数量，暂时减少口臭，并为牙齿提供额外的氟保护。然而，漱口无法彻底清除牙齿表面的食物残渣和牙菌斑。牙菌斑是一种黏附在牙齿表面的细菌薄膜，是导致龋齿和牙周病的主要原因。单纯靠漱口的水流冲刷无法彻底地清除牙菌斑。刷牙是清除牙菌斑最有效的方法，通过物理摩擦，牙刷可以清除牙齿表面和牙缝中的食物残渣和牙菌斑。此外，刷牙还可以按摩牙龈，促进牙龈血液循环，增强牙龈组织的健康。

漱口能代替刷牙吗

虽然漱口不能代替刷牙，但它可以作为刷牙的补充。在刷牙后使用漱口水，可以进一步清除口腔中残留的细菌，减少牙菌斑的形成，特别是难以用牙刷清洁的区域。漱口水主要分为功效型漱口水和保健型漱口水两种。功效型漱口水包括临床医生开具的药用漱口水，通常有抑菌作用，用于口腔治疗前后的口腔护理，或辅助治疗口腔疾病，如牙周病或口腔黏膜疾病。保健型漱口水是指我们常见的商场超市中能够购买的各类漱口水，如益生菌漱口水等。

漱口的正确方法

每餐后漱口，可以去除口腔内的食物碎屑，减少细菌滋生；可以在每次刷牙后使用漱口水漱口，发挥漱口水的功效或者保健作用。对于功效型漱口水的使用建议遵医嘱。漱口时要注意不要吞咽漱口水，尤其是含有药物成分的漱口水。如果使用漱口水，建议定期更换品牌或类型，避免长期使用单一成分导致口腔菌群失调。正确漱口可以有效清除口腔内的食物残渣和细菌，减少口腔异味，维护口腔健康。

（张珊珊）

关键词

药物牙膏　药物漱口水　口腔健康

18. 为什么**不建议**老年人长期使用药物牙膏和药物漱口水

药物牙膏和药物漱口水因其含有特定治疗成分受到一些老年人的青睐，但长期依赖这些产品可能并不是最佳选择。为什么不建议老年人长期使用药物牙膏和药物漱口水呢？

专家说

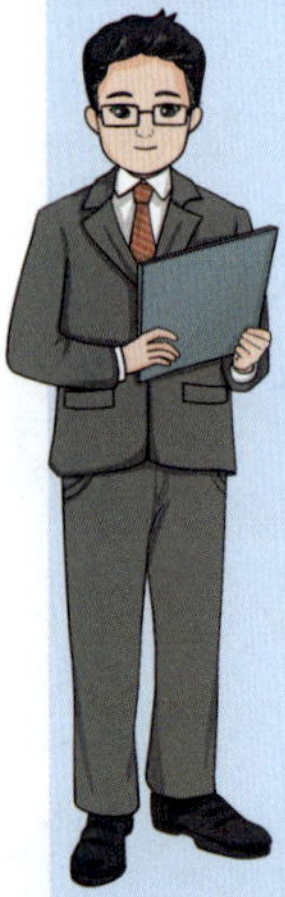

药物牙膏和漱口水的作用与限制

药用口腔护理品有短期效果：药物牙膏和药物漱口水通常含有止血、抗菌成分的药物，短期内可以抑制口腔细菌增长，缓解牙龈炎、口臭等口腔问题，但它们并不能从根本上解决口腔健康问题。以漱口水为例，常见的药物漱口水有复方氯己定含漱液（抗菌消炎，适用于牙龈炎、口腔溃疡、术后预防感染等）、西帕依固龈液（含中药成分，适用于口腔黏膜疾病）等。这些漱口水具有不同的功效，使用时需遵医嘱。

长期使用的副作用：长期使用含有药物成分的牙膏和漱口水可能导致口腔内正常菌群失衡，有些药物漱口水还会使口腔黏膜和牙齿着色。长期使用药物性牙膏或漱口水可能会暂时掩盖口腔问题的症状，使老年人忽视了定期口腔检查和治疗的重要性，延误就医最佳时机，使口腔问题加重。

药物牙膏和漱口水的合理使用

在口腔疾病治疗期间或医生建议下，可以短期使用药物牙膏和漱口水，以辅助控制症状。使用药物牙膏和漱口水前应咨询医生，根据个人口腔健康状况、医生建议或开具的处方使用。对于大多数口腔问题，非药物牙膏和漱口水已足够满足日常清洁需求，且更安全。

健康术语

口腔菌群失衡

口腔内正常菌群因长期使用药物成分而被破坏，导致细菌种类和数量失衡，可能引发新的口腔问题。

（张珊珊）

三

义齿的维护方法

19. 为什么不能用牙冠或活动义齿咬太硬的食物

关键词：食物硬度　牙冠　活动义齿

牙冠和活动义齿是常见的牙齿修复方法，它们帮助许多老年人恢复了咀嚼功能。然而，经常会听医生说这些修复体并不能完全替代自然牙齿的强度和耐用性，建议即使修复后的义齿也不能咬硬物，是什么原因呢？

专家说

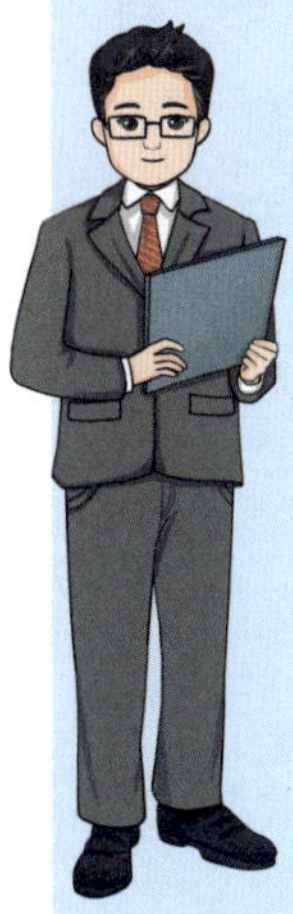

什么样的食物算“硬”

硬食是指那些质地较硬、需要更多咀嚼力才能咬碎的食物。常见的硬食有很多种：坚果和种子类食物，不仅是外壳非常硬，里面的果仁也是硬质食物；一些带皮可生食的果蔬，如甘蔗、芹菜、胡萝卜、莲藕等，这些水果蔬菜富含维生素、膳食纤维和矿物质，但需要充分咀嚼；还有一些主食在烹饪后仍保持一定的硬度，如糙米饭、烤玉米、法棍面包、苏打饼干、烙饼等；一些经过烤制和风干后的肉类和海鲜，如腊肉、牛肉干、鱿鱼干等，富含蛋白质但质地较硬，需要较大的咀嚼力……这些均属于硬质食物。

为什么戴牙冠不能吃过硬的食物

牙冠修复后一般不建议吃过硬的食物，主要有以下几方面原因。

牙冠材料的特性：牙冠常用的材料如烤瓷、全瓷等虽然硬度较高，但属于脆性材料，抗冲击能力相对较弱。如果经常咬硬物，可能会导致牙冠崩瓷、折裂，影响其使用寿命。

保护基牙的需要：牙冠或桩冠通常用于修复牙齿缺损大、有劈裂、裂纹或重度磨耗，并经过根管治疗的牙齿。这些牙齿本身较为脆弱，过硬的食物会对基牙产生较大压力，可能导致基牙牙根折断、折裂，桩冠脱落等。

为什么有活动义齿不能吃过硬的食物

活动义齿通常由塑料或金属支架和人工牙组成，其材质相对脆弱，无法承受过大的咬合力。过硬的食物可能会导致义齿变形、折裂或损坏。活动义齿依赖剩余的天然牙、口腔黏膜和下方的牙槽骨来提供支持。咀嚼过硬的食物会对这些软硬组织产生过大的压力，可能导致基牙松动、黏膜溃疡、牙槽骨吸收，甚至影响义齿的稳固性。频繁咀嚼硬物会加速义齿的磨损，缩短其使用寿命。

刚戴上活动义齿时，口腔需要时间适应。在适应期内，建议从软食开始，避免硬食，以免增加不适感。即使适应后，也应避免过硬食物，以减少基牙及口腔黏膜磨损，同时尽量用双侧均匀咀嚼，避免单侧过度用力。

（徐明明）

20. 怎么清洁**活动义齿**

老年人戴用活动义齿进食后，义齿表面、下方以及与天然牙的牙间隙中会存留食物残渣。如不及时清洁干净，会对口腔健康产生明显影响，并严重影响义齿的使用效果。活动义齿该如何清洁呢？

关键词

活动义齿　清洁　义齿清洁剂

专家说

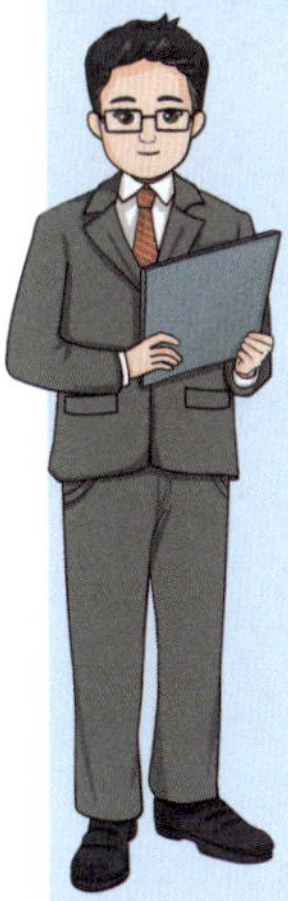

活动义齿清洁的时机

每次进食（包括饮用饮料）后均应将义齿及剩余天然牙进行仔细清洁。

活动义齿清洁方式

先将义齿从口中取出，用牙刷刷洗干净。清洁时要注意将义齿每一个角落都要清洁到位，尤其是义齿卡环下方与牙齿接触的部位，食物残渣更易聚集，清洁时要重点关注。

用牙刷清洁时注意力度要适中，力量过大会增加义齿表面的粗糙度，反而更易残留食物残渣。刷洗义齿牙刷的刷毛应尽量软硬适度，过硬对义齿表面磨损较大，过软则清洁效果较差。清洁义齿时可以使用牙膏，以增加清洁效果。

清洁时要注意保护义齿不要摔落，最好选择在较大的容器中或在洗漱盆中进行。

天然牙齿的清洁

进食后，除了需要将义齿取下仔细清洁外，还需要对口内剩余的天然牙齿进行仔细清洁。清洁方式与平时刷牙基本相似。挂卡环的牙齿周围更易残留食物残渣，需进行重点清洁。对牙间隙较大的牙齿，还要配合使用冲牙器、牙线或间隙刷等工具。

活动义齿不戴时的保存方法

义齿不戴用时，应刷洗干净后浸泡于凉的清水中，清水中可加入义齿清洁剂。注意请勿用开水烫洗义齿或用其他消毒剂浸泡义齿，这样极易导致义齿的变形老化。

不要戴着义齿睡觉

如果夜间戴用义齿睡觉，由于睡眠时口腔的密闭环境以及夜间唾液分泌的减少，会明显增加义齿下方细菌或真菌的滋生。因此，睡觉前应摘下活动义齿，刷洗干净后放入清水中浸泡保存。

健康术语

义齿清洁剂

是专门用来对活动义齿进行清洁和除菌的产品，具有消毒除菌、清除垢渍、清新口气等作用，同时对义齿无损伤。

健康加油站

义齿清洁剂的使用方法

使用时先将义齿冲洗并用牙刷刷洗干净，在容器中加入温水（约 40℃），放入义齿清洁剂，再放入义齿浸泡，保证水面没过义齿。浸泡后需将义齿取出用清水彻底冲洗干净后再佩戴。义齿清洁剂使用建议每天一次，但不能代替义齿的手工清洁和刷洗。

（周崇阳）

关键词

复查　活动义齿维护

21. 为什么戴活动义齿后需要**定期复查**

老年人戴用活动义齿后，医生都会提醒要定期复查。为什么要定期复查，主要复查什么内容呢？

健康术语

义齿性口炎

为义齿下黏膜的慢性炎症，其临床特征主要表现为义齿下口腔黏膜红斑样变化，常常无明显不适，少数患者可有黏膜的烧灼感和瘙痒感。义齿性口炎可能与义齿的不良创伤或白念珠菌感染有关。

专家说

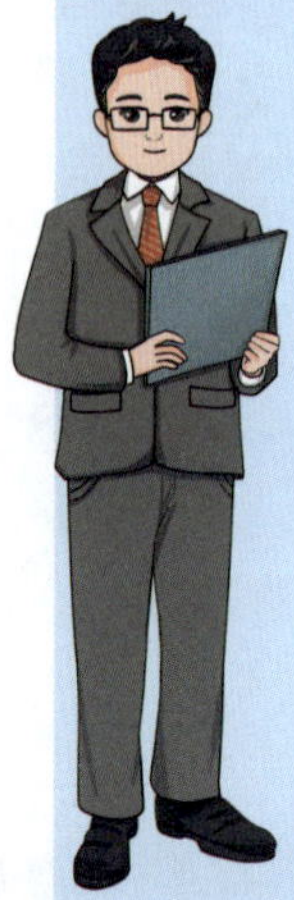

定期检查及处理的内容

口腔卫生及义齿清洁情况：良好的口腔卫生对修复效果的维持有着重要的影响。定期复查时，医生会对患者口腔卫生情况及义齿清洁的效果进行检查，及时解决发现的问题。

及时发现、治疗口内牙齿及黏膜的新问题：对新发现的口腔问题及时进行治疗。如黏膜压疼，需要及时调改义齿；对出现的义齿性口炎需及时进行相应的抗真菌治疗；对龋齿及时充填；对牙周疾病定期进行牙周维护、治疗等。

义齿调改：随着使用时间的增长，义齿的稳定性及固位力都会出现下降。复查时，医师会对义齿出现的问题及时处理，如松动卡环加力、义齿不贴合时进行重衬、破损义齿修理等。

定期进行牙周洁治：由于老年患者普遍存在牙间隙大、牙龈退缩等问题，常规口腔清洁措施很难完全清除口内的菌斑，需要定期进行牙周洁治，并对牙周炎症及时治疗。

定期复查频率

根据患者口腔条件及口腔卫生维护效果来确定。一般情况下，戴用活动义齿的老年患者应每隔 3~6 个月常规复诊。

健康加油站

义齿性口炎该如何处理

建立和维持良好的口腔卫生和义齿卫生，2 周内不戴用义齿，义齿性口炎产生的损害通常就可以消失。可在医师指导下，用 4% 碳酸氢钠溶液、氯己定含漱液、制霉菌素溶液等含漱或浸泡义齿等，必要时需重新制作新义齿。

（周崇阳）

关键词：牙周支持组织　使用寿命　定期更换

22. 为什么活动义齿需要**定期更换**

在戴用活动义齿过程中，随着使用年限的增长，义齿会逐渐出现不合适的情况，医师常常建议更换义齿。为什么义齿需要定期更换呢?

专家说

影响义齿使用寿命的因素

牙周支持组织的退行性变化：随着年龄的增加，牙周支持组织如牙槽骨、牙周膜、牙龈等会发生退化，表现为牙龈退缩、牙槽骨吸收等，尤其是牙齿缺失后，

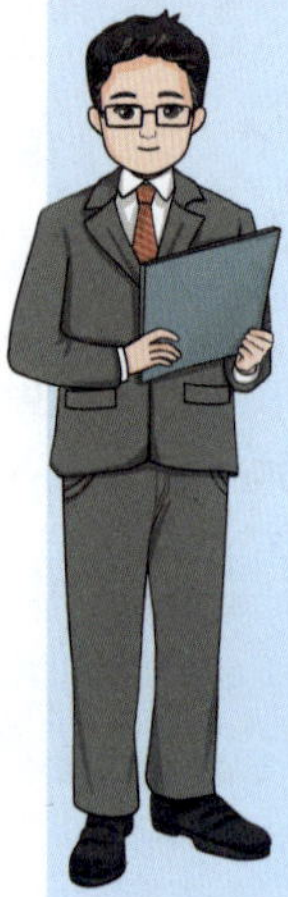

牙槽骨吸收的速度明显加快。因此，义齿戴用数年后会逐步出现义齿与黏膜、牙槽骨不再贴合，义齿翘动，容易食物残留、出现压痛等情况。

剩余天然牙齿的变化：口内剩余牙齿可能会出现龋坏、牙龈退缩、牙周炎、牙齿松动、折断等情况，造成口内条件的变化，导致义齿不再适用。

义齿的变形损坏：长时间使用后，义齿的卡环会逐步变形甚至疲劳折断，义齿的固位力明显下降；人工牙表面会逐步磨耗变平，咀嚼效率下降；义齿基托可能因老化而破损或断裂等。

口腔卫生维护水平：口腔卫生维护得越好，口内其他天然牙出现病变的概率越小。义齿清洁做得越好，义齿的使用寿命也越长。

由于以上原因，活动义齿戴用一定时间后，会逐步出现不合适的情况，主要表现为义齿的稳定性下降，容易脱落，容易压疼，义齿折断、变形，剩余天然牙松动、折断、脱落等。因此，活动义齿使用一定年限后需要及时更换。

活动义齿更换的时机

由于患者口腔内部条件、口腔卫生维护水平以及义齿的维护保养水平等不同，活动义齿的使用寿命会有明显不同，一般 3~5 年后义齿的功能会逐步下降。如果出现以下情况则需及时更换义齿：义齿反复压疼，多次调改后无法解决；义齿破损、折断等无法修理；义齿下沉明显、咀嚼功能明显下降；其他天然牙齿拔除等。

（周崇阳）

23. 种植牙如何进行**日常清洁**和**定期维护**

关键词

种植牙　日常清洁　口腔卫生

种植牙因其稳定性和舒适性，成为许多缺牙患者的首选修复方案。为确保种植牙的长期健康和功能完善，种植牙后的日常清洁尤为重要，应做好日常维护和复查，预防种植体周围炎，助力种植牙长久使用。

专家说

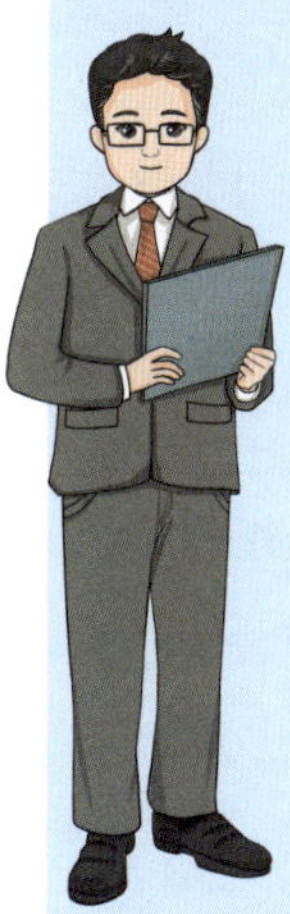

种植牙的结构与维护

种植牙由植入颌骨的种植体、中间的基台和上面的牙冠组成，这种结构需要特别注意清洁，以防止细菌在各个部分积聚。种植牙也同我们的天然牙一样，需要健康的牙周组织包绕，就像大地牢牢抓住树木一样，让种植牙牢固地长在牙槽骨中。种植牙后，手术区域需要一定时间愈合，加强清洁可以减少感染风险，促进愈合过程。种植修复完成后更应加强局部的清洁，防止细菌积聚而导致种植体周围炎，影响种植牙的稳定性。

预防种植体周围炎

种植体周围炎是种植牙后常见的并发症，表现为种植体周围牙龈红肿、出血，牙槽骨吸收，严重时可导致种植体松动、脱落。术后不注意口腔卫生、术后吸烟、手术创伤过大、免疫系统较弱或患有糖尿病等全身性疾病，以及咬合力过大等，都可能增加种植体周围炎症风险。种植牙与天然牙齿一样，需要定期清洁以维持良好的口腔卫生。良好的日常清洁习惯可以延长种植牙的使用寿命。

种植牙的日常清洁方法

使用软硬适度的牙刷：在刷牙时选择软硬适度的牙刷轻柔地清洁种植牙，避免对牙龈和种植体造成刺激。

使用牙线和间隙刷：除刷牙外，还要使用牙线清洁种植牙周围的牙缝，以清除牙刷难以触及的食物残渣和牙菌斑。对于难以用牙线清洁的区域，可以使用间隙刷进行辅助清洁，也可以使用冲牙器。

定期洗牙：定期到口腔医疗机构使用专业的碳纤维洁治头或钛刷等进行专业种植牙洗牙，彻底清除牙菌斑和牙石的同时不损伤种植体。除种植牙外的其他牙齿也要定期洗牙清洁，保证口腔内的卫生。

（徐明明）

第五章

口腔疾病与老年常见慢性病紧密相连

一

口腔健康与糖尿病

1. 为什么说糖尿病易导致各类**口腔疾病的发生**

关键词：糖尿病　细菌　免疫力

糖尿病是一种常见的代谢性疾病，它不仅会影响身体的血糖水平，还会影响全身多个器官和组织的健康。很多人可能没有意识到，糖尿病与口腔健康之间也有着密切的联系。研究表明，糖尿病患者罹患各类口腔疾病的风险更高，为什么会这样呢？

专家说

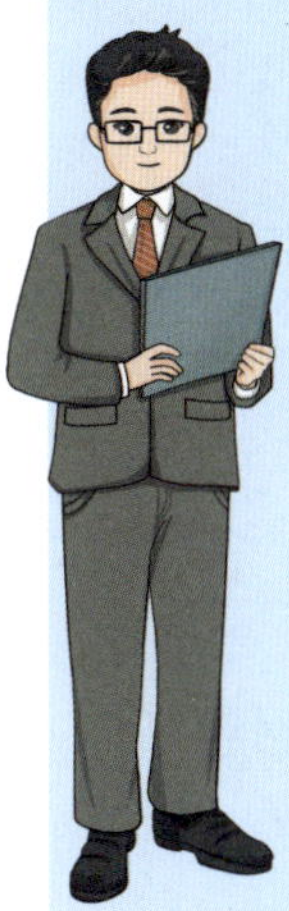

糖尿病与牙周病

牙周病是牙齿支持组织的慢性感染性疾病，包括牙龈炎和牙周炎。研究表明，糖尿病是牙周病的独立危险因素，糖尿病患者的牙周炎患病率高达60%~80%。糖尿病患者牙周病的患病率高于非糖尿病患者，病情严重程度和进展速度较快。这是因为高血糖环境为口腔细菌提供了“温床”，使得细菌更容易繁殖并引发感染。同时，糖尿病患者的免疫力下降，身体对感染的抵抗力减弱，导致牙周病更难控制。

糖尿病与龋病

龋病是牙齿硬组织的慢性感染性疾病。糖尿病患者由于唾液分泌减少、口腔 pH 下降等原因，龋齿的患病风险比正常人高出数倍。唾液减少意味着牙齿失去了唾液的自洁保护，细菌更容易附着在牙齿表面，导致龋齿加重。此外，糖尿病患者口腔内的致龋菌数量增多，免疫力下降，进一步加重了龋齿的病情。

糖尿病与口干

口腔干燥是糖尿病患者常见的并发症之一，表现为口干、口渴、口腔黏膜疼痛等。糖尿病患者口腔唾液分泌减少，口腔自洁能力差，增加了龋病和牙周病的发病风险，还可能导致口腔黏膜溃疡、真菌感染等并发症。

糖尿病与口腔感染

糖尿病患者免疫力下降，口腔内细菌、病毒、真菌等病原体更容易繁殖，导致口腔感染的风险增加及病情加重。常见的糖尿病口腔感染包括牙周脓肿、口腔溃疡、口腔疱疹、真菌性口炎等，这些感染不仅影响口腔健康，还可能进一步加重血糖控制的难度。

健康加油站

糖尿病患者如何防治口腔疾病

控制血糖：糖尿病患者应遵循医嘱使用降糖药物，合理控制饮食，适量运动，保持良好的生活习惯。

保持口腔卫生：每天至少刷牙两次，使用牙线、间隙刷清理牙缝，定期洗牙，以降低牙周病和龋病的发生风险。

定期口腔检查：每半年最好进行一次口腔检查，早发现、早处理口腔问题。

（王左敏）

关键词

炎症　胰岛素　血糖

2. 为什么牙周炎会影响糖尿病患者的**血糖控制**

牙周炎和糖尿病之间存在紧密的关联，它们互为因果，形成一个“恶性循环”。糖尿病患者更容易发生牙周炎，而牙周炎的炎症和感染反过来又会增加糖尿病的管理难度。这种“双向关系”让牙周健康成为糖尿病患者必须重视的问题。

健康术语

胰岛素抵抗

胰岛素对血糖的调控主要包括两个方面：通过促进骨骼肌、心肌及脂肪组织摄取葡萄糖；抑制肝脏的糖原分解及糖异生。当胰岛素促进周围组织摄取葡萄糖或抑制肝脏葡萄糖输出效率下降时，机体代偿性地分泌过多胰岛素产生高胰岛素血症，称为胰岛素抵抗。

专家说

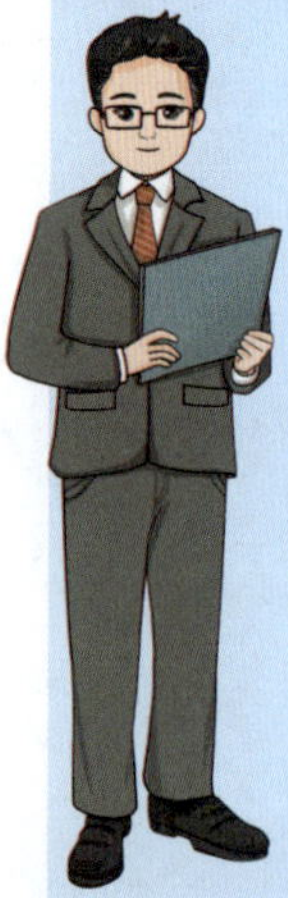

牙周炎：从口腔到全身的“连锁反应”

牙周炎是由牙菌斑细菌引起的一种慢性感染性疾病，它不局限于口腔，还会对全身健康造成影响。牙周致病菌会刺激牙龈及周围组织释放大量的炎性因子，会进入血液，扩散到全身。这些炎性因子通过血液循环扩散到全身，会干扰胰岛素的正常功能，导致胰岛素抵抗，让糖尿病患者的血糖更难控制。可以简单理解为炎症制造了“噪声”，阻碍了胰岛素与细胞的“交流”。

牙周炎细菌：全身炎症的“导火索”

除了炎性因子，牙周炎的致病细菌本身也会对身体产生威胁。牙周致病菌可以通过溃疡的牙周袋内上皮构成激惹全身免疫系统的慢性感染源，通过血液到达肝脏、胰腺等器官，引发更大范围的炎症反应，导致机体免疫系统“超负荷”工作，身体的整体炎症水平随之升高。持续的炎症状态不仅会加剧胰岛素抵抗，还会让患者的血糖水平波动更大，增加糖尿病并发症的风险。牙周炎导致的全身性炎症会让糖尿病患者的血糖水平更加难以稳定，而高血糖反过来也会加重牙周炎。因为高血糖会削弱免疫系统，使身体对感染的抵抗力下降，同时还会使牙龈血液循环变差，组织修复能力降低。对糖尿病患者来说，这无疑是“雪上加霜”。

双向作用：牙周炎与糖尿病的“恶性循环”

这种双向作用使得糖尿病患者不仅容易患牙周炎，治疗牙周炎也更困难。一方面，牙周炎的炎症会干扰胰岛素功能，让血糖更难控制；另一方面，高血糖会削弱免疫系统，让牙周炎更难治愈。因此，牙周健康对糖尿病患者来说至关重要。

（王左敏）

关键词

高血糖　白细胞　胶原蛋白

3. 为什么说患有糖尿病会**影响**口腔内**创口愈合**

患有糖尿病的老年人可能会发现，在拔牙等口腔手术后创口愈合得比普通人慢，甚至容易出现感染、不愈合等问题。为什么糖尿病会让口腔内创口愈合变得更困难呢？

健康术语

糖基化

糖基化是在酶的控制下，蛋白质或脂质附加上糖类的过程。在糖基转移酶作用下将糖转移至蛋白质，和蛋白质上的氨基酸残基形成糖苷键。蛋白质经过糖基化作用，形成糖蛋白。

专家说

高血糖影响创口愈合

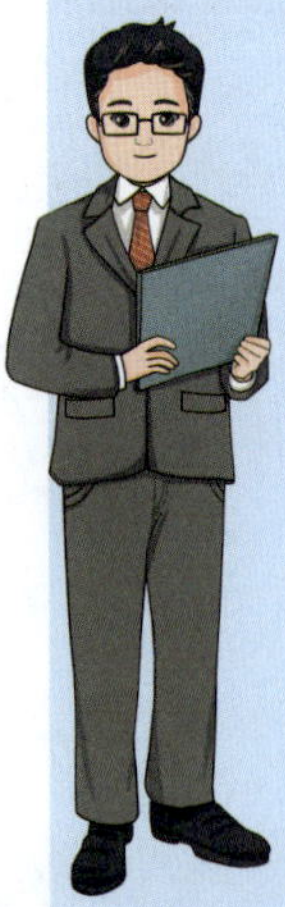

糖尿病患者的血糖水平往往较高，而高血糖会直接影响创口的愈合过程。伤口愈合需要血液中的白细胞来抵御感染，同时还需要足够的氧气、养分和新细胞的生长。但高血糖会导致以下几个问题。

白细胞功能受损：高血糖会让白细胞的“作战能力”变弱，无法有效抵抗细菌感染。

血液循环变差：糖尿病会引发微血管病变，让血液流向创口的效率降低，这意味着氧气和营养物质到达创口的速度减慢，组织修复因此受阻。

炎症反应增强：糖尿病患者的体内常处于一种低度的慢性炎症状态，炎症因子的过度释放会进一步干扰伤口的正常愈合。

高血糖导致免疫迟缓

糖尿病会削弱身体的免疫系统，对创口感染的抵抗力下降。

感染风险增加：拔牙等口腔手术后，如果伤口受到细菌感染，愈合过程就会被打断甚至恶化。而糖尿病患者的高血糖状态为细菌的繁殖提供了“温床”，其感染风险比普通人高得多。

免疫反应迟缓：糖尿病患者的免疫系统在细菌入侵时的反应速度较慢，不能及时清除病原体，这就延长了伤口的恢复时间。

高血糖影响胶原蛋白合成

拔牙创口的愈合需要新生组织填补伤口，而这些新组织的形成离不开胶原蛋白。胶原蛋白是人体修复伤口的重要材料，但高血糖会影响它的生成和排列，使愈合过程受阻。糖尿病患者体内的糖基化反应增强，会导致胶原蛋白变得僵硬、不稳定。创口中的新组织无法快速生长和填补伤口，从而拖慢愈合进程。

（王左敏）

二

口腔健康与呼吸系统疾病

4. 为什么口腔疾病可能引发**呼吸道感染**，甚至是肺炎

关键词

呼吸道 肺炎

口腔和呼吸道是相连的，口腔中的细菌如果不及时清理，就可能进入呼吸道，引发感染，严重时甚至导致肺炎。特别是老年人，更容易受到影响。为什么口腔疾病会“牵连”到呼吸道呢？

专家说

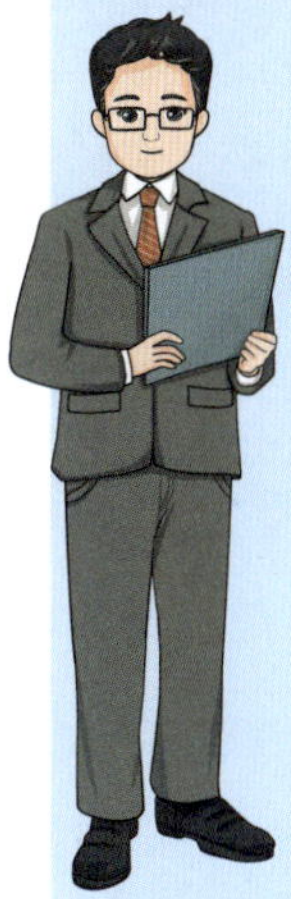

口腔细菌与呼吸道感染

我们的口腔中生活着数百种细菌，有些是有益菌，有些是有害菌。如果不注意口腔卫生，如不认真刷牙或清洁牙缝，有害菌就会大量繁殖，形成牙菌斑或牙结石，引发牙龈炎、牙周病等口腔疾病。这些病菌不仅停留在口腔里，还可能通过多种途径进入呼吸道，进而引发感染。

口腔中细菌如何进入呼吸道

①吸入空气时带入：当我们呼吸或吞咽时，口腔中的细菌可能会被吸入气管，最终到达肺部。②唾液传播：口腔细菌可以通过唾液流入喉咙和气管，尤其是当咳嗽或打喷嚏时，细菌更容易传播。③牙菌斑脱落：一些牙周病患者的牙菌斑可能松动并脱落到呼吸道中，这些细菌在肺部“安营扎寨”，引发感染。

这些细菌如何“步步为营”导致肺炎

当口腔细菌进入肺部时，它们会迅速繁殖，引发炎症反应。老年人、糖尿病患者或其他免疫力低下的人，可能无法有效抵御这些细菌，从而引发肺炎。肺炎是一种肺部感染，会导致发热、咳嗽、呼吸困难等症状，严重时甚至可能危及生命。研究发现，患有牙周病的人患肺炎的风险显著增加，老年人和卧床患者风险更高，因为这些人群由于免疫功能下降，清洁口腔的能力减弱，更容易发生吸入性肺炎和慢性炎症扩散。当唾液或口腔细菌随着微量食物被吸入肺部时，会引发吸入性肺炎。这种情况在吞咽功能减弱的老年人中非常常见，牙周病的慢性炎症状态会让细菌持续进入血液和呼吸道，进一步加重感染。

口腔是身体健康的一扇“门”，如果这扇门出了问题，细菌就会趁机侵入其他系统，尤其是呼吸道。牙周病、龋齿等口腔疾病看似“小问题”，但可能引发呼吸道感染，甚至导致肺炎。因此，保护口腔健康不仅是为了维护牙齿，更是为了全身健康。每天认真刷牙、定期检查口腔，就是为自己的呼吸道和全身健康筑起一道坚固的防线！

（王左敏）

5. 为什么
口腔疾病与慢阻肺相关

慢阻肺是一种常见的呼吸系统疾病，主要影响气道和肺泡，导致持续的气流受限。近年来，越来越多的研究表明，口腔疾病（特别是牙周炎）与慢阻肺之间存在一定的相关性。

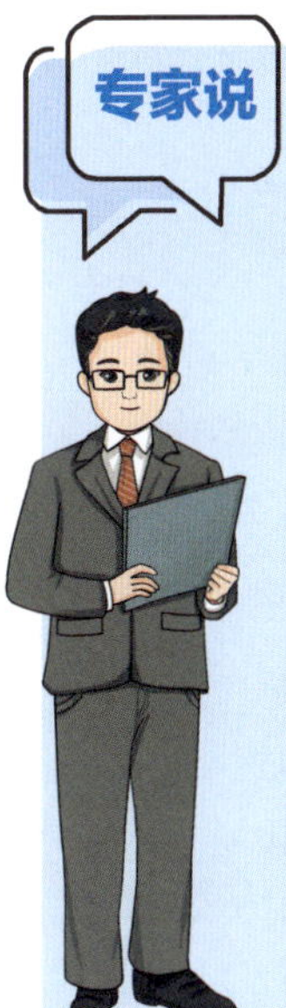

口腔微生物与肺部菌群的相似性

研究表明，健康肺部菌群与口腔菌群具有高度的相似性，口腔可能是健康肺部细菌的主要来源，而并非人们通常认为的鼻腔菌群。这意味着口腔中的微生物变化可能会影响到肺部的微生物平衡。大量研究证实，口腔卫生较差会增加肺炎的发病风险。改善口腔卫生或局部使用口腔抗菌药物可以显著减少肺炎发生的风险。

牙周炎与慢阻肺的关联

牙周炎的严重程度与慢阻肺的发病风险正相关，慢阻肺患者的口腔卫生状况及牙周状况均较非慢阻肺患者的差。一方面，牙周炎会增加慢阻肺的发生风险；另一方面，慢阻肺也可能影响患者的口腔护理行为。

关键词

口腔微生物　牙周炎　慢阻肺

牙周炎影响慢阻肺的发生和发展主要通过以下三个途径：第一，牙周致病细菌直接吸入肺部：由于口咽部与下呼吸道相通，口腔致病菌吸入到肺中可能引起感染，而感染也是诱发慢阻肺的重要因素。第二，细菌进入血液后影响呼吸系统：牙周炎患者的牙龈上皮溃烂，细菌及其毒性产物不仅会刺激牙周支持组织，还可以通过溃疡直接进入血液循环，进而影响全身健康，包括呼吸系统。第三，共同的危险因素：吸烟等是慢阻肺和牙周炎的共同危险因素，长期吸烟不仅损害肺部健康，也会导致口腔健康问题。因此，良好的口腔卫生保健，积极防治牙周炎，对于降低慢阻肺发病率，减少发作频次和减轻病情严重程度有一定的辅助作用。

健康术语

慢阻肺

慢阻肺，全称为慢性阻塞性肺疾病，是一种具有持续气流受限特征的慢性支气管炎和/或肺气肿，可进一步发展为肺心病和呼吸衰竭的常见慢性疾病。慢阻肺患者的主要症状包括慢性咳嗽、咳痰、气短或呼吸困难、喘息和胸闷等。这些症状通常随着疾病的进展而加重，特别是在活动或劳累后更为明显。

（王左敏）

三

口腔健康与心血管疾病

6. 为什么有些降压药会引起**牙龈肿胀**

关键词

高血压　降压药　牙龈肿胀

高血压是老年患者中常见的慢性疾病，大多数患者需要长期服用降压药物来控制血压。然而，有些降压药物可能会引发牙龈肿胀等口腔问题，造成口腔不适、疼痛、出血等问题，影响老年人的生活质量。

专家说

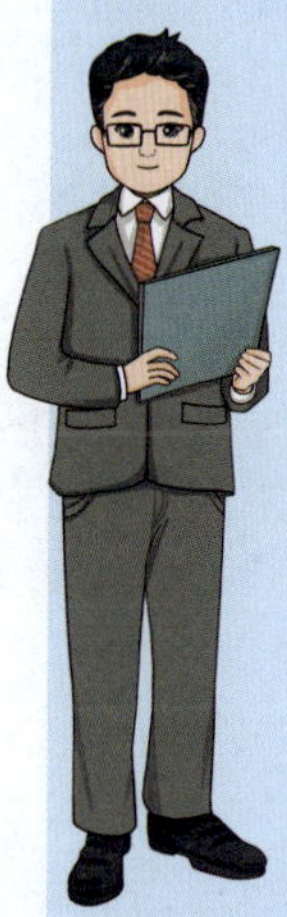

什么是药物性牙龈肥大

药物性牙龈肥大临床表现为增生的牙龈起始于唇颊侧或舌腭侧龈乳头，呈小球状突起于牙龈表面，随后可能覆盖部分或全部牙冠，并将牙齿挤压移位。增生的牙龈颜色呈淡红色，质地坚韧略有弹性，不易出血。在严重的情况下，龈沟加深形成假性牙周袋，牙龈失去正常生理外形，菌斑易于堆积，此时牙龈可能呈深红或紫红色，质地较松软，易出血。除了降压药外，可引起药物性牙龈肥大的药物还有抗癫痫药（苯妥英钠、丙戊酸钠等）、免疫抑制剂（环孢素等）。

引起牙龈肿胀的降压药物有哪些

降压药的种类较多，不同种类的降压药物的作用机制不同，其中可引起牙龈肿胀的降压药主要为钙通道阻滞剂。这种药物包括硝苯地平、氨氯地平、维拉帕米等，它们通过阻断钙离子进入心脏和血管平滑肌细胞，降低心脏的收缩力和血管的阻力，从而降低血压。同时，钙通道阻滞剂可能影响牙龈成纤维细胞的增殖和胶原蛋白的合成，导致牙龈组织增生。这种受药物影响而出现牙龈肿胀的症状也称为药物性牙龈肥大。值得注意的是，药物性牙龈肥大并非单纯由药物引起，而是药物与牙菌斑相互作用的结果。一般牙龈肿胀发生在有牙部位的牙龈，在牙齿脱落部位的牙龈不会增生肿胀。这也意味着，口腔卫生状况不佳，如存在牙菌斑、牙石、牙龈炎等，可能加剧药物性牙龈肥大。

健康加油站

如何预防和治疗药物性牙龈肥大

预防是防治疾病的第一环节。对于因降压需要服用钙通道阻滞剂的患者，可以先到口腔科进行必要的口腔检查，及时地进行牙周基础治疗，同时在服药期间坚持保持良好的口腔卫生习惯，如正确地刷牙、使用牙线和牙缝刷，定期的口腔检查牙周维护等，可以大大减少药物性牙龈肥大的发生率。对于已经发生药物性牙龈肥大的患者，应及时就医，进行牙周基础治疗，以控制牙龈炎症。对于增生严重的情况，也可通过牙周手术对牙龈外形进行修整，消除牙周袋，以便于口腔卫生的清洁和维护，防止出现牙齿松动等更加严重的后果。药物性牙龈肥大存在个体差异，必要时，可以考虑在医生指导下调整药物种类，但不可自行停药，以免引起血压波动。

（王左敏）

7. 为什么牙周炎会**影响血压控制**

关键词

牙周炎 高血压 相互作用

研究表明，炎性反应在高血压的发展中起着重要作用。牙周炎是老年人群中非常常见的炎性反应性疾病，可通过促进心血管炎性反应和内皮功能障碍参与心血管疾病的发生和发展，对高血压患者的血压控制产生不利影响。

专家说

牙周炎引起血压增高的机制

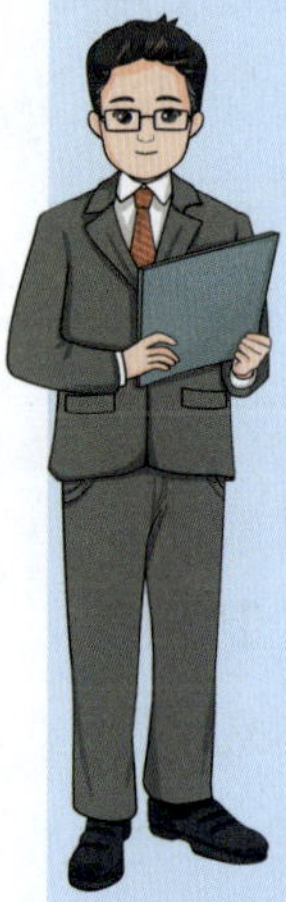

牙周炎起初可能只是牙龈发炎，表现为牙龈红肿、容易出血。要是不加以干预，炎症就会持续加重，慢慢向深层的牙周膜、牙槽骨蔓延，致使牙周袋形成、牙槽骨吸收，最终牙齿松动甚至脱落。许多人觉得牙周炎只是小毛病，顶多影响牙齿，殊不知，它与全身健康紧密相连，尤其是和血压升高之间存在着千丝万缕的联系。

牙周炎是一种由细菌引起的慢性炎症性疾病，但这种炎症反应不局限于口腔，一些炎症介质会突破牙周局部的屏障，进入血液循环系统。这些进入血液的细菌、毒素以及炎症因子，就像点燃了全身炎症反应的导火索，引发系统性的炎症反应。当身体免疫系统被牙周病菌和毒素激活，引发急性炎症反应时，一系列复杂的生理变化就会随之而来。

长期处于这种急性炎症反应状态，免疫系统紊乱，会给心血管系统带来持续的压力。血管壁在反复的压力冲击下，逐渐变得僵硬、失去弹性，血管内皮细胞受损，进一步促使动脉粥样硬化的形成。

另外，牙周炎和高血压存在一些共同危险因素，如吸烟、肥胖、糖尿病等。这些危险因素不仅会损害牙周健康导致牙周炎症，还会导致血管收缩，增加心脏负担，从而增加高血压的风险。

研究表明，牙周炎患者平均收缩压比正常人高约 3mmHg，且牙周炎越严重，患高血压的风险越高。对牙周炎患者进行牙周治疗后，不仅可以改善牙周炎症状态，还可以通过降低机体内部环境中的炎症因子来改善高血压。

（王左敏）

关键词

牙周炎　动脉粥样硬化　作用机制

8. 为什么牙周炎会影响动脉粥样硬化

动脉粥样硬化是一种心血管疾病，其特点是动脉壁内脂类物质的沉积，形成斑块，导致血管硬化、狭窄，增加心脏病和脑卒中的风险。其实，牙周炎不只是口腔健康问题，也会影响到老年人的心脏健康。

专家说

牙周炎和动脉粥样硬化的联系

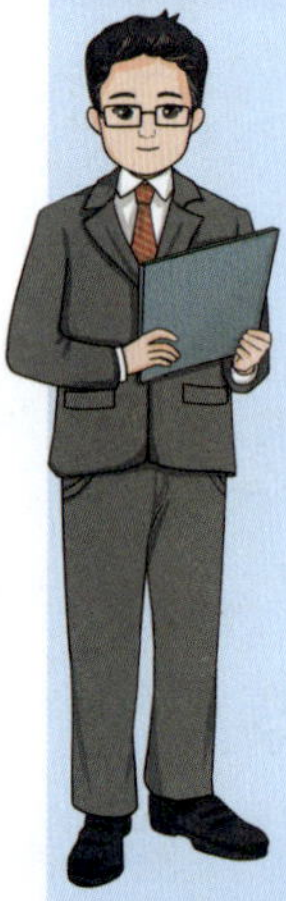

牙周炎和动脉粥样硬化存在共同风险因素，如吸烟、年龄、高血糖等。这些因素不仅增加了牙周炎的风险，也促进了动脉粥样硬化的发展。流行病学研究显示，心肌梗死患者中牙周炎的发生率明显增高，中重度牙周炎患者罹患心肌梗死的风险也显著增加，即使校正了吸烟、高血脂等相关因素后，这些差异仍显著存在。可见，除了共享风险因素外，牙周炎对动脉粥样硬化存在着必然的促进作用。

牙周炎促进动脉粥样硬化的机制

牙周炎发作时，牙龈等牙周组织长期处于炎症状态，会源源不断释放出大量炎症因子，如C反应蛋白等。这些炎症因子顺着血液循环进入全身，刺激血管内皮细胞，让原本光滑的血管内壁变得粗糙不平，为后续的病变埋下伏笔。

牙周袋里藏着大量细菌，当牙周炎病情加重，这些细菌及其产生的毒素会突破口腔局部防线，进入血液，它们不断侵蚀血管内皮，让内皮受损面积扩大，进而引发血管内膜炎症反应。

牙周炎还会干扰身体正常的血脂代谢。炎症因子会影响肝脏对血脂的处理，使血液中低密度脂蛋白胆固醇（“坏胆固醇”）水平升高，高密度脂蛋白胆固醇（“好胆固醇”）水平降低。“坏胆固醇”增多，更容易在受损的血管壁沉积，逐渐形成粥样斑块，让血管变得狭窄、堵塞，动脉粥样硬化就这样一步步发展起来。

健康术语

动脉粥样硬化

动脉粥样硬化，指动脉管壁因脂质逐渐沉积，形成粥样斑块，致使血管壁增厚变硬、失去弹性，管腔也随之变窄，这不仅影响血液正常流通，还可能引发心肌梗死、脑梗死等严重疾病，威胁人体健康。

（王左敏）

四

口腔健康与
消化系统疾病

9. 为什么说牙不好会增加**消化系统负担**

关键词：咀嚼　营养不良　微生物

“百物养生，莫先固齿”，这是古人对牙齿健康最好的阐述，这句话的意思是，想要健康长寿，首先要牢固牙齿。牙齿不好，老年人的生活状态和生活质量都会受到影响，最直接的就是会增加消化系统的负担，导致营养不良。为什么说牙不好会增加消化系统的负担？

专家说

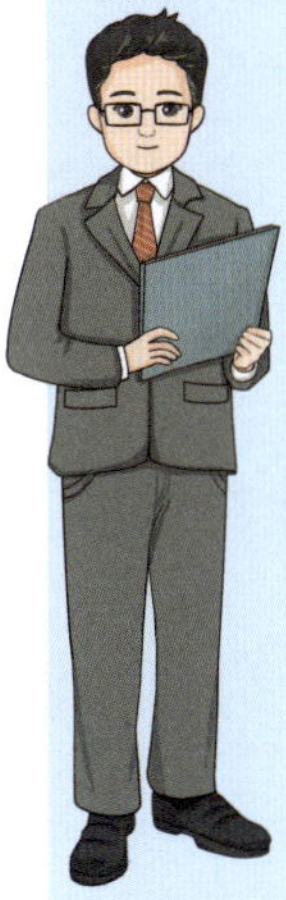

消化系统始于口腔

人体的消化系统是从口腔开始的，口腔负责食物的吞咽，牙齿用于把食物撕裂、磨碎。如果因为龋病、牙周炎等疾病，导致牙齿缺失、咀嚼功能下降，会影响人体进食。随着年龄的增长，人体结构和生理功能不可避免地会出现老化，老年人消化系统功能偏弱，食物无法得到充分咀嚼会影响营养的吸收。

除了牙齿缺失外，有些老年人如果不注重平时的口腔健康维护，还可能伴有牙齿松动、牙龈红肿溢脓、食物嵌塞等口腔问题。这些问题反映到口腔内的症状多为牙痛、不能咬物、口腔异味、出血等，诸多问题困扰着老年人。为了避免激惹这些症状带来的痛苦，有些老年人愁吃、怕吃，进而出现厌食，导致营养不良。

牙周炎通过什么方式影响消化系统

口腔内炎症也与消化系统疾病密切相关。有科学研究表明，口腔内的微生物种类与肠道内的微生物存在一定的重叠，口腔微生物可以通过唾液到达肠道，通过异位定植，引起肠道菌群失调、肠道上皮屏障破坏、诱发炎症等，加重消化系统疾病，如炎症性肠病等。此外，牙周炎本身产生的大量炎性因子可以进入全身血液循环，引起或加重肠道的炎症。

因此，保持良好的口腔卫生习惯，及时治疗牙齿问题，预防牙周病，保证均衡的饮食，对于预防营养不良和维持消化系统的健康都非常重要。

健康术语

异位定植

口腔微生物可以通过吞咽等方式在非口腔的区域进行定植，最常见的是消化道的异位定植，口腔微生物在胃黏膜环境及肠道黏膜中进行选择和适应，实现异位定植。肠道内的定植会破坏肠道的微生态，导致肠道的病理性变化，促进肠道的炎症反应。因此将口腔微生物用于消化道或其他疾病的生物标志物也具有潜在的应用价值。

（茅飞飞）

10. 为什么口腔疾病与消化道肿瘤有关

关键词
微生物 肿瘤

人体内存在着多种共生微生物，与人体健康息息相关。口腔和消化道是微生物的主要聚集地之一，正常情况下，口腔和消化道都拥有独特而稳定的微生态，特有的菌群保持着动态平衡，但是一旦这种平衡被打破，疾病就容易乘虚而入。消化道的疾病种类繁多，如消化道炎症、溃疡、肿瘤等。

专家说

口腔微生物与消化道肿瘤

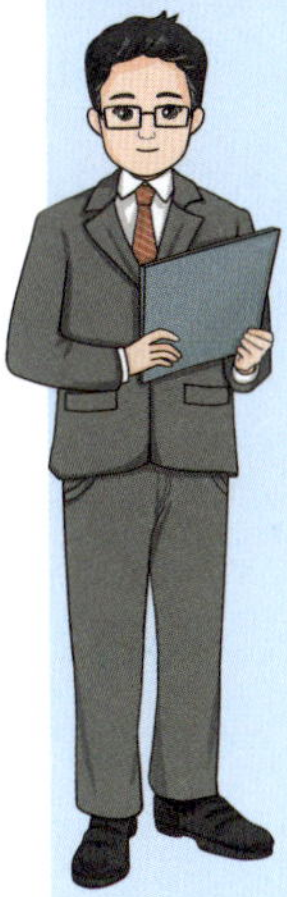

口腔是外界环境和胃肠道之间的通道，食物通过口腔进入胃肠道，口腔微生物势必也会随着食物进入胃肠道。口腔微生物互惠互利，共同维护着口腔生态系统的稳态。但是，由于卫生、饮食、药物等原因，这种平衡也可能被破坏，引起龋病和牙周病等病变。与口腔疾病密切相关的常见消化道肿瘤有结直肠癌和胃癌，牙周袋内存在的一些常见微生物，如具核梭杆菌、牙龈卟啉单胞菌等，通过口腔吞咽进入到胃，在胃黏膜环境及肠道黏膜中进行选择和适应，实现异位定植，成为胃肠微生物菌群的主要来源。这些微生物及它们的代谢产物可能导致胃肠组织细胞产生炎症反应，甚至发生癌变。

口腔微生物如何促进肿瘤的发生发展

一方面，口腔微生物可以通过自身的组分诱导和加重慢性炎症，促进肿瘤的发生发展；另一方面，这些微生物通过产生一些代谢物，如硫化物、羟基自由基和毒素等，干扰肿瘤细胞周期和信号传导，调节宿主的免疫应答来促进肿瘤的发生发展。例如，胃癌的发生就与幽门螺杆菌感染有关，幽门螺杆菌感染已被世界卫生组织列为胃癌发病的 1 类致癌物。

因此保持口腔卫生非常重要，每天刷牙两次，定期口腔检查和治疗，不仅能预防口腔疾病，还能降低罹患肿瘤的风险。

（茅飞飞）

五

口腔健康与类风湿关节炎

11. 为什么牙周炎**影响**类风湿关节炎的**治疗效果**

关键词

牙周炎　类风湿关节炎　牙周致病菌

牙周炎乍一听似乎微不足道，但放任不管可能造成严重后果，牙周炎与老年人常见的类风湿关节炎也有相互作用，类风湿关节炎患者的抗风湿治疗效果与牙周炎症的控制情况也息息相关。

健康术语

牙周致病菌

牙菌斑中绝大多数细菌为口腔正常菌丛，仅少数细菌（约30种）与牙周病的发生发展密切相关，在各型牙周病的病损区，常可分离出一种或几种优势菌，它们具有显著的毒力或致病性，能通过多种机制干扰宿主防御能力，具有引发牙周破坏的潜能，称之为牙周致病菌。常见的牙周致病菌有伴放线聚集杆菌、牙龈卟啉单胞菌以及福赛坦氏菌等。

专家说

什么是类风湿关节炎

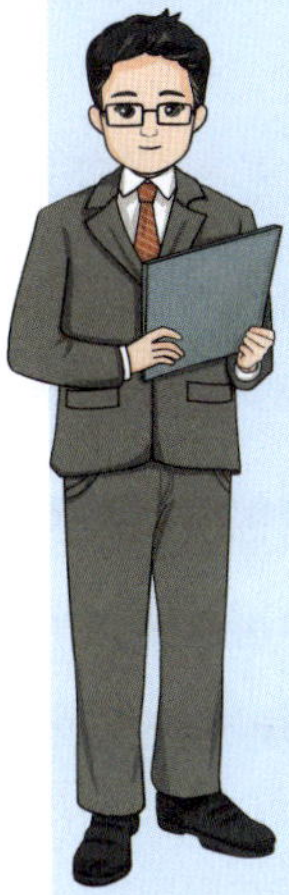

类风湿关节炎是一种以滑膜炎症为病理基础的自身免疫性疾病，影响患者正常的关节功能，导致活动受限。类风湿关节炎尚无法治愈，但是，规范治疗能将症状缓解，防止关节畸形和残疾的发生。

牙周炎通过什么方式影响类风湿关节炎的治疗效果

牙周致病菌不仅会对牙周组织造成损伤，还可能进入机体的循环系统，诱导免疫细胞产生促炎因子，从而加重类风湿的症状。不首先解决牙周问题，口腔细菌就会反复触发与类风湿关节炎相关的免疫反应，会使类风湿关节炎的治疗变得更加困难。

临床研究数据表明，接受牙周炎治疗的类风湿关节炎患者整体病情活动度下降更为明显，同时积极接受类风湿治疗的患者其牙周炎也得到改善。因此，有类风湿关节炎家族史的人群要注意口腔卫生，定期做口腔检查，及时预防和治疗牙周病。

（茅飞飞）

12. 为什么风湿病患者的牙周炎症不容易控制

关键词：炎症控制　抗风湿治疗　牙周炎

牙周炎与类风湿关节炎密切相关。科学研究表明，类风湿关节炎患者的牙周炎患病率高于普通健康人群，其牙周炎症相比其他无风湿病史的牙周炎患者更难控制。因此，类风湿关节炎高危人群或已经患病的人群必须重视牙周炎症。

专家说

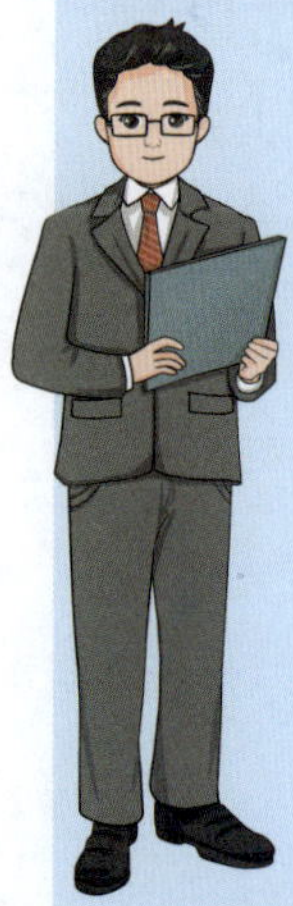

类风湿关节炎患者的牙周炎为何难以控制

相似的遗传易感性：类风湿关节炎是一种自身免疫性疾病，是遗传、感染、环境因素及内分泌共同作用的结果。已有研究表明，类风湿关节炎与牙周炎具有相似的遗传易感性，两者均是多因素疾病，其特征是慢性炎症分别导致牙齿或者关节周围的组织和骨破坏。

微生物的作用：微生物在炎症疾病发病机制中起着关键作用，其失衡最终导致疾病的发生。牙龈卟啉单胞菌和伴放线聚集杆菌是目前参与牙周炎和类风湿关节炎发病的两种最重要的微生物，并可能与丝氨酸化增加有关。

炎症因子的作用：类风湿关节炎患者机体的炎症因子水平增加，如白细胞介素-6、白细胞介素-1β、基质金属蛋白酶和肿瘤坏死因子-α等，其单核细胞也长期处于高分泌状态，可能导致前列腺素E2在细菌脂多糖作用下过度分泌，牙周中的免疫细胞受到这些介质的刺激，加剧了牙周组织破坏，使得牙周炎症难以控制。

类风湿关节炎患者关节活动度受限：严重的类风湿关节炎患者全身多处关节受累，关节活动受限，可能影响到日常口腔卫生维护。

类风湿关节炎治疗与牙周治疗相互促进

类风湿关节炎治疗包括生物疗法、抗原特异性治疗及靶向治疗等。相关研究显示，类风湿关节炎患者在治疗类风湿关节炎的同时，也会对牙周炎的治疗产生一定的积极作用，因此，类风湿关节炎合并牙周炎患者除了牙周治疗外，坚持抗风湿治疗也是牙周炎症控制的关键。

健康术语

炎症因子

炎症因子是指参与炎症反应的各种细胞因子，它们调节多种细胞的炎症和免疫应答，包括肿瘤坏死因子、干扰素家族、白介素类和趋化因子类等。

（茅飞飞）

六

口腔健康与神经系统疾病

13. 为什么牙齿缺失影响老年人**认知能力**

关键词
牙齿缺失　口腔衰弱　认知

老年人是口腔疾病的高发人群，其常见的口腔疾病有龋病、牙周病以及由龋病牙周病导致的牙齿缺失等。牙齿缺失不单单影响口腔，也可能对老年人的认知功能产生影响。

专家说

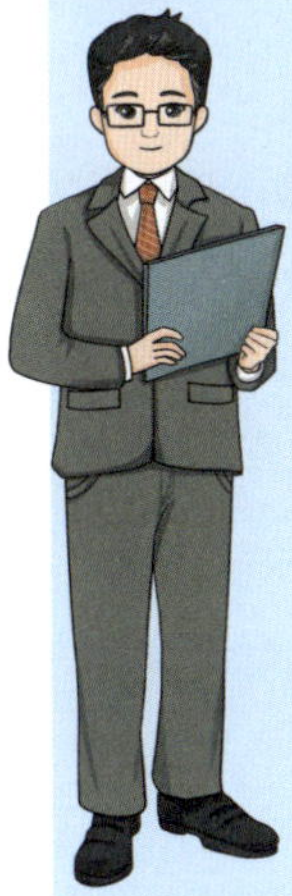

什么是口腔衰弱

随着年龄的增长，人体结构和生理功能不可避免地会出现老化，口腔组织和身体其他各处组织一样明显地随着衰老而变化，这种增龄变化称为口腔衰弱，它涉及口腔颌面部位功能下降，如牙齿数量减少、口腔卫生状况下降，这不仅影响口腔解剖方面，还可能影响整个机体和心理状态。

牙齿缺失怎样影响老年人的认知功能

研究表明，口腔衰弱与认知障碍之间存在双向关联，即口腔衰弱可以增加认知障碍的风险，而认知障碍也会增加口腔衰弱的风险。科学研究也发现，牙周疾病是造成认知衰退的风险因素，特别是对于 45 岁以上的人群。缺失牙齿的数量越多，认知衰退的风险越高。

牙齿缺失可能通过多种机制影响认知功能，如咀嚼刺激的减少、神经损伤的加剧以及慢性炎症应激，在共同作用下可能导致缺牙的人出现认知功能障碍。此外，牙齿脱落可能导致咀嚼障碍，从而导致营养不良、免疫力下降等后果，这些都可能降低认知功能，增加患阿尔茨海默病的风险。

因此，保持良好的口腔健康是实现健康老龄化的重要组成部分。如果我们能采取有效的预防和治疗措施，增进老年人的口腔健康水平，可能可以从某种程度上推迟或甚至预防衰老过程中发生的虚弱等功能障碍，使未来老年人生活得更健康、更幸福、更长寿。

健康加油站

中国老年人的牙齿缺失现状

我国老年人牙齿缺失情况十分普遍，全国第四次口腔健康流行病学调查显示：全国 65~74 岁老年人存留牙数为 22.5 颗，有 81.7% 的老年人存在不同数目和部位的牙齿缺失，其中全口无牙的比例为 4.5%，而其中牙齿缺失老年人的修复比例为 63.2%，仍有近一半的老年人未能及时修复缺失牙齿。

（茅飞飞）

14. 为什么说牙周炎影响**老年认知疾病**的进展

关键词：阿尔茨海默病　炎症级联反应

有一些老年人的记忆正在被时间悄悄偷走。原本美好的退休生活，也因为疾病被困于家中！流行病学调查显示，我国有众多阿尔茨海默病患者，照顾这类患者也进一步加重了家庭和公共医疗体系的负担，疾病给个人甚至给整个家庭带来无尽的痛苦。所以，人们对于阿尔茨海默病“谈虎色变”。

专家说

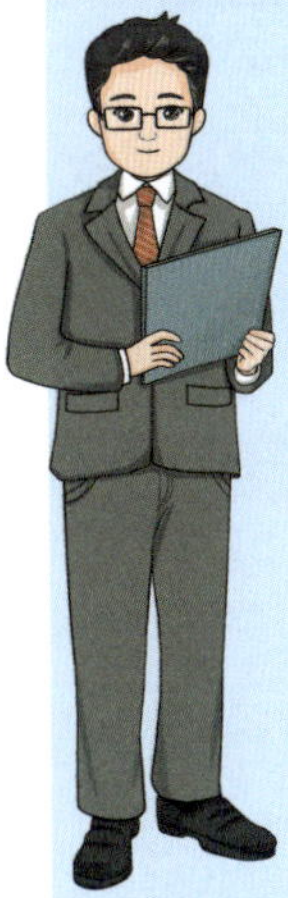

什么是阿尔茨海默病

阿尔茨海默病是一种认知能力和记忆功能下降的疾病，表现为老年和老年前期的中枢神经系统退行性病变。发病后会出现认知功能障碍和行为损害，而且不可逆转。虽然医学发展日新月异，但是该病病因复杂，暂无有效的治疗方式，因此预防重于治疗。

牙周炎与阿尔茨海默病的关系

看似风马牛不相及的疾病，而科学研究却证明了口腔健康与大脑健康密不可分。牙周炎是成年人常见的口腔感染性疾病，是一种主要由革兰阴性致病菌（牙龈卟啉单胞菌、福塞坦氏菌等）引起的牙周组织的慢性炎症。牙周炎患者，特别是重度牙周炎患者患阿尔茨海默病的风险会增加。牙周炎与阿尔茨海默病的相关机制主要集中在以下几个方面。

牙周致病菌及相关炎性因子作用：牙周致病菌及其毒力因子进入脑组织，直接作用相关细胞，激活脑组织中的炎症级联反应；细菌及其代谢产物引发机体系统的炎症反应和免疫状态的改变，扩大脑组织中的炎症级联反应破坏脑血管结构；此外，炎症因子还可能对神经元有直接的毒害作用。

共同的危险因素作用：共同的危险因素如吸烟、肥胖可能促进两种疾病同时发生发展。烟草中的尼古丁可通过促进破骨细胞的分化和抑制成骨细胞的活性来破坏骨代谢的平衡，尼古丁还能与神经元上的相关受体结合破坏神经元的信息传递。烟草中的有害物质通过作用于不同的靶细胞来促进两种疾病的发展。肥胖则通过增加血清中的炎症因子含量加重牙周炎的发展，而通过血脑屏障的炎症因子又促进阿尔茨海默病的发展。

总而言之，牙周炎可能在临床前、前驱性和痴呆这三个阶段中都对阿尔茨海默病有一定的影响，牙周治疗可能对阿尔茨海默病的发展有积极影响，因此，维持牙周健康对于预防阿尔茨海默病至关重要！

健康云课堂

视频 4：牙周炎怎样影响阿尔茨海默病

（茅飞飞）

15. 为什么说口腔健康与老年人**心理健康**相关

关键词

口腔健康　心理健康　睡眠

口腔健康是健康老龄化中关键却极易被忽视的领域，与老年人的全身健康密不可分，口腔疾病可预示衰弱进程，口腔中的“小病”不及时处理，可能引起全身性的“大病”，关注老年人的口腔健康，也是为全身健康保驾护航！

专家说

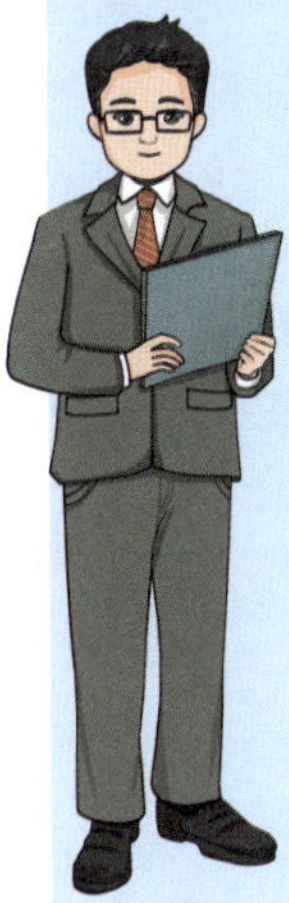

口腔健康的重要性

健康的牙齿不仅可以维持正常的咀嚼功能，有助于健康所必需的营养的摄入，而且对于美观、发音、言语也有着重要的意义。由于生理性增龄的变化，老年人口腔结构及功能老化，引发一系列口腔健康问题，会影响其心理健康及生活质量。

口腔健康与老年人心理健康之间存在密切联系

口腔健康状况不良与生活质量下降、抑郁和认知能力下降有关。

比如牙周疾病、牙缝变大，可能影响老年人的发音，进而影响老年人社交活动，从而影响身心健康。

比如牙痛或黏膜疾病，如灼口综合征，可能影响老年人的睡眠。睡眠是一种周期性生理状态，对维持身心健康至关重要。睡眠障碍与口腔健康有关，口腔健康状况越差的老年人越有可能发生睡眠障碍。

又比如牙齿缺失导致老年人面貌的改变，以及由于美观问题导致的笑容改变，都可能导致老年人自尊心受损，增加抑郁和焦虑的风险，严重者甚至出现自尊丧失、社交困难，由此带来一系列社会和心理问题。

因此，关爱老年人的口腔健康，不仅是对他们生活质量的保障，同时对于预防认知衰退和维持整体健康都至关重要。

（茅飞飞）

第六章

特殊老年人的口腔健康保健

一

失能老年人的口腔关怀

1. 为什么失能老年人的口腔健康需要特别关注

关键词

失能老年人

口腔健康问题

预计到 2030 年，我国失能老年人口将超过 7 700 万。由于多种疾病引起的肢体功能障碍，使失能老年人在进行刷牙、漱口等日常口腔清洁时面临极大挑战，口腔健康问题尤为突出。

专家说

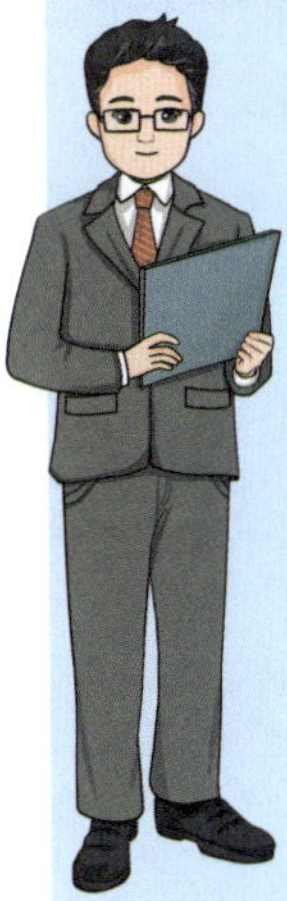

为什么失能老年人容易发生口腔健康问题

对于长期卧床、行动不便或存在认知障碍的失能老年人来说，无法自主清洁口腔，甚至难以表达不适，口腔问题更容易发生并恶化。例如，患有关节炎、帕金森病等疾病的失能老年人的手部活动能力下降或完全丧失，手部颤抖、无力导致无法握紧牙刷，难以完成精细的刷牙动作。存在认知障碍（如阿尔茨海默病）的失能老年人可能无法理解护理人员的指令，甚至会拒绝接受口腔护理。另外，失能老年人的口腔清洁大多数依赖于家人和护理人员，其专业水平直接影响清洁效果。这些因素使得失能老年人的口腔健康问题更加复杂，自洁能力的下降造成食物残渣和细菌更容易在口腔内堆积，容易发生龋病和牙周疾病。

口腔问题给失能老年人带来的健康风险

疼痛与不适：龋病会引发牙齿疼痛，让失能老年人在进食和休息时备受折磨，尤其是当食物残渣嵌入龋洞，刺激牙髓神经时，疼痛可能会异常剧烈。

咀嚼和吞咽功能障碍：失能老年人常因牙齿缺失、口腔肌肉退化，以及神经系统疾病（如脑卒中导致吞咽肌群协调障碍）或口腔疾病（如口干症和牙周炎引起疼痛或功能障碍）导致咀嚼和吞咽功能障碍，这会削弱其进食能力。进食困难可能导致营养摄入不足，进一步引发体重下降和免疫力降低；吞咽障碍增加了误吸风险，可引发吸入性肺炎等严重并发症。

口腔感染扩散：长期的口腔黏膜感染性疾病、口腔黏膜屏障功能的破坏，使口腔中的细菌更容易侵入血液，引发全身性感染。

健康术语

失能老年人

失能老年人主要是指因年老、各种躯体障碍、系统疾病、智力障碍等因素，导致失去生活自理能力的老年群体。按照国际通行标准，在吃饭、穿衣、上下床、上厕所、室内走动、洗澡六项指标中，有一至两项不能独立完成的，被判定为轻度失能；有三至四项不能独立完成的，被判定被为中度失能；五至六项不能独立完成的则被判定重度失能。

健康
云课堂

视频 5：为什么失能老年人的口腔健康需要特别关注

（邓旭亮　胡菁颖）

关键词
失能老年人　口腔感染

2. 为什么口腔感染对失能老年人来说会更加危险

当口腔感染来袭，对于失能老年人而言，可能成为一场严重的危机。

专家说

为什么失能老年人容易发生口腔感染

失能老年人容易发生口腔感染，主要是因为他们的身体机能下降，加上日常护理不到位，导致口腔里的细菌大量繁殖，引发炎症或感染。健康的人可以通过刷牙、

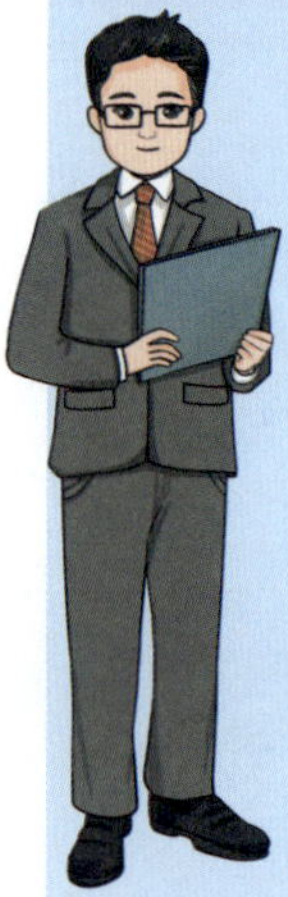

漱口、吞咽唾液等方式保持口腔干净，但失能老年人往往无法自己完成这些动作。如果没人帮忙清洁，食物残渣和细菌就会长时间留在嘴里，导致牙龈发炎甚至更严重的感染。失能老年人唾液分泌减少也是其中的原因之一。唾液能冲刷口腔，抑制细菌生长，但老年人本身唾液就少，如果某些药物（如降压药、抗过敏药）影响，唾液会更少，口腔变得干燥，细菌更容易繁殖。另外，免疫力下降也是主要原因。失能老年人抵抗力差，如果还患有糖尿病、心脏病等慢性病，再加上长期卧床，免疫系统更难对抗细菌和真菌，稍微有点伤口或溃疡就可能感染。另外，有些失能老年人戴义齿，但如果清洁不到位，就可能滋生大量细菌，增加口腔感染发生的风险。还有些老年人因为长期躺着，容易发生胃酸反流或误吸，胃酸和食物残渣进入口腔，也会刺激黏膜，增加感染风险。

失能老年人发生口腔感染的后果

失能老年人发生口腔感染，可能出现口臭、牙齿松动、持续性疼痛、进食不适等，影响营养摄入。口腔感染也会影响失能老年人的情绪状态，出现烦躁、抑郁等情况。对于患有糖尿病、心脏病的老年人，口腔感染可能增加这些基础疾病的管理难度。口腔里的细菌如果不及时控制，可能通过破损的黏膜进入血液，导致全身感染。一旦感染严重，可能需要住院治疗，这不仅增加医疗费用，还给家属和护理人员带来更大压力。如果感染反复发作，老年人的身体会越来越差，护理难度也会越来越大。

（胡菁颖）

3. 为什么失能老年人需要选择不同的**口腔清洁工具**

关键词
失能老年人　口腔清洁工具

失能老年人由于身体机能受限，在口腔清洁方面面临着诸多挑战。合适的口腔清洁工具是维护失能老年人口腔健康的重要保障。为此，照护失能老年人的过程中，需采用不同的口腔清洁工具以满足个性化需求。

专家说

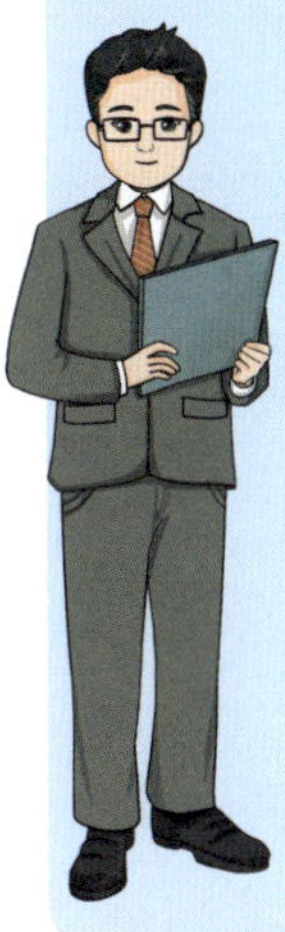

如何选择适合失能老年人的口腔清洁工具

建议充分考虑失能老年人的自身状态、口腔状况、刷牙目的等内容后选择一种适合的清洁方法。例如，老年人在化疗后易发生化疗性口腔黏膜炎，这时可使用小头中等硬度牙刷刷牙。如果因疼痛剧烈而不能充分漱口，可以使用海绵刷清理口腔黏膜。若存在舌苔黏着的情况，则建议使用舌苔刷。如果老年人有口腔干燥的表现，可先用具有保湿效果的含漱液进行含漱，然后再进行口腔清洁，清洁后在黏膜、牙龈、舌、嘴唇等处涂抹保湿剂。

失能老年人日常口腔清洁频率多少比较合适

失能老年人的口腔清洁频率需要根据他们的口腔健康状况、饮食情况以及护理需求进行个性化调整。建议失能老年人的日常口腔清洁频率最好每天至少两次。晨起进食半小时后进行一次口腔清洁，此时食物残渣尚未附着牢固，易于清洁。晚上睡前进行一次口腔清洁，可以清除当天进食后食物残渣。另外，如果老年人进食次数较多或口腔分泌物较多，可以在每次进食后适当增加口腔清洁的次数。

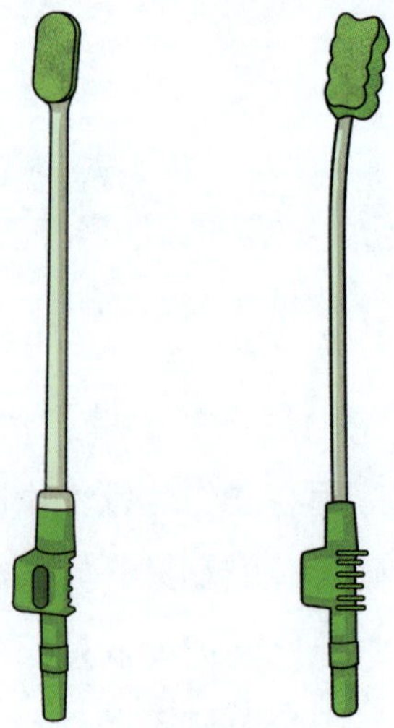

海绵刷示意图

（胡菁颖）

4. 为什么维护失能老年人的口腔健康，需要**专业护理人员**

关键词

失能老年人 口腔健康 专业护理

口腔健康对失能老年人至关重要，但许多失能老年人无法自行清洁口腔，增加了口腔疾病风险。失能老年人的口腔护理应根据其身体状况分层对待，轻、中度失能者可辅助口腔清洁，重度失能者则需要专业护理人员提供全流程的口腔护理。科学的口腔护理不仅预防疾病，还能提升生活质量，让失能老年人更舒适地度过晚年。

专家说

为什么失能老年人的口腔健康护理需要专业护理人员帮助

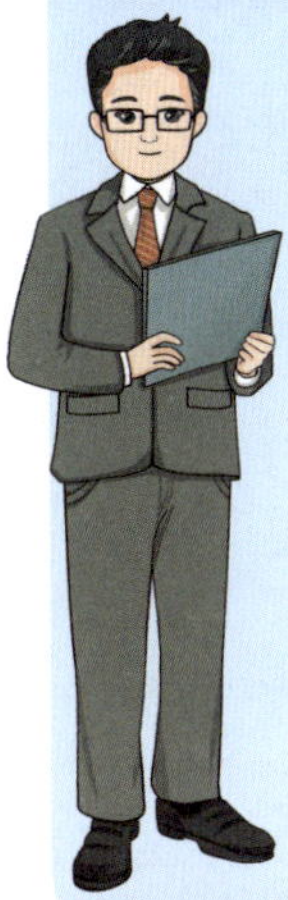

失能老年人由于身体机能衰退，常伴有行动不便、认知障碍或慢性疾病，导致自我护理能力受限，尤其在口腔健康方面，难以独立完成刷牙、使用牙线等日常清洁工作。此外，老年人唾液分泌减少、免疫力下降，更易罹患龋齿、牙周病等口腔问题，若不及时干预，可能引发全身感染或加重基础疾病。在失能老年人无法自主完成口腔清洁、出现吞咽困难或口腔感染等情境下，专业护理人员的介入至关重要。他们不仅具备专业知识和技能，提供科学的口腔护理方案，还可根据老年人的具体情况调整护理方式，确保操作安全有效，从而预防并发症，提升老年人的生活质量。因此，失能老年人的口腔健康护理离不开专业护理人员的帮助。

专业护理人员如何帮助失能老年人进行口腔护理

专业护理人员为失能老年人制定个性化的口腔护理方案，涵盖日常清洁、饮食管理和护理培训等。首先，评估老年人的口腔卫生状况，检查是否存在牙周炎、龋病、口腔溃疡等，并选择适合的清洁工具，如中等硬度牙刷、海绵刷或口腔湿巾，以减少损伤风险。对于能够配合的老年人，协助其完成刷牙、漱口等；对于认知障碍或吞咽困难的老年人，采用姿势调整、吸引装置等辅助方式，确保清洁过程安全有效。

饮食管理上，根据老年人的口腔健康状况调整饮食结构，推荐易咀嚼、易吞咽的食物，如软质食物、流质或半流质饮食，避免过硬、过黏的食物，以降低进食困难和口腔损伤风险。此外，还应关注老年人的营养摄入，确保其获得足够的维生素和矿物质。同时，护理人员对老年人及其照护者进行口腔健康知识和护理技巧的培训，教会正确的清洁方法、口腔按摩技巧以及误吸预防措施。通过专业干预，有效预防口腔疾病，提高老年人的生活质量和全身健康水平。

（胡菁颖）

5. 哪些生活习惯可以帮助失能老年人保持口腔健康

关键词

生活习惯　失能老年人　口腔健康

随着年龄的增长和身体机能的下降，老年人的口腔健康问题变得尤为突出，如牙齿脱落、牙龈炎症、口腔干燥等，这些问题不仅影响到他们的饮食和生活质量，还可能导致更严重的健康风险。因此，培养良好的生活习惯对于失能老年人保持口腔健康至关重要。那么，哪些生活习惯可以帮助失能老年人保持口腔健康呢？

专家说

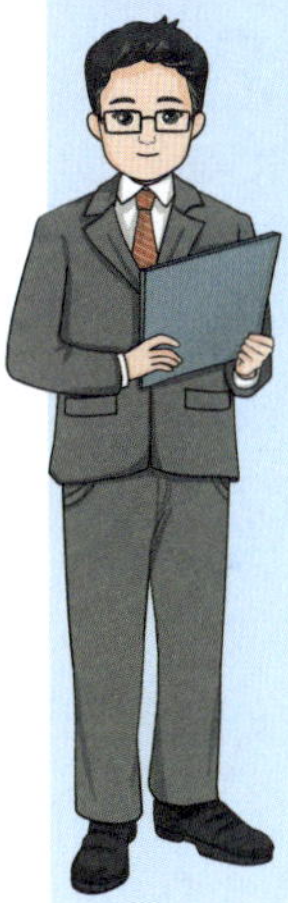

失能老年人如何保持口腔健康

失能老年人要维持良好的口腔健康，需要养成一些特别的护理习惯，同时也离不开照顾者的细心帮助。

首先，每天至少要进行两次彻底的口腔清洁，这是最关键的一步。对于能配合的老年人，可以用软毛小头牙刷轻轻刷洗牙齿、牙龈和舌头；如果老年人张口困难，可以用纱布缠在手指上蘸温水擦拭，或者使用特制的海绵牙刷。戴义齿的老年人要特别注意，每次饭后都要取出清洗，晚上睡觉前必须摘下来浸泡在清洁液中，避免细菌滋生。

其次，保持口腔湿润很重要。很多老年人因为唾液分泌减少或长期服药导致口干，这时可以少量多次地喂些温水，或者使用专门的保湿喷雾。饮食方面要特别注意，食物要做得软烂易消化，像粥、蛋羹、果泥都是不错的选择，既能保证营养又不会损伤口腔。要避免太甜、太黏或刺激性强的食物，这些容易粘在牙齿上引发蛀牙。富含维生素 C 和 B 族维生素的食物能帮助口腔黏膜修复，可以适当多吃些。

照顾者要养成定期检查的习惯，每周看看老年人的牙齿、牙龈有没有红肿或溃疡，舌头是否有异常的白斑，最好每半年请专业牙医做一次全面检查，及时处理牙结石、蛀牙等问题。喂食时要让老年人保持坐姿，吃完后帮助清洁口腔，避免食物残渣残留。如果发现老年人口腔有异常，比如持续的口臭、溃疡不愈合等情况，要尽快就医，不要拖延。

最后，良好的生活习惯也很重要。如果老年人还有一定的活动能力，适当的活动能促进血液循环，增强抵抗力。要帮助老年人戒烟戒酒，减少对口腔的刺激。照顾者在护理前后都要认真洗手，避免交叉感染。记住，耐心和细心是最重要的，动作要轻柔，让老年人感受到关爱，这样他们才会更配合护理工作。只要坚持这些习惯，就能让失能老年人远离口腔问题的困扰，拥有更好的生活质量。

（胡菁颖）

二

特殊环境下老年人的口腔关怀

6. 为什么放化疗前后需要做好**口腔护理**

关键词

放化疗　口腔护理

放化疗前保持口腔健康是确保治疗顺利进行的关键环节，放化疗后做好口腔护理对患者的恢复至关重要。

专家说

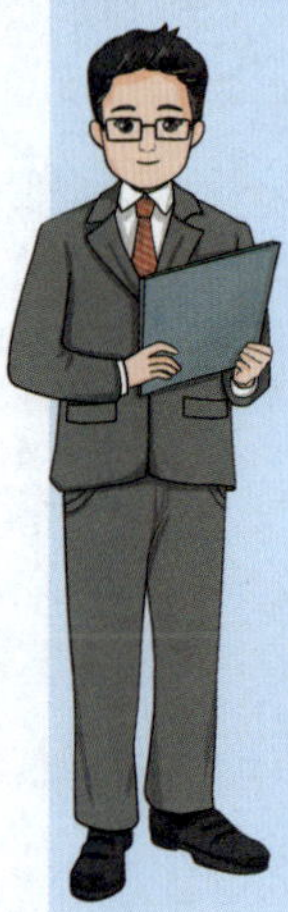

为什么放化疗前需要治好口腔疾病

放化疗会显著降低免疫力并损伤口腔黏膜，使原本存在的牙龈炎、龋齿等口腔问题极易发展为严重感染，甚至引发全身性败血症；同时，口腔并发症可能导致治疗中断，直接影响抗癌效果。此外，头颈部放疗患者若口腔状况不佳，更易发生放射性骨坏死等严重后遗症。对于接受双膦酸盐治疗的患者，要特别警惕颌骨坏死风险，治疗前完成所有必要牙科处理，治疗后避免侵入性牙科操作。因此，患者应在治疗前 2~4 周完成全面口腔检查，处理所有活动性感染，包括治疗牙周病、龋齿及拔除无法保留的患牙。日常护理要使用中等硬度牙刷、含氟牙膏和温和漱口水，戒烟戒酒并保持均衡营养。医护人员需指导患者建立规范的口腔护理流程，必要时进行预防性氟化物治疗，以最大限度降低治疗风险，确保抗癌疗程的完整性和安全性。

放化疗后如何做好口腔护理

放化疗后的口腔护理至关重要，需重点关注黏膜炎症及口腔感染的预防。放化疗会显著损伤口腔黏膜，导致疼痛性口腔炎，此时应使用生理盐水或碳酸氢钠溶液每日多次含漱，配合医用含漱液控制炎症；同时选用软毛牙刷轻柔清洁，避免刺激性食物。出现口腔溃疡时可局部应用表皮生长因子或利多卡因凝胶镇痛，严重黏膜炎症需及时就医。此外，保持口腔湿润（使用人工唾液）、补充维生素 B 族及优质蛋白，都有助于黏膜修复。建议每 3 个月进行专业口腔检查，尤其对长期使用双膦酸盐或接受头颈部放疗的患者，需终身警惕颌骨坏死的发生。

健康术语

人工唾液

人工唾液是用来替代或补充因唾液腺功能减退或缺失导致的口腔干燥症状的液体制剂，主要成分通常包括水、盐类（如氯化钠、氯化钙）、一些粘合剂（如羧甲基纤维素钠），以及可能的抗菌成分（如氯己定或甘草酸盐）等。有些高级人工唾液产品还添加了某些酶、抗氧化剂等。常见的人工唾液产品有喷雾、凝胶、口含片等，这些产品通过模拟自然唾液的功能，帮助润滑口腔，改善口干、口渴等不适感，同时还有助于保持口腔卫生，预防龋齿和口腔感染。

（胡菁颖）

7. 如何为口腔颌面部肿瘤术后老年人进行口腔护理

关键词

口腔颌面部 肿瘤 口腔健康

口腔颌面部肿瘤手术的伤口在口腔内，术后还通常会伴随着一定程度的口腔功能受限，在这一过程中，做好口腔健康护理显得尤为重要。那么，口腔颌面部肿瘤患者的口腔健康护理要点是什么呢？

专家说

口腔颌面部肿瘤患者在术后需全面配合口腔护理以促进康复

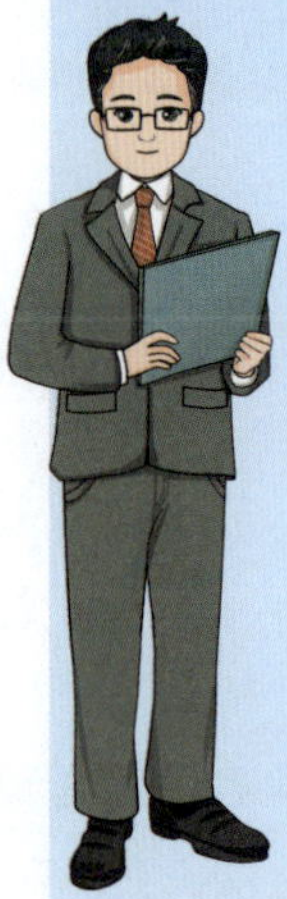

保持口腔清洁，配合护理人员每日使用生理盐水或抗菌药物冲洗口腔，减少血渍、细菌或食物残渣的残留；管道维护，保持鼻饲管或引流管通畅，避免扭曲、牵拉管道或非计划性拔管，定期清洁管道周围皮肤；疼痛控制，按时服用镇痛药，配合冷敷或医生推荐的镇痛方法，避免因疼痛影响进食和口腔清洁；饮食管理，选择高蛋白、高维生素的流质（蛋白粉、牛奶、鱼汤）或半软食（鸡蛋羹、小米粥），避免辛辣、坚硬食物刺激伤口；感染预防，密切监测体温和创面情况，保持口腔卫生，避免污染，出现红肿、渗液或发热时及时告知医护人员；功能锻炼，在专业人员指

导下逐步进行张口、吞咽等训练，促进口腔功能恢复。通过有效配合，科学护理可降低并发症风险，加速术后恢复。

如何做好口腔颌面部肿瘤患者的家庭护理

口腔清洁和伤口护理很重要。每日用生理盐水或 0.1% 氯己定漱口液清洁口腔 2~3 次，使用中等硬度牙刷或棉签轻柔擦拭牙齿及伤口周围，避免触碰缝线。清理分泌物时，及时吸出口腔及鼻腔分泌物，可用蘸生理盐水的棉签清除死角，动作需轻柔以防出血。干燥季节可用红霉素眼膏或甘油涂抹唇部防裂。

营养是关键。康复期应增加蛋白食物和蔬果的摄入。术后应制作流食，不要有渣滓，避免辛辣、过烫、硬质食物，禁烟酒。存在吞咽困难时可鼻饲，少量多餐（每日 5~6 餐），化疗期间可补充蛋白质粉或营养液。

小心异常信号。需警惕感染迹象，观察伤口是否红肿、渗液，体温是否升高，出现异常及时就医。

舒适环境与适量活动有助于康复。保持室温 22℃ ~25℃，湿度 60%，避免强光直射和辐射。术后 1 周绝对卧床，头部偏向术侧制动，恢复期逐步增加活动量，每次不超过 30 分钟。

（胡菁颖）

8. 如何为**住院老年人**进行口腔护理

关键词：住院　老年人　口腔护理

许多老年人因身体机能减退、疾病影响或住院期间的护理不当，容易出现口腔问题，如口干、牙龈炎和口腔溃疡等。这些问题不仅会影响他们的饮食和营养吸收，还可能导致更严重的并发症。那么，该如何有效进行口腔护理，降低这些风险呢？

专家说

住院老年人进行口腔健康护理有哪些要点

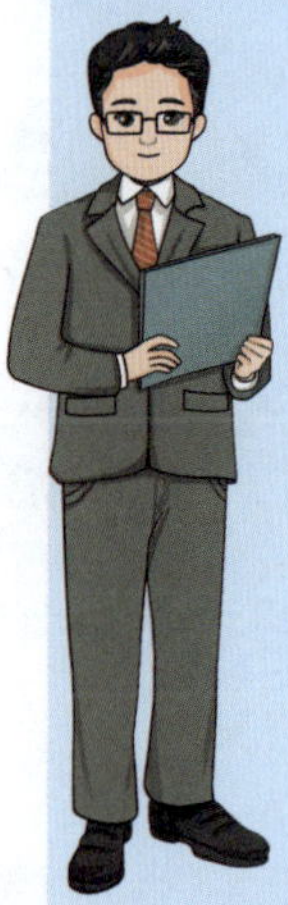

住院老年人的口腔护理是一项需要特别重视的日常照护工作。由于老年人身体机能衰退、免疫力下降，加上住院期间活动减少、用药增多等因素，很容易出现口腔问题。对于能够配合的老年人，护理人员要协助其保持每天早晚两次的刷牙习惯，选用软毛牙刷和温和的牙膏。对于卧床或无法自理的老年人，则需要使用医用纱布或海绵牙刷，由护理人员或家属辅助进行口腔清洁，动作要既到位又轻柔，避免造成黏膜损伤。佩戴义齿的老年人要特别注意义齿的清洁，每次餐后都要取出清洗，夜间要浸泡在专用清洁液中。

保持口腔湿润是护理的关键环节之一。住院老年人常因服用药物或输液治疗出现口干症状，护理人员要定时提供少量温水，必要时可以使用人工唾液喷雾进行保湿。对于意识不清或吞咽困难的老年人，可以用湿纱布轻轻湿润嘴唇和口腔。病房内可以放置加湿器，维持适宜的空气湿度，这对改善口干症状很有帮助。在饮食方面，要为老年人准备柔软易消化的食物，温度要适宜，避免过烫或过冷。每次进食后都要及时进行口腔清洁，对于吞咽功能较差的老年人，要将食物加工成糊状，并在进食时抬高床头，这些措施既能保证营养摄入，又能预防误吸。

针对特殊口腔问题要采取相应的护理措施。当发现老年人口腔出现溃疡时，可以使用医生开具的溃疡药膏或漱口水。对于气管插管或使用呼吸机的老年人，口腔护理更要格外仔细，这是预防呼吸机相关性肺炎的重要环节。护理人员要建立日常检查制度，每天都要观察记录老年人口腔黏膜的颜色、湿润度，检查是否有溃疡、出血等异常情况，发现问题要及时处理。

此外，做好健康教育工作同样重要。护理人员要向老年人及其家属详细讲解口腔护理的必要性，演示正确的护理方法，特别要指导家属掌握居家护理的要领。在老年人出院时，要详细交代后续的口腔护理注意事项。

（胡菁颖）

9. 如何为养老院老年人做口腔定期评估和护理

关键词

养老院　老年人　口腔护理

口腔健康不仅关乎饮食和交流，更是整体健康的重要组成部分。通过定期评估和精心护理，我们能够有效预防口腔疾病，提升老年人的生活质量。让我们共同关注养老院老年人的口腔健康，为他们创造一个舒适的生活环境。

专家说

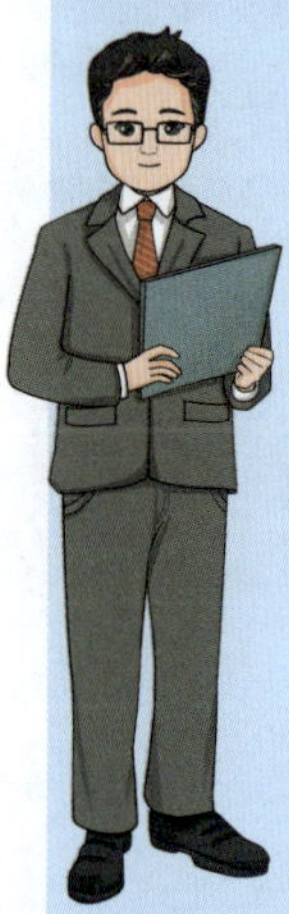

养老院老年人的口腔为什么要定期评估

口腔健康在整体健康管理中具有重要意义，它关系到我们的全身健康。比如，牙周炎相关细菌能通过血液循环到身体的其他地方，增加糖尿病、心脏病等发生风险。口腔定期评估有助于实现疾病的早期发现与干预，在全身健康管理中发挥“预警”作用。此外，牙齿缺失或咀嚼困难，会导致进食受限，影响营养摄入，长此以往就会出现体重下降，甚至营养不良。通过定期评估口腔功能状态，能及时识别影响进食的因素，指导饮食方案的个体化调整。

对于老年人群，口腔黏膜病如溃疡、白斑等较为常见，甚至存在癌变风险，定期进行口腔黏膜检查，有助于病变的早期识别和及时干预，降低疾病进展和转归不良的可能。因此，口腔健康评估应作为老年人综合健康管理的重要组成部分，通过动态监测口腔健康状态，制定和调整个体化护理策略，提升照护质量与健康水平。

养老院老年人的口腔如何定期评估和护理

定期口腔评估是养老院健康管理的重要内容。通过定期评估，不仅能发现潜在的口腔问题，还能帮助老年人维护良好的口腔功能和生活质量。那么，应该如何定期评估和护理呢？

应检查牙体牙列状况，包括龋齿、缺牙、牙列完整性等；评估牙周健康状况，如牙龈红肿、出血、牙周袋深度等；同时关注老年人的咀嚼能力和进食状况，判断是否存在咀嚼困难或吞咽障碍；唾液分泌功能亦是重要指标，口干症不仅让老年人感到不适，还可能增加龋齿及黏膜病变的风险；此外，系统了解老年人的口腔清洁行为及口腔卫生习惯，包括牙菌斑控制情况、刷牙方式是否科学等。对于使用义齿的老年人，还应重点评估义齿的适配性与清洁情况，确保义齿佩戴的舒适性与功能性。在发现问题后，需及时采取相应干预措施。存在龋齿或牙周病的老年人，应转诊至口腔医院进一步诊治；对义齿清洁不当或佩戴不适的情况，护理人员应提供针对性的指导，并根据牙槽骨情况及余留牙状态，建议定期更换或调整义齿。口腔健康管理并非一劳永逸，对口腔健康状况进行定期的评估是关键，建议每 6~12 个月进行一次全面的口腔评估，在评估时可运用相应的评估工具。

（胡菁颖）

相约健康百科丛书

人物关系介绍

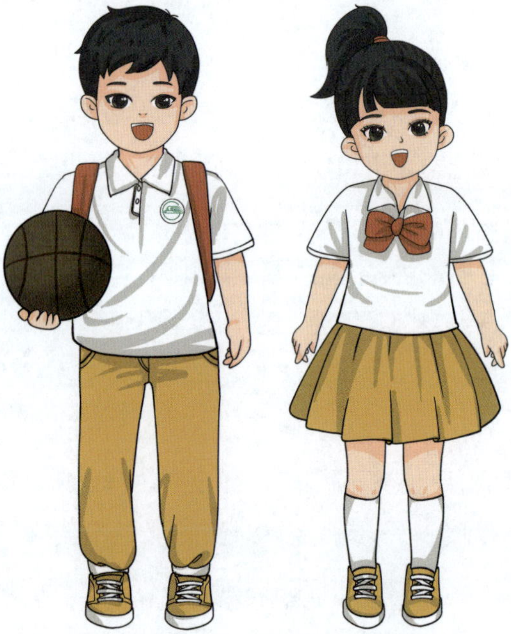

健健　　康康

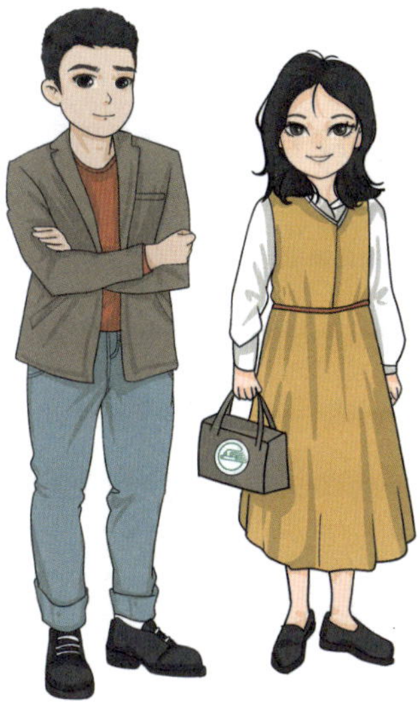

爸爸　　妈妈

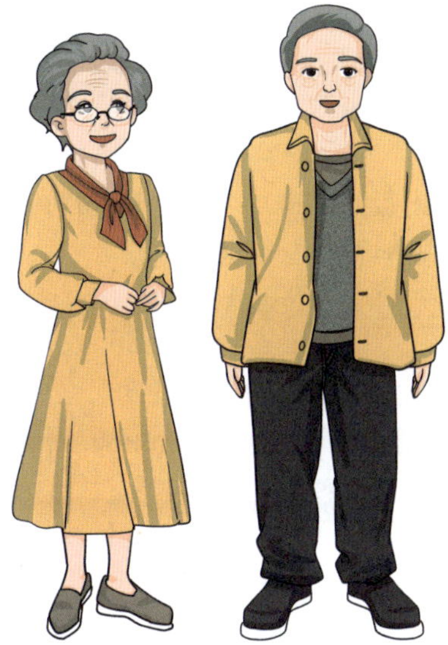

奶奶　　爷爷

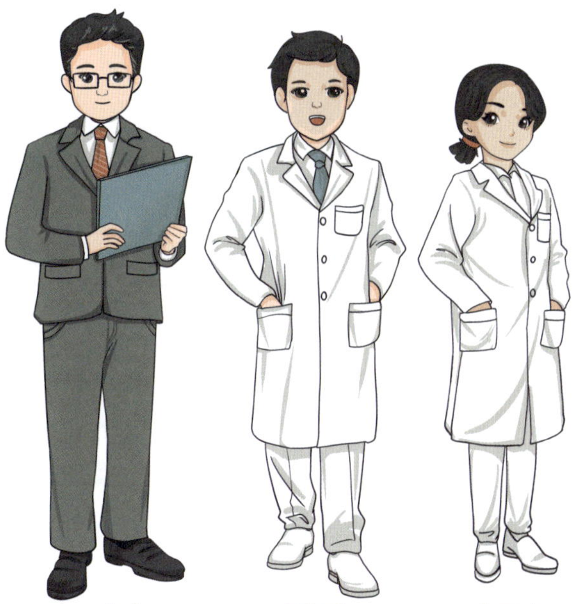

专家　　男医生　　女医生

版权所有，侵权必究！

图书在版编目（CIP）数据

老年口腔保健 / 邓旭亮主编. -- 北京 ：人民卫生出版社，2025. 10. --（相约健康百科丛书）. -- ISBN 978-7-117-38462-9

I. R780. 1-49

中国国家版本馆 CIP 数据核字第 2025LU9283 号

人卫智网	www.ipmph.com	医学教育、学术、考试、健康，购书智慧智能综合服务平台
人卫官网	www.pmph.com	人卫官方资讯发布平台

相约健康百科丛书

老年口腔保健

Xiangyue Jiankang Baike Congshu

Laonian Kouqiang Baojian

主　　编：邓旭亮
出版发行：人民卫生出版社（中继线 010-59780011）
地　　址：北京市朝阳区潘家园南里 19 号
邮　　编：100021
E - mail：pmph @ pmph.com
购书热线：010-59787592　010-59787584　010-65264830
印　　刷：北京盛通印刷股份有限公司
经　　销：新华书店
开　　本：710 × 1000　1/16　　**印张：**22
字　　数：285 千字
版　　次：2025 年 10 月第 1 版
印　　次：2025 年 10 月第 1 次印刷
标准书号：ISBN 978-7-117-38462-9
定　　价：72.00 元
打击盗版举报电话：010-59787491　E-mail：WQ @ pmph.com
质量问题联系电话：010-59787234　E-mail：zhiliang @ pmph.com
数字融合服务电话：4001118166　E-mail：zengzhi @ pmph.com

52检